现代妇产科疾病诊疗学

主编 刘 萍 许文静 邵 茵 等

河南大学出版社

·郑州·

图书在版编目（CIP）数据

现代妇产科疾病诊疗学 / 刘萍等主编． -- 郑州：河南大学出版社，2020.9
ISBN 978-7-5649-4505-3

Ⅰ．①现… Ⅱ．①刘… Ⅲ．①妇产科病－诊疗 Ⅳ．① R71

中国版本图书馆 CIP 数据核字 (2020) 第 181087 号

责任编辑：付会娟　张雪彩
责任校对：阮林要
封面设计：卓弘文化

出版发行：	河南大学出版社
	地址：郑州市郑东新区商务外环中华大厦 2401 号
	邮编：450046
	电话：0371-86059750（高等教育与职业教育出版分社）
	0371-86059701（营销部）
	网址：hupress.henu.edu.cn
印　刷：	广东虎彩云印刷有限公司
版　次：	2020 年 9 月第 1 版
印　次：	2020 年 9 月第 1 次印刷
开　本：	880mm×1230mm　1/16
印　张：	12.25
字　数：	397 千字
定　价：	75.00 元

（本书如有质量问题，请与河南大学出版社营销部联系调换）

编 委 会

主　编　刘　萍　许文静　邵　茵　洪　岩
　　　　　邓昆璧　侯震晖　宋莹莹　郭建芳

副主编　伍博明　李　明　余昌娥　黄　萍
　　　　　范彦文　张蓉珮　张雪松

编　委（按姓氏笔画排序）

- 邓昆璧　番禺区第八人民医院
- 伍博明　梅州市人民医院（中山大学附属梅州医院）
- 刘　萍　华北理工大学附属医院
- 许文静　广州市妇女儿童医疗中心
- 李　明　内蒙古科技大学包头医学院第一附属医院
- 余昌娥　十堰市人民医院（湖北医药学院附属人民医院）
- 宋莹莹　山西省中医院
- 张雪松　长春中医药大学附属医院
- 张蓉珮　河南中医药大学第一附属医院
- 邵　茵　深圳市人民医院
　　　　（暨南大学第二临床医学院，南方科技大学第一附属医院）
- 范彦文　郑州大学第二附属医院
- 侯震晖　北京大学深圳医院
- 洪　岩　南方医科大学深圳医院
- 郭建芳　襄阳市中医医院（襄阳市中医药研究所）
- 黄　萍　香港大学深圳医院

前言

随着科学技术的发展和医疗技术的进步，妇产科学的基础理论研究、诊断和治疗技术也得到了发展。由于各地区科学技术发展并不平衡，有些患者因当地医疗水平和技术的限制而失去最佳的救治机会。为此我们特组织多名经验丰富的妇产科医生编写了本书，旨在帮助妇产科医生正确诊断及防治妇产科各种疾病，提高诊疗技术，降低疾病的发生率及死亡率，以保障广大妇女的健康水平。在本书的编写过程中，编者不仅融入了在工作中的大量临床经验和切身体会，还广泛参考了国内外的有关资料，较全面地选编了妇产科各种疾病的诊断及防治要点。

本书在内容上首先简要介绍了妇产科基础性的知识，包括女性生殖系统解剖、妇产科常用的特殊检查等内容；后面的章节则详细论述了女性生殖系统炎症、女性生殖内分泌疾病、子宫内膜异位症与子宫腺肌瘤、妇科急腹症、妊娠合并症、异常分娩、分娩期并发症、异常产褥、胎儿生长发育异常等内容。本书在编写上力求文字简明扼要、通俗易懂，便于读者理解与应用，是一本供妇产科医务工作者、医学生阅读参考的书籍。

尽管我们付出了很大的努力，但由于编写人员较多、编校水平有限、工作繁忙等原因，加之收集、查阅的资料有限，难免有不足、疏漏之处，希望读者予以指正，以便再版时加以修正和完善。

编　者

2020 年 9 月

目 录

第一章 女性生殖系统解剖 ·· 1
   第一节 外生殖器 ·· 1
   第二节 内生殖器 ·· 2
   第三节 血管、淋巴及神经 ·· 4
   第四节 骨盆 ·· 5
   第五节 骨盆底 ··· 6
   第六节 邻近器官 ·· 7

第二章 妇产科常用的特殊检查 ·· 9
   第一节 生殖道细胞学检查 ·· 9
   第二节 女性生殖器官活组织检查 ·· 15
   第三节 输卵管通畅检查 ··· 19
   第四节 常用穿刺检查 ·· 24
   第五节 女性生殖器官影像检查 ··· 29
   第六节 女性内分泌激素测定 ·· 45

第三章 女性生殖系统炎症 ··· 52
   第一节 外阴炎症 ··· 52
   第二节 外阴溃疡 ··· 53
   第三节 前庭大腺炎 ·· 54
   第四节 前庭大腺囊肿 ·· 56
   第五节 滴虫性阴道炎 ·· 57
   第六节 念珠菌性阴道炎 ··· 58
   第七节 阿米巴性阴道炎 ··· 60

第四章 女性生殖内分泌疾病 ·· 61
   第一节 女性性分化和性发育异常 ·· 61
   第二节 经前期综合征 ·· 70
   第三节 功能失调性子宫出血 ·· 74
   第四节 痛经 ·· 78
   第五节 闭经 ·· 80

第五章 子宫内膜异位症与子宫腺肌瘤 ··· 86
   第一节 子宫内膜异位症 ··· 86
   第二节 子宫腺肌病 ·· 95

第六章　妇科急腹症 … 99
第一节　出血性输卵管炎 … 99
第二节　卵巢破裂 … 100
第三节　卵巢囊肿或肿瘤扭转 … 103
第四节　子宫或子宫肌瘤扭转 … 106
第五节　子宫肌瘤红色变性 … 106
第六节　非产科因素的子宫破裂 … 107
第七节　盆腔脓肿 … 108

第七章　妊娠合并症 … 110
第一节　妊娠合并风湿性心瓣膜病 … 110
第二节　妊娠合并先天性心脏病 … 113
第三节　妊娠合并心肌病 … 122
第四节　妊娠合并心律失常 … 127

第八章　异常分娩 … 132
第一节　产力异常 … 132
第二节　产道异常 … 134
第三节　胎位异常 … 137
第四节　肩难产 … 143
第五节　试产 … 143

第九章　分娩期并发症 … 144
第一节　产后出血 … 144
第二节　产科休克 … 147
第三节　产科 DIC … 153
第四节　羊水栓塞 … 156
第五节　子宫破裂 … 160
第六节　脐带脱垂 … 163

第十章　异常产褥 … 167
第一节　产褥感染 … 167
第二节　产褥期抑郁症 … 172
第三节　产褥中暑 … 173
第四节　产后缺乳 … 175
第五节　晚期产后出血 … 178

第十一章　胎儿生长发育异常 … 182
第一节　胎儿生长受限 … 182
第二节　胎儿畸形 … 184
第三节　巨大儿 … 188
第四节　死胎 … 189

参考文献 … 192

第一章　女性生殖系统解剖

女性生殖系统包括内、外生殖器及其相关组织。骨盆与分娩关系密切，故一并叙述。

第一节　外生殖器

女性外生殖器（external genitalia）指生殖器官的外露部分，位于两股内侧间，前为耻骨联合，后为会阴，包括阴阜、大阴唇、小阴唇、阴蒂和阴道前庭，统称为外阴（vulva）。

1. 阴阜（mons pubis）

为耻骨联合前方的皮肤隆起，皮下脂肪组织丰富。青春期该部开始生长呈倒三角形分布的阴毛。阴毛的疏密和色泽存在种族和个体差异。

2. 大阴唇（labium majus）

为两股内侧一对纵行隆起的皮肤皱襞，自阴阜向后延伸至会阴。大阴唇外侧面为皮肤，有色素沉着和阴毛，内含皮脂腺和汗腺；大阴唇内侧面湿润似黏膜，皮下为疏松结缔组织和脂肪组织，含丰富血管、淋巴管和神经，外伤后易形成血肿。未产妇女两侧大阴唇自然合拢，产后向两侧分开，绝经后大阴唇可萎缩。

3. 小阴唇（labium minus）

系位于两侧大阴唇内侧的一对薄皮肤皱襞，表面湿润、色褐、无毛，富含神经末梢。两侧小阴唇前端融合，并分为前后两叶，前叶形成阴蒂包皮，后叶形成阴蒂系带。大、小阴唇后端会合，在正中线形成阴唇系带。

4. 阴蒂（clitoris）

位于两小阴唇顶端下方，部分被阴蒂包皮围绕，与男性阴茎同源，由海绵体构成，在性兴奋时勃起。阴蒂分为3部分，前为阴蒂头，暴露于外阴，富含神经末梢，对性刺激敏感；中为阴蒂体；后为两阴蒂脚，附着于两侧耻骨支上。

5. 阴道前庭（vaginal vestibule）

为一菱形区域，前为阴蒂，后为阴唇系带，两侧为小阴唇。阴道口与阴唇系带之间有一浅窝，称为舟状窝（又称为阴道前庭窝），经产妇受分娩影响，此窝消失。在此区域内有以下结构：

（1）前庭球（vestibular bulb）：又称为球海绵体，位于前庭两侧，由具有勃起性的静脉丛组成。其前端与阴蒂相接，后端膨大，与同侧前庭大腺相邻，表面被球海绵体肌覆盖。

（2）前庭大腺（major vestibular gland）：又称为巴多林腺（Bartholin gland），位于大阴唇后部，被球海绵体肌覆盖，如黄豆大，左右各一。腺管细长（1～2 cm），向内侧开口于阴道前庭后方小阴唇与处女膜之间的沟内。性兴奋时，分泌黏液起润滑作用。正常情况下不能触及此腺，若腺管口闭塞，可形成前庭大腺囊肿或前庭大腺脓肿。

（3）尿道外口（external orifice of urethra）：位于阴蒂头后下方，圆形，边缘折叠而合拢。尿道外口后壁上有一对并列腺体，称为尿道旁腺。尿道旁腺开口小，容易有细菌潜伏。

（4）阴道口（vaginal orifice）及处女膜（hymen）：阴道口位于尿道外口后方的前庭后部。其周缘覆有一层较薄的黏膜皱襞，称为处女膜，内含结缔组织、血管及神经末梢。处女膜多在中央有一孔，圆形或新月形，少数呈筛状或伞状。孔的大小变异很大，小至不能通过一指，甚至闭锁需手术切开，大至可容两指，甚至可处女膜缺如。处女膜因性交撕裂或可因剧烈运动破裂，并受分娩影响，产后仅留有处女膜痕。

第二节 内生殖器

女性内生殖器（internal genitalia）位于真骨盆内，包括阴道、子宫、输卵管和卵巢。

（一）阴道（vagina）

阴道是性交器官，也是月经血排出及胎儿娩出的通道。

1. 位置和形态

阴道位于真骨盆下部中央，为一上宽下窄的管道，前壁长 7~9 cm，与膀胱和尿道相邻；后壁长 10~12 cm，与直肠贴近。上端包绕子宫颈阴道部，下端开口于阴道前庭后部；子宫颈与阴道间的圆周状隐窝，称为阴道穹隆（vaginal fornix）。按其位置分为前、后、左、右 4 部分，其中后穹隆最深，与盆腔最低的直肠子宫陷凹紧密相邻，临床上可经此穿刺或引流。

2. 组织结构

阴道壁自内向外由黏膜、肌层和纤维组织膜构成。黏膜层由非角化复层鳞状上皮覆盖，无腺体，淡红色，有许多横行皱襞，有较大伸展性，受性激素影响有周期性变化。肌层由内环和外纵两层平滑肌构成，纤维组织膜与肌层紧密粘贴。阴道壁富有静脉丛，损伤后易出血或形成血肿。

（二）子宫（uterus）

子宫是孕育胚胎、胎儿和产生月经的器官。

1. 形态

子宫是有腔壁厚的肌性器官，呈前后略扁的倒置梨形，重 50~70 g，长 7~8 cm，宽 4~5 cm，厚 2~3 cm，容量约 5 mL。子宫上部较宽，称为子宫体（corpus uteri），子宫体顶部称为子宫底（fundus uteri），宫底两侧称为子宫角（cornua uteri）。子宫下部较窄呈圆柱状，称为子宫颈（cervix uteri），习称宫颈。子宫体与子宫颈的比例因年龄和卵巢功能而异，青春期前为 1∶2，育龄期妇女为 2∶1，绝经后为 1∶1。

子宫腔（uterine cavity）为上宽下窄的三角形，两侧通输卵管，尖端朝下接子宫颈管。子宫体与子宫颈之间形成最狭窄的部分，称为子宫峡部（isthmus uteri），在非孕期长约 1 cm，其上端因解剖上狭窄，称为解剖学内口；其下端因在此处子宫内膜转变为子宫颈黏膜，称为组织学内口。妊娠期子宫峡部逐渐伸展变长，妊娠末期可达 7~10 cm，形成子宫下段，成为软产道的一部分。子宫颈内腔呈梭形，称为子宫颈管（cervical canal），成年妇女长 2.5~3.0 cm，其下端称为子宫颈外口，通向阴道。子宫颈以阴道为界，分为上下两部，上部占子宫颈的 2/3，两侧与子宫主韧带相连，称为子宫颈阴道上部；下部占子宫颈的 1/3，伸入阴道内，称为子宫颈阴道部。未产妇的子宫颈外口呈圆形；经产妇受分娩影响形成横裂，将子宫颈分为前唇和后唇。

2. 组织结构

子宫体和子宫颈的组织结构不同。

（1）子宫体：宫体壁由 3 层组织构成，由内向外分为子宫内膜层、肌层和浆膜层。

①子宫内膜层：衬于宫腔表面，无内膜下层组织。子宫内膜分为 3 层：致密层、海绵层和基底层。内膜表面 2/3 为致密层和海绵层，统称为功能层，受卵巢性激素影响，发生周期变化而脱落。基底层为靠近子宫肌层的 1/3 内膜，不受卵巢性激素影响，不发生周期变化。

②子宫肌层：较厚，非孕时厚约 0.8 cm，由大量平滑肌组织、少量弹力纤维与胶原纤维组成，分为 3 层。内层肌纤维环行排列，痉挛性收缩可形成子宫收缩环；中层肌纤维交叉排列，在血管周围形成"8"字形围绕血管，收缩时可压迫血管，有效地制止子宫出血；外层肌纤维纵行排列，极薄，是子宫

收缩的起始点。

③子宫浆膜层：为覆盖宫底部及其前后面的脏腹膜。在子宫前面，近子宫峡部处的腹膜向前反折覆盖膀胱，形成膀胱子宫陷凹。在子宫后面，腹膜沿子宫壁向下，至子宫颈后方及阴道后穹隆再折向直肠，形成直肠子宫陷凹（rectouterine pouch），也称道格拉斯陷凹（Douglas pouch）。

（2）子宫颈：主要由结缔组织构成，含少量平滑肌纤维、血管及弹力纤维。子宫颈管黏膜为单层高柱状上皮，黏膜内腺体分泌碱性黏液，形成黏液栓堵塞子宫颈管。黏液栓成分及性状受性激素影响，发生周期性变化。子宫颈阴道部由复层鳞状上皮覆盖，表面光滑。子宫颈外口柱状上皮与鳞状上皮交接处是子宫颈癌的好发部位。

3. 位置

子宫位于盆腔中央，前为膀胱，后为直肠，下端接阴道，两侧有输卵管和卵巢。子宫底位于骨盆入口平面以下，子宫颈外口位于坐骨棘水平稍上方。当膀胱空虚时，成人子宫的正常位置呈轻度前倾前屈位。子宫的正常位置依靠子宫韧带及骨盆底肌和筋膜的支托，任何原因引起的盆底组织结构破坏或功能障碍均可导致子宫脱垂。

4. 子宫韧带共有4对

（1）圆韧带（round ligament）：呈圆索状得名，由平滑肌和结缔组织构成，全长10～12 cm。起自宫角的前面、输卵管近端的稍下方，在阔韧带前叶的覆盖下向前外侧走行，到达两侧骨盆侧壁后，经腹股沟管止于大阴唇前端。有维持子宫前倾位置的作用。

（2）阔韧带（broad ligament）：位于子宫两侧呈翼状的双层腹膜皱襞，由覆盖子宫前后壁的腹膜自子宫侧缘向两侧延伸达盆壁而成，能够限制子宫向两侧倾斜。阔韧带有前后两叶，其上缘游离，内2/3部包绕输卵管（伞部无腹膜遮盖），外1/3部包绕卵巢动静脉，形成骨盆漏斗韧带（infundibulopelvic ligament），又称卵巢悬韧带（suspensory ligament of ovary），内含卵巢动静脉。卵巢内侧与宫角之间的阔韧带稍增厚，称为卵巢固有韧带或卵巢韧带。卵巢与阔韧带后叶相接处称为卵巢系膜。输卵管以下、卵巢附着处以上的阔韧带称为输卵管系膜，内含中肾管遗迹。在宫体两侧的阔韧带中有丰富的血管、神经、淋巴管及大量疏松结缔组织，称为宫旁组织。子宫动静脉和输尿管均从阔韧带基底部穿过。

（3）主韧带（cardinal ligament）：又称子宫颈横韧带。在阔韧带的下部，横行于子宫颈两侧和骨盆侧壁之间。为一对坚韧的平滑肌和结缔组织纤维束，是固定子宫颈位置、防止子宫下垂的主要结构。

（4）宫骶韧带（uterosacral ligament）：起自子宫体和子宫颈交界处后面的上侧方，向两侧绕过直肠到达第2、3骶椎前面的筋膜。韧带外覆腹膜，内含平滑肌、结缔组织和支配膀胱的神经，广泛性子宫切除术时，可因切断韧带和损伤神经引起尿潴留。宫骶韧带短厚有力，向后向上牵引子宫颈，维持子宫前倾位置。

（三）输卵管（oviduct，fallopian tube）

输卵管为一对细长而弯曲的肌性管道，为卵子与精子结合场所及运送受精卵的通道。位于阔韧带上缘内，内侧与子宫角相连通，外端游离呈伞状，与卵巢相近，全长8～14 cm。根据输卵管的形态，由内向外分为4部分：①间质部（interstitial portion）：潜行于子宫壁内的部分，长约1 cm，管腔最窄；②峡部（isthmic portion）：在间质部外侧，细而较直，管腔较窄，长2～3 cm；③壶腹部（ampulla portion）：在峡部外侧，壁薄，管腔宽大且弯曲，长5～8 cm，内含丰富皱襞，受精常发生于此；④伞部（fimbrial portion）：在输卵管最外侧端，长1～1.5 cm，开口于腹腔，管口处有许多指状突起，有"拾卵"作用。

输卵管由3层构成：外层为浆膜层，为腹膜的一部分；中层为平滑肌层，该层肌肉的收缩有协助拾卵、运送受精卵及一定程度地阻止经血逆流和宫腔内感染向腹腔内扩散的作用；内层为黏膜层，由单层高柱状上皮覆盖。上皮细胞分为纤毛细胞、无纤毛细胞、楔状细胞和未分化细胞4种。纤毛细胞的纤毛摆动，能协助运送受精卵；无纤毛细胞有分泌作用，又称分泌细胞；楔形细胞可能是无纤毛细胞的前身；未分化细胞又称游走细胞，是上皮的储备细胞。输卵管肌肉的收缩和黏膜上皮细胞的形态、分泌及纤毛摆动，均受性激素的影响而有周期性变化。

（四）卵巢（ovary）

卵巢为一对扁椭圆形的性腺，是产生与排出卵子，并分泌甾体激素的性器官。由外侧的骨盆漏斗韧带（卵巢悬韧带）和内侧的卵巢固有韧带悬于盆壁与子宫之间，借卵巢系膜与阔韧带相连。卵巢前缘中部有卵巢门，神经血管通过骨盆漏斗韧带经卵巢系膜在此出入卵巢；卵巢后缘游离。卵巢的大小、形状随年龄大小而有差异。青春期前卵巢表面光滑；青春期开始排卵后，表面逐渐凹凸不平。育龄期妇女卵巢大小约 4 cm×3 cm×1 cm，重 5~6 g，灰白色；绝经后卵巢逐渐萎缩变小变硬，盆腔检查时不易触到。

卵巢表面无腹膜，由单层立方上皮覆盖，称为表面上皮。上皮的深面有一层致密纤维组织，称为卵巢白膜。再往内为卵巢实质，又分为外层的皮质和内层的髓质。皮质是卵巢的主体，由大小不等的各级发育卵泡、黄体和它们退化形成的残余结构及间质组织组成；髓质与卵巢门相连，由疏松结缔组织及丰富的血管、神经、淋巴管以及少量与卵巢韧带相延续的平滑肌纤维构成。

第三节　血管、淋巴及神经

女性生殖器官的血管与淋巴管相伴行，各器官间静脉及淋巴管以丛、网状相吻合。

（一）动脉

女性内、外生殖器官的血液供应主要来自卵巢动脉、子宫动脉、阴道动脉及阴部内动脉。

1. 卵巢动脉

自腹主动脉发出，在腹膜后沿腰大肌前行，向外下行至骨盆缘处，跨过输尿管和髂总动脉下段，经骨盆漏斗韧带向内横行，再向后穿过卵巢系膜，分支经卵巢门进入卵巢。卵巢动脉在进入卵巢前，尚有分支走行于输卵管系膜内供应输卵管，其末梢在宫角附近与子宫动脉上行的卵巢支相吻合。

2. 子宫动脉

子宫动脉为髂内动脉前干分支，在腹膜后沿骨盆侧壁向下向前行，经阔韧带基底部、宫旁组织到达子宫外侧，相当于子宫颈内口水平约 2 cm 处，横跨输尿管至子宫侧缘，此后分为上下两支：上支较粗，沿宫体侧缘迂曲上行，称为子宫体支，至宫角处又分为宫底支（分布于宫底部）、输卵管支（分布于输卵管）及卵巢支（与卵巢动脉末梢吻合）；下支较细，分布于子宫颈及阴道上段，称为子宫颈-阴道支。

3. 阴道动脉

阴道动脉为髂内动脉前干分支，分布于阴道中下段前后壁、膀胱顶及膀胱颈。阴道动脉与子宫颈-阴道支和阴部内动脉分支相吻合。阴道上段由子宫动脉子宫颈-阴道支供应，阴道中段由阴道动脉供应，阴道下段主要由阴部内动脉和痔中动脉供应。

4. 阴部内动脉

阴部内动脉为髂内动脉前干终支，经坐骨大孔的梨状肌下孔穿出骨盆腔，环绕坐骨棘背面，经坐骨小孔到达坐骨肛门窝，并分出 4 支：①痔下动脉：分布于直肠下段及肛门部；②会阴动脉：分布于会阴浅部；③阴唇动脉：分布于大、小阴唇；④阴蒂动脉：分布于阴蒂及前庭球。

（二）静脉

盆腔静脉与同名动脉伴行，但数目比其动脉多，并在相应器官及其周围形成静脉丛，且相互吻合，使盆腔静脉感染容易蔓延。卵巢静脉与同名动脉伴行，右侧汇入下腔静脉，左侧汇入左肾静脉，故左侧盆腔静脉曲张较多见。

（三）淋巴

女性生殖器官和盆腔具有丰富的淋巴系统，淋巴结通常沿相应的血管排列，成群或成串分布，其数目及确切位置变异很大，分为外生殖器淋巴与盆腔淋巴两组。

1. 外生殖器淋巴分为深浅两部分

（1）腹股沟浅淋巴结：分上下两组，上组沿腹股沟韧带排列，收纳外生殖器、阴道下段、会阴及肛门部的淋巴；下组位于大隐静脉末端周围，收纳会阴及下肢的淋巴。其输出管大部分汇入腹股沟深淋巴结，少部分汇入髂外淋巴结。

（2）腹股沟深淋巴结：位于股静脉内侧，收纳阴蒂、腹股沟浅淋巴，汇入髂外及闭孔等淋巴结。

2. 盆腔淋巴

盆腔淋巴分为3组：①髂淋巴组由闭孔、髂内、髂外及髂总淋巴结组成；②骶前淋巴组位于骶骨前面；③腰淋巴组（也称腹主动脉旁淋巴组）位于腹主动脉旁。

阴道下段淋巴主要汇入腹股沟浅淋巴结。阴道上段淋巴回流基本与子宫颈淋巴回流相同，大部汇入髂内及闭孔淋巴结，小部汇入髂外淋巴结，经髂总淋巴结汇入腰淋巴结和骶前淋巴结。子宫底、输卵管、卵巢淋巴大部分汇入腰淋巴结，小部分汇入髂内外淋巴结。子宫体前后壁淋巴可分别回流至膀胱淋巴结和直肠淋巴结。子宫体两侧淋巴沿圆韧带汇入腹股沟浅淋巴结。当内外生殖器官发生感染或癌瘤时，往往沿各部回流的淋巴管扩散或转移。

（四）神经

女性内、外生殖器官由躯体神经和自主神经共同支配。

1. 外生殖器的神经支配

外生殖器的神经支配主要由阴部神经支配，由第Ⅱ、Ⅲ、Ⅳ骶神经分支组成，含感觉和运动神经纤维，走行与阴部内动脉途径相同。在坐骨结节内侧下方分成会阴神经、阴蒂背神经及肛门神经（又称痔下神经）3支，分布于会阴、阴唇及肛门周围。

2. 内生殖器的神经支配

内生殖器的神经支配主要由交感神经和副交感神经支配。交感神经纤维由腹主动脉前神经丛分出，进入盆腔后分为两部分：①卵巢神经丛：分布于卵巢和输卵管；②骶前神经丛：大部分在子宫颈旁形成骨盆神经丛，分布于子宫体、子宫颈、膀胱上部等。骨盆神经丛中含有来自第Ⅱ、Ⅲ、Ⅳ骶神经的副交感神经纤维及向心传导的感觉纤维。子宫平滑肌有自主节律活动，完全切除其神经后仍能有节律性收缩，还能完成分娩活动。临床上可见低位截瘫产妇仍能自然分娩。

第四节 骨盆

女性骨盆（pelvis）是躯干和下肢之间的骨性连接，是支持躯干和保护盆腔脏器的重要器官，同时又是胎儿娩出时必经的骨性产道，其大小、形状直接影响分娩过程。通常女性骨盆较男性骨盆宽而浅，有利于胎儿娩出。

（一）骨盆的组成

1. 骨盆的骨骼

骨盆由骶骨（os sacrum）、尾骨（os coccyx）及左右两块髋骨（os coxae）组成。每块髋骨又由髂骨（os ilium）、坐骨（os ischium）和耻骨（os pubis）融合而成；骶骨由5~6块骶椎融合而成，呈楔（三角）形，其上缘明显向前突出，称为骶岬（promontory），是妇科腹腔镜手术的重要标志之一及产科骨盆内测量对角径的重要据点。尾骨由4~5块尾椎合成。

2. 骨盆的关节

骨盆的关节包括耻骨联合（pubic symphysis）、骶髂关节（sacroiliac joint）和骶尾关节（sacrococcygeal joint）。在骨盆的前方两耻骨之间由纤维软骨连接，称为耻骨联合，妊娠期受女性激素影响变松动，分娩过程中可出现轻度分离，有利于胎儿娩出。在骨盆后方，两髂骨与骶骨相接，形成骶髂关节。骶尾关节有一定活动度，分娩时尾骨后移可加大出口前后径。

3. 骨盆的韧带

骨盆的韧带连接骨盆各部之间的韧带中，有两对重要的韧带，一对是骶、尾骨与坐骨结节之间的骶结节韧带（sacrotuberous ligament），另一对是骶、尾骨与坐骨棘之间的骶棘韧带（sacrospinous ligament），骶棘韧带宽度即坐骨切迹宽度，是判断中骨盆是否狭窄的重要指标。妊娠期受性激素影响，韧带松弛，有利于分娩。

(二) 骨盆的分界

以耻骨联合上缘、髂耻缘及骶岬上缘的连线为界，将骨盆分为假骨盆和真骨盆两部分。假骨盆又称大骨盆，位于骨盆分界线之上，为腹腔的一部分，其前方为腹壁下部，两侧为髂骨翼，其后方为第5腰椎。假骨盆与产道无直接关系，但假骨盆某些径线的长短可作为了解真骨盆大小的参考。真骨盆又称小骨盆，是胎儿娩出的骨产道（bony birth canal）。真骨盆有上、下两口，上口为骨盆入口（pelvic inlet），下口为骨盆出口（pelvic outlet），两口之间为骨盆腔（pelvic cavity）。骨盆腔后壁是骶骨和尾骨，两侧为坐骨、坐骨棘和骶棘韧带，前壁为耻骨联合和耻骨支。坐骨棘位于真骨盆中部，肛诊或阴道诊可触及。两坐骨棘连线的长度是衡量中骨盆横径的重要径线，同时坐骨棘又是分娩过程中衡量胎先露部下降程度的重要标志。耻骨两降支的前部相连构成耻骨弓。骨盆腔呈前浅后深的形态，其中轴为骨盆轴，分娩时胎儿沿此轴娩出。

(三) 骨盆的类型

根据骨盆形状（按 Callwell 与 Moloy 分类），分为4种类型。

1. 女型（gynecoid type）

骨盆入口呈横椭圆形，入口横径较前后径稍长。骨盆侧壁直，坐骨棘不突出，耻骨弓较宽，坐骨棘间径≥10 cm。最常见，为女性正常骨盆，我国妇女占52%~58.9%。

2. 扁平型（platypelloid type）

骨盆入口呈扁椭圆形，入口横径大于前后径。耻骨弓宽，骶骨失去正常弯度，变直向后翘或深弧形，故骨盆浅。较常见，我国妇女占23.2%~29%。

3. 类人猿型（anthropoid type）

骨盆入口呈长椭圆形，入口前后径大于横径。骨盆两侧壁稍内聚，坐骨棘较突出，坐骨切迹较宽，耻骨弓较窄，骶骨向后倾斜，故骨盆前部较窄而后部较宽。骨盆的骶骨往往有6节，较其他类型深。我国妇女占14.2%~18%。

4. 男型（android type）

骨盆入口略呈三角形，两侧壁内聚，坐骨棘突出，耻骨弓较窄，坐骨切迹窄呈高弓形，骶骨较直而前倾，致出口后矢状径较短。骨盆腔呈漏斗形，往往造成难产。少见，我国妇女仅占1%~3.7%。

上述4种基本类型只是理论上的归类，临床所见多是混合型骨盆。骨盆的形态、大小除有种族差异外，其生长发育还受遗传、营养与性激素的影响。

第五节 骨盆底

骨盆底（pelvic floor）由多层肌肉和筋膜构成，封闭骨盆出口，承托并保持盆腔脏器（如内生殖器、膀胱及直肠等）于正常位置。若骨盆底结构和功能出现异常，可导致盆腔脏器膨出、脱垂或引起功能障碍；分娩可以不同程度地损伤骨盆底组织或影响其功能。

骨盆底前方为耻骨联合和耻骨弓，后方为尾骨尖，两侧为耻骨降支、坐骨升支和坐骨结节。两侧坐骨结节前缘的连线将骨盆底分为前后两个三角区：前三角区为尿生殖三角，向后下倾斜，有尿道和阴道通过；后三角区为肛门三角，向前下倾斜，有肛管通过。骨盆底由外向内分为3层。

(一) 外层

外层位于外生殖器及会阴皮肤及皮下组织的下面，由会阴浅筋膜及其深面的3对肌肉及一括约肌组成。此层肌肉的肌腱汇合于阴道外口与肛门之间，形成中心腱。

1. 球海绵体肌

球海绵体肌覆盖前庭球和前庭大腺，向前经阴道两侧附于阴蒂海绵体根部，向后与肛门外括约肌交叉混合。此肌收缩时能紧缩阴道，故又称阴道括约肌。

2. 坐骨海绵体肌

坐骨海绵体肌始于坐骨结节内侧，沿坐骨升支及耻骨降支前行，向上止于阴蒂海绵体（阴蒂脚处）。

3. 会阴浅横肌

会阴浅横肌从两侧坐骨结节内侧面中线向中心腱汇合。

4. 肛门外括约肌

肛门外括约肌为围绕肛门的环形肌束，前端汇合于中心腱。

（二）中层

中层为泌尿生殖膈，由上、下两层坚韧的筋膜及其间的一对会阴深横肌及尿道括约肌组成，覆盖于由耻骨弓、两侧坐骨结节形成的骨盆出口前部三角形平面的尿生殖膈上，又称三角韧带，其中有尿道和阴道穿过。

1. 会阴深横肌

会阴深横肌自坐骨结节的内侧面伸展至中心腱处。

2. 尿道括约肌

环绕尿道，控制排尿。

（三）内层

内层为盆膈（pelvic diaphragm），是骨盆底最坚韧的一层，由肛提肌及其内、外面各覆一层筋膜组成，自前向后依次有尿道、阴道和直肠穿过。

肛提肌（levator ani muscle）是位于骨盆底的成对扁阔肌，向下、向内合成漏斗形，肛提肌构成骨盆底的大部分。每侧肛提肌自前内向后外由3部分组成：①耻尾肌：为肛提肌的主要部分，肌纤维起自耻骨降支内侧，绕过阴道、直肠，向后止于尾骨，其中有小部分肌纤维止于阴道及直肠周围，经产妇耻尾肌容易受损伤而可致膀胱、直肠脱垂；②髂尾肌：起自腱弓（即闭孔内肌表浅筋膜的增厚部分）后部，向中间及向后走行，与耻尾肌汇合，绕肛门两侧，止于尾骨；③坐尾肌：起自两侧坐骨棘，止于尾骨与骶骨。在骨盆底肌肉中，肛提肌起最重要的支持作用。又因肌纤维在阴道和直肠周围交织，加强肛门和阴道括约肌的作用。

骨盆腔从垂直方向可分为前、中、后3部分，当骨盆底组织支持作用减弱时，容易发生相应部位器官松弛、脱垂或功能缺陷。在前骨盆腔，可发生膀胱和阴道前壁脱垂；在中骨盆腔，可发生子宫和阴道穹隆脱垂；在后骨盆腔，可发生直肠和阴道后壁脱垂。

会阴（perineum）有广义与狭义之分。广义的会阴是指封闭骨盆出口的所有软组织，前起自耻骨联合下缘，后至尾骨尖，两侧为耻骨降支、坐骨升支、坐骨结节和骶结节韧带。狭义的会阴是指位于阴道口和肛门之间的楔形软组织，厚3~4cm，又称为会阴体（perineal body），由表及里为皮肤、皮下脂肪、筋膜、部分肛提肌和会阴中心腱。会阴中心腱由部分肛提肌及其筋膜和会阴浅横肌、会阴深横肌、球海绵体肌及肛门外括约肌的肌腱共同交织而成。会阴伸展性大，妊娠后期会阴组织变软，有利于分娩。分娩时需保护会阴，避免发生裂伤。

第六节　邻近器官

女性生殖器官与尿道、膀胱、输尿管、直肠及阑尾相邻。当女性生殖器官出现病变时，常会累及邻近器官，增加诊断与治疗上的难度，反之亦然。女性生殖器官的发生与泌尿系统同源，故女性生殖器官发育异常时，也可能伴有泌尿系统的异常。

1. 尿道（urethra）

一肌性管道，始于膀胱三角尖端，穿过泌尿生殖膈，终于阴道前庭部的尿道外口，长4~5cm，直径约0.6cm，由两层组织构成，即内面的黏膜和外面的肌层。黏膜衬于腔面，与膀胱黏膜相延续，肌层又分为两层，内层为纵行平滑肌，排尿时可缩短和扩大尿道管腔；外层为横纹肌，称尿道括约肌，由"慢缩型"肌细胞构成，可持久收缩保证尿道长时间闭合，但尿道快速闭合需借助尿道周围的肛提肌收缩。肛提肌及盆筋膜对尿道有支持作用，在腹压增加时提供抵抗而使尿道闭合，如发生损伤可出现张力性尿失禁，由于女性尿道短而直，与阴道邻近，容易引起泌尿系统感染。

2. 膀胱（urinary bladder）

一囊状肌性器官。排空的膀胱位于耻骨联合和子宫之间，膀胱充盈时可凸向盆腔甚至腹腔。膀胱分为顶、底、体和颈4部分。前腹壁下部腹膜覆盖膀胱顶，向后移行达子宫前壁，两者之间形成膀胱子宫陷凹。膀胱底部内面有一三角区称为膀胱三角，三角的尖向下为尿道内口，三角底的两侧为输尿管口，膀胱收缩时该三角为等边三角形，每边长约2.5 cm。膀胱底部与子宫颈及阴道前壁相连，其间组织疏松，盆底肌肉及其筋膜受损时，膀胱与尿道可随子宫颈及阴道前壁一并脱出。

3. 输尿管（ureter）

一对圆索状肌性管道，管壁厚1 mm，由黏膜、肌层、外膜构成。全长约30 cm，粗细不一，内径最细3~4 mm，最粗7~8 mm。起自肾盂，在腹膜后沿腰大肌前面偏中线侧下行（腰段）；在骶髂关节处跨髂外动脉起点的前方进入骨盆腔（盆段），并继续在腹膜后沿髂内动脉下行，到达阔韧带基底部向前内方行，在子宫颈部外侧约2.0 cm，于子宫动脉下方穿过，位于子宫颈阴道上部的外侧1.5~2.0 cm处，斜向前内穿越输尿管隧道进入膀胱。在施行高位结扎卵巢血管、结扎子宫动脉及打开输尿管隧道时，应避免损伤输尿管。输尿管行程和数目可有变异，且可随子宫发育异常连同该侧肾脏一并缺如。在输尿管走行过程中，支配肾、卵巢、子宫及膀胱的血管在其周围分支并相互吻合，形成丰富的血管丛营养输尿管，在盆腔手术时应注意保护输尿管血运，避免因缺血形成输尿管瘘。

4. 直肠（rectum）

直肠于盆腔后部，上接乙状结肠，下接肛管，前为子宫及阴道，后为骶骨，全长15~20 cm。直肠前面与阴道后壁相连，盆底肌肉与筋膜受损伤，常与阴道后壁一并脱出。肛管长2~3 cm，借会阴体与阴道下段分开，阴道分娩时应保护会阴，避免损伤肛管。

5. 阑尾（vermiform appendix）

阑尾为连于盲肠内侧壁的盲端细管，形似蚯蚓，其位置、长短、粗细变异很大，常位于右髂窝内，下端有时可达右侧输卵管及卵巢位置，因此，妇女患阑尾炎时有可能累及右侧附件及子宫，应注意鉴别诊断，并且如果发生在妊娠期，增大子宫将阑尾推向外上侧，容易延误诊断。阑尾也是黏液性肿瘤最常见的原发部位，故卵巢黏液性癌手术时应常规切除阑尾。

第二章 妇产科常用的特殊检查

第一节 生殖道细胞学检查

女性生殖道细胞包括来自阴道、宫颈、子宫和输卵管的上皮细胞。生殖道脱落细胞包括阴道上段、宫颈阴道部、子宫、输卵管及腹腔的上皮细胞，其中以阴道上段、宫颈阴道部的上皮细胞为主。临床上常通过生殖道脱落细胞检查来反映其生理及病理变化。生殖道上皮细胞受性激素的影响出现周期性变化，因此，检查生殖道脱落细胞可反映体内性激素水平。此外，此项检查还可协助诊断生殖器不同部位的恶性肿瘤及观察其治疗效果，既简便又经济实用。但是，生殖道脱落细胞检查找到恶性细胞只能作为初步筛选，不能定位，还需要进一步检查才能确诊。

一、生殖道细胞学检查取材、制片及相关技术

（一）涂片种类及标本采集

采取标本前24小时内禁止性生活、阴道检查、灌洗及阴道用药，取材用具必须清洁干燥。

1. 阴道涂片

主要目的是了解卵巢或胎盘功能。对已婚妇女，一般在阴道侧壁上1/3处用小刮板轻轻刮取浅层细胞（避免将深层细胞混入影响诊断），薄而均匀地涂于玻片上，对未婚阴道分泌物极少的女性，可将卷紧的已消毒棉签先经生理盐水浸湿，然后伸入阴道，在其侧壁上1/3处轻轻卷取细胞，取出棉签，在玻片上向一个方向涂片。涂片置固定液内固定后显微镜下观察。值得注意的是，因棉签接触阴道口可能影响涂片的正确性。

2. 宫颈刮片

宫颈刮片是筛查早期宫颈癌的重要方法。取材应在宫颈外口鳞柱状上皮交接处，以宫颈外口为圆心，将木质铲形小刮板轻轻刮取一周，取出刮板，在玻片上向一个方向涂片，涂片经固定液固定后显微镜下观察。注意应避免损伤组织引起出血而影响检查结果。若白带过多，应先用无菌干棉球轻轻擦净黏液，再刮取标本。该取材方法获取细胞数目较少，制片也较粗劣，故目前应用已逐渐减少。

1996年美国FDA批准了改善的制片技术——薄层液基细胞学技术，以期改善由于传统巴氏涂片上存在着大量的红细胞、白细胞、黏液及脱落坏死组织等而造成的50%~60%假阴性。目前有Thinprep和AutoCyte Prep两种方法，两者原理类似。液基细胞学与常规涂片的操作方法不同在于，它利用特制小刷子刷取宫颈细胞，标本取出后立即洗入有细胞保存液的小瓶中，通过高精密度过滤膜过滤，将标本中的杂质分离，并使滤后的上皮细胞呈单层均匀地分布在玻片上。这种制片方法几乎保存了取材器上所有的细胞，且去除了标本中杂质的干扰，避免了细胞的过度重叠，使不正常细胞更容易被识别。利用薄层液基细胞学技术可将识别宫颈高度病变的灵敏度和特异度提高至85%和90%左右。此外，该技术一次取样可多次重复制片并可供作HPV DNA检测和自动阅片。

3. 宫颈管涂片

疑为宫颈管癌，或绝经后的妇女由于宫颈鳞-柱交接处退缩到宫颈管内，为了解宫颈管情况，可

行此项检查。先将宫颈表面分泌物拭净,用小型刮板进入宫颈管内,轻刮一周作涂片。此外,使用特制"细胞刷"(logy cytology brush)获取宫颈管上皮细胞的效果更好。将"细胞刷"置于宫颈管内,达宫颈外口上方 10 mm 左右,在宫颈管内旋转 360° 取出,旋转"细胞刷"将附着于其上的细胞均匀地涂于玻片上,立即固定。小刷子取材效果优于棉拭子,而且其刮取的细胞被宫颈管内的黏液所保护,不会因空气干燥造成细胞变性。

4. 宫腔吸片

怀疑宫腔内有恶性病变时,可采用宫腔吸片检查,较阴道涂片及诊刮阳性率高。选择直径 1～5 mm 不同型号塑料管,一端连于干燥消毒的注射器,另一端用大镊子送入宫腔内达宫底部,上下左右转动方向,轻轻抽吸注射器,将吸出物涂片、固定、染色。应注意的是,取出吸管时停止抽吸,以免将宫颈管内容物吸入。宫腔吸片标本中可能含有输卵管、卵巢或盆腹腔上皮细胞成分。另外,还可通过宫腔灌洗获取细胞。用注射器将 10 mL 无菌生理盐水注入宫腔,轻轻抽吸洗涤内膜面,然后收集洗涤液,离心后取沉渣涂片。此项检查既简单又取材效果好,且与诊刮相比,患者痛苦小,易于接受,特别适合于绝经后出血妇女。

5. 局部印片

用清洁玻片直接贴按病灶处作印片,经固定、染色、镜检。常用于外阴及阴道的可疑病灶。

(二)染色方法

细胞学染色方法有多种,如巴氏染色法、邵氏染色法及其他改良染色法。常用的为巴氏染色法,该法既可用于检查雌激素水平,也可用于查找癌细胞。

(三)辅助诊断技术

包括免疫细胞化学、原位杂交技术、影像分析、流式细胞测量及自动筛选或人工智能系统等。

二、正常生殖道脱落细胞的形态特征

(一)鳞状上皮细胞

阴道及宫颈阴道部被覆的鳞状上皮相仿,均为非角化性的分层鳞状上皮。上皮细胞分为表层、中层及底层,其生长与成熟受雌激素影响。因而女性一生中不同时期及月经周期中不同时间,各层细胞比例均不相同,细胞由底层向表层逐渐成熟。鳞状细胞的成熟过程是:细胞由小逐渐变大;细胞形态由圆形变为舟形、多边形;胞质染色由蓝染变为粉染;胞质由厚变薄,胞核由大变小,由疏松变为致密(图 2-1)。

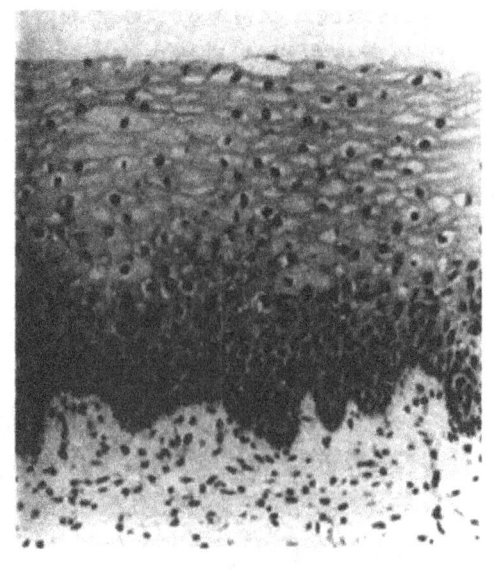

图 2-1 鳞状上皮组织学图片

1. 底层细胞

相当于组织学的深棘层，又分为内底层细胞和外底层细胞。

（1）内底层细胞：又称生发层，只含一层基底细胞，是鳞状上皮再生的基础。其细胞学表现为：细胞小，为中性多核白细胞的4～5倍，呈圆形或椭圆形，巴氏染色胞质蓝染，核大而圆。育龄妇女的阴道细胞学涂片中无内底层细胞。

（2）外底层细胞：细胞3～7层，圆形，比内底层细胞大，为中性多核白细胞的8～10倍，巴氏染色胞质淡蓝，核为圆形或椭圆形，核浆比例1：2～1：4。卵巢功能正常时，涂片中很少出现。

2. 中层细胞

相当于组织学的浅棘层，是鳞状上皮中最厚的一层。根据其脱落的层次不同，形态各异。接近底层者细胞呈舟状，接近表层者细胞大小与形状接近表层细胞；胞质巴氏染色淡蓝，根据储存的糖原多寡，可有多量的嗜碱性染色或半透明胞质；核小，呈圆形或卵圆形，淡染，核浆比例低，约1：10。

3. 表层细胞

相当于组织学的表层。细胞大，为多边形，胞质薄，透明；胞质粉染或淡蓝，核小固缩。核固缩是鳞状细胞成熟的最后阶段。表层细胞是育龄妇女宫颈涂片中最常见的细胞（图2-2）。

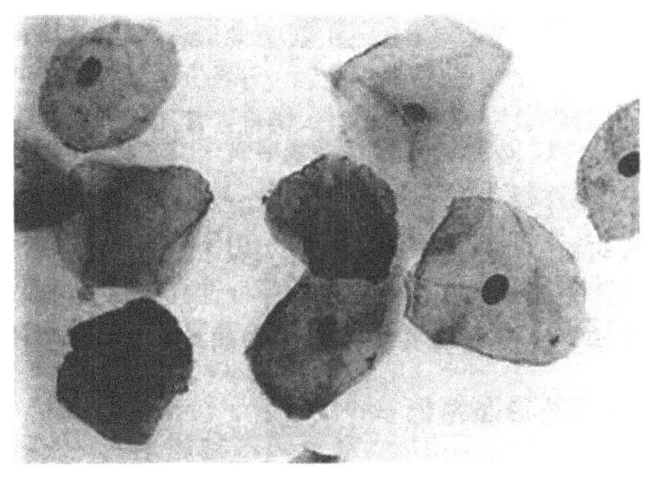

图2-2 正常生殖道脱落细胞图片

（二）柱状上皮细胞

又分为宫颈黏膜细胞及子宫内膜细胞。

1. 宫颈黏膜细胞

有黏液细胞和带纤毛细胞两种。在宫颈刮片及宫颈管吸取物涂片中均可找到。黏液细胞呈高柱状或立方状，核在底部，呈圆形或卵圆形，染色质分布均匀，胞质内有空泡，易分解而留下裸核。带纤毛细胞呈立方形或矮柱状，带有纤毛，核为圆形或卵圆形，位于细胞底部，胞质易退化融合成多核，多见于绝经后。

2. 子宫内膜细胞

较宫颈黏膜细胞小，细胞为低柱状，为中性多核白细胞的1～3倍；核呈圆形，核大小、形状一致，多成堆出现；胞质少，呈淡灰色或淡红色，边界不清。

（三）非上皮成分

如吞噬细胞、白细胞、淋巴细胞、红细胞等。

三、生殖道脱落细胞在内分泌检查方面的应用

阴道鳞状上皮细胞的成熟程度与体内雌激素水平成正比，雌激素水平越高，阴道上皮细胞分化越成熟。因此，阴道鳞状上皮细胞各层细胞的比例可反映体内雌激素水平。临床上常用四种指数代表体内雌激素水平，即成熟指数、致密核细胞指数、嗜伊红细胞指数和角化指数。

(一)成熟指数

成熟指数(maturation index,MI)是阴道细胞学卵巢功能检查最常用的一种。计算方法是在低倍显微镜下观察计算300个鳞状上皮细胞,求得各层细胞的百分率,并按底层/中层/表层顺序写出,如底层5、中层60、表层35,MI应写成5/60/35。若底层细胞百分率高称左移,提示不成熟细胞增多,即雌激素水平下降;若表层细胞百分率高称右移,表示雌激素水平升高。一般有雌激素影响的涂片,基本上无底层细胞;轻度影响者表层细胞 < 20%;高度影响者表层细胞 > 60%。在卵巢功能低落时则出现底层细胞:轻度低落底层细胞 < 20%;中度低落底层细胞占20% ~ 40%;高度低落底层细胞 > 40%。

(二)致密核细胞指数

致密核细胞指数(karyopyknotic index,KI)即鳞状上皮细胞中表层致密核细胞的百分率。计算方法为从视野中数100个表层细胞及其中致密核细胞数目,从而计算百分率。例如其中有40个致密核细胞,则KI为40%。KI越高,表示上皮细胞越成熟。

(三)嗜伊红细胞指数

嗜伊红细胞指数(eosinophilic index,EI)即鳞状上皮细胞中表层红染细胞的百分率。通常红染表层细胞在雌激素影响下出现,所以此指数可以反映雌激素水平,指数越高,提示上皮细胞越成熟。

(四)角化指数

角化指数(cornification index,CI)是指鳞状上皮细胞中的表层(最成熟的细胞层)嗜伊红性致密核细胞的百分率,用以表示雌激素的水平。

四、阴道涂片在妇科疾病诊断中的应用

(一)闭经

阴道涂片可协助了解卵巢功能状况和雌激素水平。若涂片检查有正常周期性变化,提示闭经原因在子宫及其以下部位,如子宫内膜结核、宫颈或宫腔粘连等;若涂片中中层和底层细胞多,表层细胞极少或无,无周期性变化,提示病变在卵巢,如卵巢早衰;若涂片表现不同程度雌激素低落,或持续雌激素轻度影响,提示垂体或以上或其他全身性疾病引起的闭经。

(二)功能失调性子宫出血(功血)

1. 无排卵型功血

涂片表现中至高度雌激素影响,但也有较长期处于低至中度雌激素影响。雌激素水平高时右移显著,雌激素水平下降时,出现阴道流血。

2. 排卵性功血

涂片表现周期性变化,MI明显右移,中期出现高度雌激素影响,EI可达90%左右。但排卵后,细胞堆积和皱褶较差或持续时间短,EI虽有下降但仍偏高。

(三)流产

1. 先兆流产

由于黄体功能不足引起的先兆流产表现为EI于早孕期增高,经治疗后EI下降提示好转。若再度EI增高,细胞开始分散,流产可能性大。若先兆流产而涂片正常,表明流产非黄体功能不足引起,用孕激素治疗无效。

2. 过期流产

EI升高,出现圆形致密核细胞,细胞分散,舟形细胞少,较大的多边形细胞增多。

(四)生殖道感染性疾病

1. 细菌性阴道病

常见的病原体有阴道嗜酸杆菌、球菌、加德纳尔菌和放线菌等。涂片中炎性阴道细胞表现为:细胞核呈豆状,核破碎和核溶解,上皮细胞核周有空晕,胞质内有空泡。

2. 衣原体性宫颈炎

涂片上可见化生的细胞胞浆内有球菌样物及嗜碱性包涵体,感染细胞肥大多核。

3. 病毒性感染

常见的有单纯疱疹病毒Ⅱ型（HSV-Ⅱ）和人乳头状瘤病毒（HPV）。

（1）HSV感染：早期表现为感染细胞的核增大，染色质结构呈"水肿样"退变，染色质变得很细，散布在整个胞核中，呈淡的嗜碱性染色，均匀，有如毛玻璃状，细胞多呈集结状，有许多胞核。晚期可见嗜伊红染色的核内包涵体，周围可见一清亮晕环。

（2）HPV感染：鳞状上皮细胞被HPV感染后具有典型的细胞学改变。在涂片标本中见挖空细胞、不典型角化不全细胞及反应性外底层细胞。典型的挖空细胞表现为上皮细胞内有1~2个增大的核，核周有透亮空晕环或壁致密的透亮区，提示有HPV感染。

五、生殖道脱落细胞在妇科肿瘤诊断上的应用

（一）癌细胞特征

主要表现在细胞核、细胞及细胞间关系的改变（图2-3）。

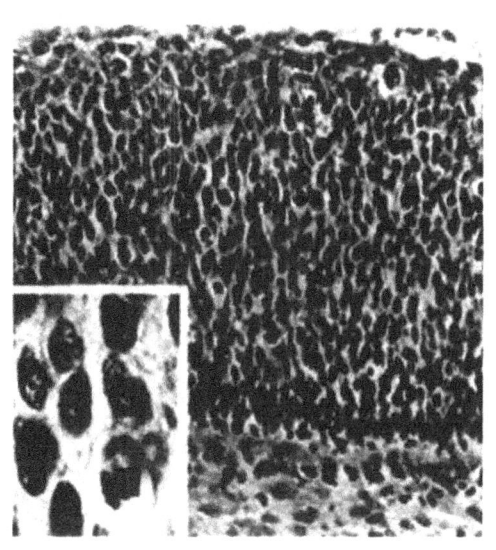

图2-3 宫颈鳞状上皮癌组织学图片

1. 细胞核的改变

表现为核增大，核浆比例失常；核大小不等，形态不规则；核深染且深浅不一；核膜明显增厚、不规则，染色质分布不均，颗粒变粗或凝聚成团；因核分裂异常，可见双核及多核，核畸形，如分叶、出芽、核边内凹等不规则形态，核仁增大变多以及出现畸形裸核。

2. 细胞改变

细胞大小不等，形态各异。胞质减少，染色较浓，若变性则内有空泡或出现畸形。

3. 细胞间关系改变

癌细胞可单独或成群出现，排列紊乱。早期癌涂片背景干净清晰，晚期癌涂片背景较脏，见成片坏死细胞、红细胞及白细胞等。

（二）宫颈/阴道细胞学诊断的报告形式

主要为分级诊断及描述性诊断两种。目前我国多数医院仍采用分级诊断，临床常用巴氏5级分类法。

1. 巴氏分类法

（1）其阴道细胞学诊断标准：①巴氏Ⅰ级：正常。为正常阴道细胞涂片。②巴氏Ⅱ级：炎症。细胞核普遍增大，淡染或有双核，也可见核周晕或胞质内空泡。一般属良性改变或炎症。临床分为Ⅱ_A及Ⅱ_B。Ⅱ_B是指个别细胞核异质明显，但又不支持恶性；其余为Ⅱ_A。③巴氏Ⅲ级：可疑癌。主要是核异质，表现为核大深染，核形不规则或双核。对不典型细胞，性质尚难肯定。④巴氏Ⅳ级：高度可疑癌。细胞有恶性特征，但在涂片中恶性细胞较少。⑤巴氏Ⅴ级：癌。具有典型的多量癌细胞。

（2）巴氏分级法的缺点：①以级别来表示细胞学改变的程度易造成假象，似乎每个级别之间有严格的区别，使临床医生仅根据分类级别来处理患者，实际上Ⅰ、Ⅱ、Ⅲ、Ⅳ级之间的区别并无严格的客观标准，主观因素较多。②对癌前病变也无明确规定，可疑癌是指可疑浸润癌还是CIN不明确，不典型细胞全部作为良性细胞学改变也欠妥，因为偶然也见到CINⅠ伴微小浸润癌的病例。③未能与组织病理学诊断名词相对应，也未包括非癌的诊断。因此巴氏分级法正逐步被新的分类法所取代。

2. TBS分类法及其描述性诊断内容

为了使妇科生殖道细胞学的诊断报告与组织病理学术语一致，使细胞学报告与临床处理密切结合，1988年美国制定宫颈/阴道细胞学TBS（The Bethesda System）命名系统。国际癌症协会于1991年对宫颈/阴道细胞学的诊断报告正式采用了TBS分类法。TBS分类法改良了以下三方面：将涂片制作的质量作为细胞学检查结果报告的一部分；对病变的必要描述；给予细胞病理学诊断并提出治疗建议。这些改良加强了细胞病理学医师与妇科医师间的沟通。TBS描述性诊断报告主要包括以下内容：

（1）感染：①原虫：滴虫或阿米巴原虫阴道炎。②细菌：球杆菌占优势，发现线索细胞，提示细菌性阴道炎；杆菌形态提示放线菌感染；衣原体感染形态提示衣原体感染，建议临床进一步证实。③真菌：形态提示念珠菌感染；形态提示纤毛菌（真菌样菌）。④病毒：形态提示疱疹病毒感染；形态提示巨细胞病毒感染；形态提示HPV感染（HPV感染包括鳞状上皮轻度不典型增生，应建议临床进一步证实）。⑤其他。

（2）反应性细胞的改变：①细胞对炎症的反应性改变（包括化生细胞）。②细胞对损伤（包括活组织检查、激光、冷冻和电灼治疗等）的反应性改变。③细胞对放疗和化疗的反应性改变。④宫内节育器（IUD）引起上皮细胞的反应性改变。⑤萎缩性阴道炎。⑥激素治疗的反应性改变。⑦其他。前3种情况下亦可出现修复细胞或不典型修复细胞。

（3）鳞状上皮细胞异常：①不明确诊断意义的不典型鳞状上皮细胞（atypical squamous cell of undetermined significance，ASCUS）。②鳞状上皮细胞轻度不典型增生（LSIL），宫颈上皮内瘤变（CIN）Ⅰ级。③鳞状上皮细胞中度不典型增生，CINⅡ。④鳞状上皮细胞重度不典型增生（HSIL），CINⅢ。⑤可疑鳞癌细胞。⑥肯定癌细胞，若能明确组织类型，则按下述报告：角化型鳞癌；非角化型鳞癌；小细胞型鳞癌。

（4）腺上皮细胞异常：①子宫内膜细胞团-基质球。②子宫内膜基质细胞。③未明确诊断意义的不典型宫颈管柱状上皮细胞。④宫颈管柱状上皮细胞轻度不典型增生。⑤宫颈管柱状上皮细胞重度不典型增生。⑥可疑腺癌细胞。⑦腺癌细胞（高分子腺癌或低分化腺癌）。若可能，则判断来源：颈管、子宫内膜或子宫外。

（5）不能分类的癌细胞。

（6）其他恶性肿瘤细胞。

（7）激素水平的评估（阴道涂片）。

TBS报告方式中提出了一个重要概念——不明确诊断意义的不典型鳞状上皮细胞（ASCUS），即既不能诊断为感染、炎症、反应性改变，也不能诊断为癌前病变和恶变的鳞状上皮细胞。ASCUS包括不典型化生细胞、不典型修复细胞、与萎缩有关的不典型鳞状上皮细胞、角化不良细胞以及诊断HPV证据不足又不除外者。ASCUS术语因不同的细胞病理学家可能标准亦不够一致，但其诊断比例不应超过低度鳞状上皮内病变的2~3倍。TBS报告方式要求诊断ASCUS，指出可能为炎症等反应性或可能为癌前病变，并同时提出建议。若与炎症、刺激、宫内节育器等反应性有关者，应于3~6个月复查；若可能有癌前病变或癌存在，但异常细胞程度不够诊断标准者，应行阴道镜活检。

（三）PAPNET电脑涂片系统

近年来，PAPNET电脑涂片系统，即计算机辅助细胞检测系统（computer assisted cytology test，CCT），在宫颈癌早期诊断中得到广泛应用。PAPNET电脑涂片系统装置包括三部分，即自动涂片系统、存储识别系统和打印系统，是利用电脑及神经网络软件对涂片进行自动扫描、读片、自动筛查，最后由细胞学专职人员做出最后诊断的一种新技术，其原理是基于神经网络系统在自动细胞学检测这一领域的运用。

PAPNET可通过经验来鉴别正常与不正常的巴氏涂片。具体步骤为：在检测中心，经过上机处理的细胞涂片每百张装入片盒送入计算机房；计算机先将涂片分为 3 000～5 000 个区域不等，再对涂片上 30 万～50 万个细胞按区域进行扫描，最后筛选出 128 个最可疑细胞通过数字照相机进行自动对焦录制到光盘上，整个过程需 8～10 分钟；然后将光盘送往中间细胞室，经过一套与检测中心配套的专业高分辨率解像设备，由细胞学家复验。如有异议或不明确图像，可在显示器帮助下，显微镜自动找到所需观察位置，细胞学家再用肉眼观察核实。最后，采用 1991 年 TBS 分类法做出诊断报告及治疗意见，并附有阳性图片供临床医生参考。PAPNET 方法具有高度敏感性和准确性，并能克服直接显微镜下读片因视觉疲劳造成的漏诊，省时省力，适用于大量人工涂片检测的筛选工作。

第二节　女性生殖器官活组织检查

活组织检查是指在机体的可疑病变部位或病变部位取出少量组织进行冰冻或常规病理检查，简称为活检。在多数情况下，活检结果可以作为最可靠的术前诊断依据，是诊断的金标准。妇科常用的活组织检查主要包括外阴活检、阴道活检、子宫颈活检、子宫内膜活检、诊断性子宫颈锥形切除及诊断性刮宫。有时出于术中诊断的需要也可进行卵巢组织活检、盆腔淋巴结活检、大网膜组织活检以及盆腔病灶组织活检等，本节不作赘述。

一、外阴活组织检查

（一）适应证

（1）外阴部赘生物或溃疡需明确病变性质，尤其是需排除恶变者。

（2）外阴色素减退性疾病需明确其类型或排除恶变。

（3）疑为外阴结核、外阴尖锐湿疣及外阴阿米巴病等外阴特异性感染需明确诊断者。

（4）外阴局部淋巴结肿大原因不明。

（二）禁忌证

（1）外阴急性炎症，尤其是化脓性炎。

（2）疑为恶性黑色素瘤。

（3）疑为恶性滋养细胞疾病外阴转移。

（4）尽可能避免在月经期实施活检。

（三）方法

患者取膀胱截石位，常规外阴消毒，铺无菌孔巾，准备活检区域组织可用 0.5% 利多卡因作局部浸润麻醉。根据需要选取活检部位，以刀片或剪刀剪取或切取适当大小的组织块，有蒂的赘生物可以剪刀自蒂部剪下，小赘生物也可以活检钳钳取。一般只需局部压迫止血，出血多者可电凝止血或缝扎止血。标本根据需要做冰冻切片检查或以 10% 甲醛或 95% 酒精固定后作常规组织病理检查。

（四）注意事项

（1）所取组织须有足够大小，一般要求须达到直径 5 mm 以上。

（2）表面有坏死溃疡的病灶，取材须达到足够深度以达到新鲜有活性的组织。

（3）有时需作多点活检。

（4）所取组织最好包含部分正常组织，即在病变组织与正常组织交界处活检。

二、阴道活组织检查

（一）适应证

（1）阴道壁赘生物或溃疡需明确病变性质。

（2）疑为阴道尖锐湿疣等特异性感染需明确诊断。

（二）禁忌证

（1）外阴阴道或宫颈急性炎症。

（2）疑为恶性黑色素瘤。
（3）疑为恶性滋养细胞疾病阴道转移。
（4）月经期。

（三）方法

患者取膀胱截石位，常规外阴消毒，铺无菌孔巾，阴道窥器暴露取材部位并再次消毒，剪取或钳取适当大小的组织块，有蒂的赘生物可以剪刀自蒂部剪下，小赘生物可以活检钳钳取。局部压迫止血、电凝止血或缝扎止血，必要时阴道内需填塞无菌纱布卷以压迫止血。标本根据需要作冷冻切片检查或以10%甲醛或95%乙醇固定后作常规组织病理检查。

（四）注意事项

阴道内填塞的无菌纱布卷须在术后24～48小时取出，切勿遗忘；其余同外阴活检。

三、宫颈活组织检查

（一）适应证

（1）宫颈糜烂接触性出血，疑有宫颈癌需确定病变性质。
（2）宫颈细胞学涂片TBS诊断为鳞状细胞异常者。
（3）宫颈脱落细胞涂片检查巴氏Ⅲ级或以上。
（4）宫颈脱落细胞涂片检查巴氏Ⅱ级，经抗感染治疗后反复复查仍为巴氏Ⅱ级。
（5）肿瘤固有荧光检查或阴道镜检查反复可疑阳性或阳性。
（6）宫颈赘生物或溃疡需明确病变性质。
（7）疑为宫颈尖锐湿疣等特异性感染需明确诊断。

（二）禁忌证

（1）外阴阴道急性炎症。
（2）月经期、妊娠期。

（三）方法

（1）患者取膀胱截石位，常规外阴消毒，铺无菌孔巾。
（2）阴道窥器暴露宫颈，拭净宫颈表面黏液及分泌物后行局部消毒。
（3）根据需要选取取材部位，剪取或钳取适当大小的组织块：有蒂的赘生物可以剪刀自蒂部剪下；小赘生物可以活检钳钳取，有糜烂溃疡的可于肉眼所见的糜烂溃疡较明显处或病变较深处以活检钳取材；无明显特殊病变或必要时以活检钳在宫颈外口鳞状上皮与柱状上皮交界部位选3、6、9、12点处取材；为提高取材的准确性，可在宫颈阴道部涂以复方碘溶液，选择不着色区取材；也可在阴道镜或肿瘤固有荧光诊断仪的指引下进行定位活检。
（4）局部压迫止血、出血多时可电凝止血或缝扎止血，手术结束后以长纱布卷压迫止血。
（5）标本根据需要做冰冻切片检查或以10%甲醛或95%乙醇固定后作常规组织病理检查。

（四）注意事项

（1）阴道内填塞的长纱布卷须在术后12小时取出，切勿遗忘。
（2）外阴阴道炎症可于治愈后再作活检。
（3）妊娠期原则上不做活检，以避免流产、早产，但临床高度怀疑宫颈恶性病变者仍应检查，做好预防和处理流产与早产的前提下做活检，同时须向患者及其家属讲明活检的必要性以及可能后果，取得理解和同意后方可施行。
（4）月经前期不宜做活检，以免与活检处出血相混淆，且月经来潮时创口不易愈合，并增加内膜在切口种植的机会。

四、诊断性刮宫与子宫内膜活检

诊断性刮宫简称诊刮，其目的是刮取宫腔内容物（子宫内膜及宫腔内其他组织）作病理组织检查以协助诊断。若要同时除外宫颈管病变，则需依次刮取宫颈管内容物及宫腔内容物进行病理组织学检查，称为分段诊断性刮宫（简称"分段诊刮"）。有时仅需从宫腔内吸取少量子宫内膜组织做检查，称为子宫内膜活检。子宫内膜活组织检查不仅能判断有无排卵和分泌期子宫内膜的发育程度，而且能间接反映卵巢的黄体功能，并有助于子宫内膜疾患的诊断。

（一）适应证

（1）月经失调或闭经，需了解子宫内膜变化及其对性激素的反应或需要紧急止血。
（2）子宫异常出血或绝经后阴道流血，需明确诊断。
（3）阴道异常排液，需检查子宫腔脱落细胞或明确有无子宫内膜病变。
（4）不孕症，需了解有无排卵或疑有子宫内膜结核。
（5）影像检查提示宫腔内有组织残留，需证实或排除子宫内膜癌、子宫内膜息肉或流产等疾病。

（二）禁忌证

（1）外阴阴道及宫颈急性炎症，急性或亚急性盆腔炎。
（2）可疑妊娠。
（3）急性或严重全身性疾病，不能耐受小手术者。
（4）手术前体温 > 37.5℃。

（三）方法

1. 取材时间

不同的疾病应有不同的取材时间。

（1）需了解卵巢功能：月经周期正常前 1~2 日或月经来潮 12 小时内取材。
（2）闭经：随时可取材。
（3）功血：如疑为子宫内膜增生过长，应于月经前 1~2 日或月经来潮 24 小时内取材；如疑为子宫内膜剥脱不全，则应于月经第 5~7 日取材。
（4）不孕症需了解有无排卵：于月经期前 1~2 日取材。
（5）疑有子宫内膜癌：随时可取材。
（6）疑有子宫内膜结核：于月经期前 1 周或月经来潮 12 小时内取材，取材前 3 日及取材后 3 日每日肌肉注射链霉素 0.75 g 并口服异烟肼 0.3 g，以防引起结核扩散。

2. 取材部位

一般于子宫前、后壁各取一条内膜，如疑有子宫内膜癌，另于宫底再取一条内膜。

（四）手术步骤

（1）排尿后取膀胱截石位，外阴、阴道常规消毒。
（2）做双合诊，了解子宫大小、位置及宫旁组织情况。
（3）用阴道窥器暴露宫颈，再次消毒宫颈与宫颈管，钳夹宫颈，子宫探针缓缓进入，探明子宫方向及宫腔深度。若宫颈口过紧，可根据所需要取得的组织块大小用宫颈扩张器扩张至小号刮匙或中、大号刮匙能进入为止。
（4）阴道后穹隆处置盐水纱布一块，以收集刮出的内膜碎块。用刮匙由内向外沿宫腔四壁及两侧宫角有次序地将内膜刮除，并注意宫腔有无变形及高低不平。
（5）取下纱布上的全部组织固定于 10% 甲醛溶液或 95% 乙醇中，送病理检查。检查申请单上注明末次月经时间。

（五）注意事项

（1）阴道及宫颈、盆腔的急性炎症者应治愈后再作活检。
（2）出血、子宫穿孔、感染是最主要的并发症，术中术后应注意预防液体。有些疾病可能导致术中大出血，应于术前建立通路，并做好输血准备，必要时还需做好开腹手术准备；哺乳期、产后、剖宫产术后、绝经后、子宫严重后屈等特殊情况下尤应注意避免子宫穿孔的发生；术中严格无菌操作，术前、术后可给予抗生素预防感染，一般术后 2 周内禁止性生活及盆浴，以免感染。

（3）若刮出物肉眼观察高度怀疑为癌组织时，不应继续刮宫，以防出血及癌扩散，若肉眼观察在未见明显癌组织时，应全面刮宫，以防漏诊及术后因宫腔组织残留而出血不止。

（4）应注意避免术者在操作时唯恐不彻底，反复刮宫而伤及子宫内膜基底层，甚至刮出肌纤维组织，造成子宫内膜炎或宫腔粘连，导致闭经的情况。

五、诊断性子宫颈锥切

宫颈锥切术是指锥形切除部分宫颈组织，包括宫颈移形带，以及部分或全部宫颈管组织。宫颈锥切术包括诊断性宫颈锥切术和治疗性宫颈锥切术，临床主要用于宫颈病变的明确诊断以及保守性治疗。近年，随着宫颈癌三级预防的不断推行，宫颈上皮内瘤样病变（CIN）患者日趋年轻化，致使宫颈病变治疗趋向保守。宫颈锥切术作为一种能够保留生育功能的治疗方法而被临床广泛应用。同时，宫颈锥切术在诊断宫颈病变方面也显示出其特有的临床价值。

（一）适应证

1. 诊断性宫颈锥切的主要指征

（1）发现宫颈上皮细胞异常，尤其是细胞学诊断为重度鳞状上皮内病变（HSIL）或轻度鳞状上皮内病变（LSIL），而宫颈上未见肉眼病灶或是阴道镜检查无明显异常。

（2）阴道镜无法看到宫颈病变的边界，或主要病灶位于宫颈管内，超出阴道镜能检查到的范围。

（3）对于细胞学异常的患者，阴道镜检查不满意，主要是无法看清整个宫颈移形带，包括鳞柱交接区域。

（4）有细胞学或是组织学证据表明宫颈腺上皮存在癌前病变或是癌变。

（5）宫颈管诊刮术所得标本病理报告为异常或不能肯定。

（6）细胞学、阴道镜和活组织检查结果不一致。

（7）细胞学、阴道镜或活检可疑宫颈浸润癌。

（8）宫颈活检病理诊断为CIN，但无法明确排除宫颈微小浸润癌或浸润癌。

（9）宫颈管诊刮发现CIN或宫颈微小浸润癌。只要有以上任何一种状况，都应做宫颈锥切以做进一步诊断。

2. 治疗性宫颈锥切的指征

（1）CIN Ⅰ伴阴道镜检查不满意、CIN Ⅱ或CIN Ⅲ。

（2）宫颈原位鳞癌。

（3）宫颈原位腺癌。

（4）有生育要求的I_A期宫颈浸润癌。

（二）禁忌证

（1）生殖器官急慢性炎症。

（2）有出血倾向者。

（三）方法

目前应用的锥切方法多种多样，有冷刀法、激光法和环行电切法。

（1）暴露术野，宫颈涂碘。

（2）12、3、6、9点丝线缝合做牵引。

（3）切缘周边注射1∶2 000肾上腺素生理盐水。

（4）海格式棒逐步扩宫口至8号，可做颈管搔刮。

（5）在病灶外0.5 cm处用冷刀环切宫颈口，按30°～50°角度向内侧做宫颈锥形切除。深度根据不同的病变可选择1～2.5 cm。

（6）宫颈锥切标本在12点处做标记，送病理。

（7）电凝止血创面，可吸收缝线左右两个八字缝合宫颈。

（8）阴道内置入长纱条一根。留置导尿管。

（四）注意事项

（1）宫颈锥切手术最好在月经干净后 3~7 天内实施，以免术后经血污染手术创面。

（2）手术后 4~6 周应探查宫颈管有无狭窄。

（3）诊断性宫颈锥切可用冷刀或 LEEP 刀，最好避免用电刀，以免破坏组织切缘，从而影响诊断。

（五）临床特殊情况的思考和建议

1. 分段诊刮

目的是区分子宫内膜病变与宫颈病变，主要适用于绝经后子宫出血或老年患者疑有子宫内膜癌，或需要了解宫颈管是否被累及时。分段诊刮多在出血时进行，操作时先不探查宫腔深度，以免将宫颈管组织带入宫腔混淆诊断。用小刮匙自宫颈管内口至外口顺序刮宫颈管一周，将所刮取宫颈管组织置纱布上，然后刮匙进入宫腔刮取子宫内膜。刮出宫颈管黏膜及子宫腔内膜组织分别装瓶送检。其余操作及注意事项均与一般诊刮相同。

2. 子宫穿孔

子宫穿孔是因宫腔手术所造成的子宫壁全层损伤，致使宫腔与腹腔，或其他脏器相通。子宫穿孔可由探针、宫颈扩张器、吸管、刮匙、卵圆钳等造成，从而导致腹腔内出血、阔韧带内血肿、肠道损伤及继发性腹膜炎，必须及时诊断处理，以免发生严重后果。宫腔手术过程中如患者出现下腹突发性疼痛，同时术者发觉所用器械进入宫腔的深度明显超过检查时所估计的宫腔深度，且无阻力，感觉不到宫壁的抵抗，即应高度怀疑子宫穿孔。若看到夹出有脂肪组织或肠管，则确诊无疑，此时应立即停止手术。如宫腔组织已刮净又无内出血征象者，可给宫缩剂和抗生素；如宫腔组织尚未吸净，穿孔较小，无明显内出血，患者情况又良好，可请有经验医生避开穿孔处刮净组织后再保守治疗，或抗感染一周后再行刮宫术；如有明显内出血体征或可疑脏器损伤，应立即剖腹探查。

3. 宫颈锥切术后并发症的处理

（1）手术后出血：手术后即时出血都是因为手术时止血不善。手术后继发性出血往往发生于手术后 5~12 天，多见于深部切除病变以及合并感染者。可根据出血量采用纱布压迫、冷冻、电凝、重新缝合等方法止血。如术中估计患者出血较多，可在锥切前先缝合两侧子宫动脉下行支，锥切后宫颈创面行半荷包缝合。

（2）子宫颈狭窄：有 1%~5% 的发生率，文献报道，宫颈粘连的发生率与患者年龄超过 50 岁及锥切深度超过 2 cm 有关，患者可出现痛经、月经潴留以致闭经或月经期出现棕色或黑色阴道点滴出血。宫颈粘连的患者可采用子宫颈扩张器扩张宫颈。

（3）手术后盆腔感染：需用抗生素治疗。

（4）子宫穿孔或子宫颈穿孔：虽极为少见，但一发生可能要将子宫切除。

第三节　输卵管通畅检查

输卵管通畅检查的主要目的是检查输卵管是否通畅，了解子宫和输卵管腔的形态及输卵管的阻塞部位。常用的方法有输卵管通气术、输卵管通液术、子宫输卵管造影术和选择性子宫输卵管造影术。其中输卵管通气术因有发生气栓的潜在危险，且准确性仅为 45%~50%，故临床上已逐渐被其他方法取代。近年来，随着介入技术的发展和内窥镜的临床应用，已普遍采取选择性输卵管造影术和采用腹腔镜直视下输卵管通液术来进一步明确输卵管的通畅情况，并根据输卵管阻塞部位的不同而进一步通过输卵管介入治疗或腹腔镜治疗改善其通畅程度。此外，还有宫腔镜下经输卵管口插管通液试验和宫腹腔镜联合检查等方法。

一、输卵管通液术

输卵管通液术是检查输卵管是否通畅的一种方法，并具有一定的治疗功效。即通过导管向宫腔内注入液体，根据注射液体阻力大小、有无回流及注入液体量和患者感觉等判断输卵管是否通畅。由于操作简便，无须特殊设备，广泛用于临床。

（一）适应证

（1）不孕症，男方精液正常，疑有输卵管阻塞者。
（2）检查和评价输卵管绝育术、输卵管再通术或输卵管成形术的效果。
（3）对输卵管黏膜轻度粘连有疏通作用。

（二）禁忌证

（1）内外生殖器急性炎症或慢性炎症急性或亚急性发作者。
（2）月经期或有不规则阴道出血者。
（3）可疑妊娠者。
（4）严重的全身性疾病，如心、肺功能异常等，不能耐受手术者。
（5）体温高于37.5℃者。

（三）术前准备

（1）月经干净3～7日，禁性生活。
（2）术前半小时肌内注射阿托品0.5 mg，解痉。
（3）患者排空膀胱。

（四）方法

1. 器械

阴道窥器、宫颈钳、长弯钳、宫颈导管、20 mL注射器、压力表、Y形导管等。

2. 常用液体

生理盐水或抗生素溶液（庆大霉素8万U、地塞米松5 mg、透明质酸酶1 500 U，注射用水20～50 mL），可加用0.5%的利多卡因2 mL以减少输卵管痉挛。

3. 操作步骤

（1）患者取膀胱结石位，外阴、阴道、宫颈常规消毒，铺无菌巾，双合诊了解子宫的位置及大小。
（2）放置阴道窥器充分暴露子宫颈，再次消毒阴道穹隆部及宫颈，以宫颈钳钳夹宫颈前唇。沿宫腔方向置入宫颈导管，并使其与宫颈外口紧密相贴。
（3）用Y形管将宫颈导管与压力表、注射器相连，压力表应高于Y形管水平，以免液体进入压力表。
（4）将注射器与宫颈导管相连，并使宫颈管内充满生理盐水，缓慢推注，压力不可超过160 mmHg。观察推注时阻力大小，经宫颈注入的液体是否回流，患者下腹部是否疼痛。
（5）术毕取出宫颈导管，再次消毒宫颈、阴道，取出阴道窥器。

（五）结果评定

1. 输卵管通畅

顺利推注20 mL生理盐水无阻力，压力维持在60～80 mmHg以下，或开始稍有阻力，随后阻力消失，无液体回流，患者也无不适感，提示输卵管通畅。

2. 输卵管阻塞

勉强注入5 mL即感有阻力，压力表见压力持续上升而不见下降，患者感下腹胀痛，停止推注后液体又回流至注射器内，表明输卵管阻塞。

3. 输卵管通而不畅

注射液体有阻力，再经加压注入又能推进，说明有轻度粘连已被分离，患者感轻微腹痛。

（六）注意事项

（1）所用无菌生理盐水温度以接近体温为宜，以免液体过冷造成输卵管痉挛。
（2）注入液体时必须使宫颈导管紧贴宫颈外口，防止液体外漏。
（3）术后2周禁盆浴及性生活，酌情给予抗生素预防感染。

二、子宫输卵管造影术

子宫输卵管造影术（hysterosalpingography，HSG）是通过导管向子宫腔及输卵管注入造影剂，在X线下透视及摄片，根据造影剂在输卵管及盆腔内的显影情况了解子宫腔的形态、输卵管是否通畅、阻塞的部位、输卵管结扎部位及盆腔有无粘连等，尤其是评价输卵管的最佳方法（图2-4）。

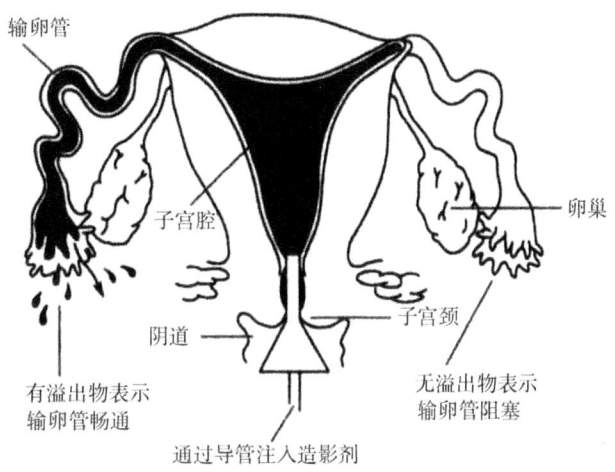

图2-4　子宫输卵管造影术（HSG）示意图

该检查损伤小，能对输卵管阻塞做出较正确诊断，准确率可达80%，且具有一定的治疗作用。

（一）适应证

（1）了解输卵管是否通畅及其形态、阻塞部位。

（2）了解宫腔形态，确定有无子宫畸形及类型，有无宫腔粘连、子宫黏膜下肌瘤、子宫内膜息肉及异物等。

（3）内生殖器结核非活动期。

（4）不明原因的习惯性流产，于排卵后做造影了解宫颈内口是否松弛，宫颈及子宫是否畸形。

（二）禁忌证

（1）内、外生殖器急性或亚急性炎症。

（2）严重的全身性疾病，不能耐受手术者。

（3）妊娠期、月经期。

（4）产后、流产、刮宫术后6周内。

（5）碘过敏者。

（三）术前准备

（1）造影时间以月经干净3~7天为宜，最佳时间为月经干净的5~6天，当月月经干净后禁性生活。

（2）做碘过敏试验，阴性者方可造影；如果使用非离子型含碘造影剂不要求做碘过敏试验。

（3）术前半小时可肌内注射阿托品0.5 mg，有助于解痉。

（4）术前排空膀胱，便秘者术前行清洁灌肠，以使子宫保持正常位置，避免出现外压假象。

（四）方法

1. 设备及器械

X线放射诊断仪或数字多动能X线胃肠机、子宫导管、阴道窥器、宫颈钳、长弯钳、20 mL注射器。

2. 造影剂

目前国内外均使用含碘造影剂，分油溶性和水溶性两种。水溶性造影剂又分为离子型和非离子型。油溶性造影剂分为国产碘化油和进口的超液化碘油；油剂（40%碘化油）密度大，显影效果好，刺激小，过敏少，但检查时间长，吸收慢，易引起异物反应，形成肉芽肿或形成油栓；水溶性造影剂（离子型，76%泛影葡胺注射液；非离子型，碘海醇注射液或碘氟醇注射液等多种）中，非离子型造影剂应用较多，其吸收快，检查时间短，可以不做碘过敏试验，有时子宫输卵管边缘部分显影欠佳，细微病变不易观察，但随着碘当量的提高，造影效果明显改善，已经有逐渐取代油剂的趋势。

3. 操作步骤

（1）患者取膀胱截石位，常规消毒外阴、阴道，铺无菌巾，检查子宫位置及大小。

（2）以窥阴器扩张阴道，充分暴露宫颈，再次消毒宫颈及阴道穹隆部，用宫颈钳钳夹前唇，探查宫腔。

（3）将40%碘化油或非离子型水剂（如碘海醇、碘氟醇等）充满宫颈导管，排除空气，沿宫腔方向将其置入宫颈管内，徐徐注入造影剂，在X线透视下观察造影剂流经宫颈管、宫腔及输卵管情况并摄片。24小时（油剂）或20分钟（水剂）后再摄盆腔延迟片，以观察腹腔内有无游离造影剂及造影剂在腹腔内的涂抹或弥散情况、输卵管内造影剂残留情况，进而判断输卵管的通畅程度。

（4）注入造影剂后子宫角圆钝，而输卵管不显影，则考虑输卵管痉挛，可保持原位，肌内注射阿托品0.5 mg或针刺合谷、内关穴，20分钟后再透视、摄片；或停止操作，下次摄片前使用解痉挛药物或行选择性输卵管造影。

（五）结果评定

1. 正常子宫、输卵管

宫腔呈倒三角形，双输卵管显影，形态柔软，24小时或20分钟后摄片，盆腔内见造影剂散在均匀分布。

2. 宫腔异常

患宫腔结核时子宫常失去原有的倒三角形，内膜呈锯齿状不平；患子宫黏膜下肌瘤时可见宫腔充盈缺损；有子宫畸形时有相应显示（图2-5）。

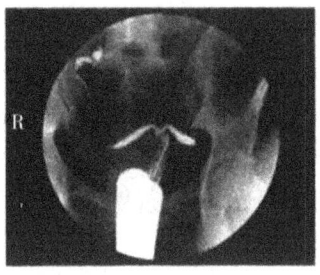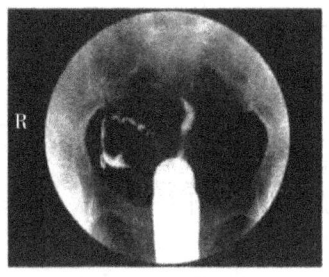

图2-5　HSG清晰显示双角、单角子宫畸形

3. 输卵管异常

患输卵管结核时显示输卵管形态不规则、僵直或呈串珠状，有时可见钙化点或盆腔钙化淋巴结；有输卵管积水时输卵管远端呈气囊状扩张，远端呈球形，24小时或20分钟后延迟摄片，盆腔内未见散在造影剂分布，说明输卵管不通，输卵管发育异常，可见过长或过短的输卵管、异常扩张的输卵管、输卵管憩室等（图2-6）。

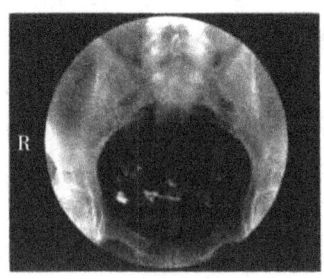

图2-6　盆腔造影剂涂抹均匀

（六）注意事项

（1）造影剂充盈宫颈管时，必须排尽空气，以免空气进入宫腔造成充盈缺损，引起误诊。

（2）宫颈导管与子宫颈外口必须紧贴，以防造影剂流入阴道内。

（3）导管不要插入太深，以免损伤子宫或引起子宫穿孔。

（4）注入造影剂时用力不要过大，推注不可过快，防止造影剂进入间质、血管。

（5）透视下发现造影剂进入血管或异常通道，同时患者出现咳嗽，应警惕发生油栓，立即停止操作，取头低脚高位，严密观察。

（6）造影后2周禁盆浴及性生活，可酌情给予抗生素预防感染。

（7）有时可因输卵管痉挛而造成输卵管不通的假象，必要时重复进行造影或做选择性输卵管造影。

三、选择性输卵管造影术

选择性输卵管造影术（selective salpingography，SSG）是通过将输卵管造影导管经宫颈、宫腔插至输卵管内口注入造影剂，在X线下透视及摄片，根据造影剂在输卵管及盆腔内的显影情况了解输卵管是否通畅、阻塞的部位及排除HSG时输卵管痉挛导致的输卵管未显影。该检查损伤小，能对HSG造成的假阳性做出更准确的判断，同时根据输卵管阻塞或通畅程度不同采取进一步的介入治疗即输卵管再通术（FTR），准确率可达90%～95%，且具有较好的治疗作用。

（一）适应证

（1）输卵管通而不畅或极不畅，要求治疗。

（2）HSG中输卵管未显影或部分显影，为区别输卵管痉挛还是张力高阻塞不通。

（3）HSG显示输卵管近端阻塞，区别是粘连完全阻塞还是疏松粘连或分泌物较多之阻塞，此时可作再通术治疗。

（二）禁忌证

（1）内、外生殖器急性或亚急性炎症。

（2）严重的全身性疾病，不能耐受手术者。

（3）妊娠期、月经期。

（4）产后、流产、刮宫术后6周内。

（5）碘过敏者。

除以上禁忌证外，还包括：①明显输卵管积水，伞端明显包裹。②结核性输卵管阻塞。③全身发热37.5℃以上。

（三）术前准备

（1）选择性输卵管造影时间以月经干净3～7天为宜，最佳时间为月经干净的5～6天，当月月经干净后禁性生活。

（2）做碘过敏试验，阴性者方可造影；如果使用非离子型含碘造影剂不要求做碘过敏试验。

（3）术前半小时肌内注射阿托品0.5 mg，有助于解痉。

（4）术前排空膀胱，便秘者术前行清洁灌肠，以使子宫保持正常位置，避免出现外压假象。

（四）方法

1. 设备及器械

数字多动能X线胃肠机或数字减影血管造影机（DSA）、输卵管造影导管及外套管、导丝，阴道窥器、宫颈钳、长弯钳、20 mL注射器。

2. 造影剂

目前国内外均使用含碘造影剂，分为离子型（如76%泛影葡胺注射液）和非离子型（如碘海醇注射液或碘氟醇注射液等多种）。

3. 相关药品

庆大霉素16万U、地塞米松10 mg等。

4. 操作步骤

（1）患者取膀胱截石位，常规消毒外阴、阴道，铺无菌巾，检查子宫位置及大小。

（2）以窥阴器扩张阴道，充分暴露宫颈，再次消毒宫颈及阴道穹隆部，用宫颈钳钳夹前唇，探查宫腔。

（3）在透视下将输卵管导管插入外套管中，置外套管于颈管内口，然后轻轻将导管送入输卵管开口处。

（4）注入造影剂，输卵管显影后，注入治疗药液，再观察输卵管内有否残留和造影剂弥散盆腔情况。

（5）若 SSG 显示输卵管近端阻塞，则可用导丝插入内导管直至输卵管口，透视下轻柔推进导丝，手感有明显阻力或患者疼痛时停止，然后再注入造影剂显示输卵管再通情况。

（6）术中密切观察有无手术反应，并及时处理。

（五）结果评定

（1）输卵管通畅。

双输卵管显影，形态柔软，造影剂从输卵管伞端迅速弥散至盆腔，推注药液后输卵管内无造影剂残留，盆腔内见造影剂散在均匀分布。

（2）输卵管积水时。

输卵管近端呈气囊状扩张，远端呈球形。

（3）输卵管不通时。

输卵管不显影，盆腔内未见散在造影剂分布。

（4）输卵管发育异常。

可见过长或过短的输卵管、异常扩张的输卵管、输卵管憩室等。

（六）注意事项

（1）导管进入宫腔时，动作要轻柔，尽量减少疼痛和导管对内膜损伤。

（2）注入造影剂时用力不要过大，推注不可过快，防止造影剂进入间质、血管。

（3）如果输卵管近端阻塞，尝试用输卵管介入导丝再通时，要分清导丝的头端，操作轻柔的同时询问患者的感受和透视下监视尤为重要，防止造成输卵管穿孔。

（4）造影后 2 周禁盆浴及性生活，可酌情给予抗生素预防感染。

四、妇产科内镜输卵管通畅检查

近年来，随着妇产科内镜的大量采用，为输卵管通畅检查提供了新的方法，包括腹腔镜直视下输卵管通液检查、宫腔镜下经输卵管口插管通液试验和宫腹腔镜联合检查等方法，其中腹腔镜直视下输卵管通液检查准确率可达 90%~95%。但由于内镜手术对器械要求较高，且腹腔镜仍是创伤性手术，故并不推荐作为常规检查方法，通常在对不孕、不育患者行内镜检查时例行输卵管通液（加用亚甲蓝染液）检查。内镜检查注意事项同上。

尽管各种检查手段不断改进和提高，生殖医学在评价输卵管性不孕的诊断中，子宫输卵管造影目前仍被认为是输卵管通畅检查的首选方法，William L 等认为其他适应证还包括女性习惯性流产对宫颈机能的评价、输卵管结扎后评价及接管再通前的评价、肌瘤切除术前对患者评估等。HSG 在评价子宫和输卵管异常时具有重要作用，包括子宫畸形、息肉、肌瘤、妇科术后改变、宫腔粘连和腺肌症；输卵管的闭塞、峡部结节性输卵管炎症、息肉、积水和盆腔粘连。HSG 的常见并发症是阴道少量出血和感染；放射科医生应熟练掌握 HSG 的标准操作技巧并给出正确诊断。

选择性输卵管造影在提高输卵管通畅程度准确性的同时，可以利用超滑微导丝（0.018 inch）直接进行输卵管的介入治疗，即输卵管再通术（FTR），注入生理盐水或抗生素溶液（庆大霉素 8 万 U、地塞米松 5 mg、透明质酸酶 1500 U，注射用水 20~50 mL），弥补了单纯输卵管通液术的不足，在进一步明确输卵管通畅程度的同时，为给予相应的治疗创造了条件。

第四节 常用穿刺检查

一、经腹壁穿刺术（abdominal paracentesis）

妇科病变多位于盆腔及下腹部，故可通过穿刺明确盆、腹腔积液性质或查找肿瘤细胞。腹腔穿刺术既可用于诊断又可用于治疗。穿刺抽出的液体，除观察其一般性状以外，还要根据病史决定送检项目，包括常规化验检查、细胞学检查、细菌培养、药敏试验等。

（一）适应证

（1）用于协助诊断腹腔积液的性质，并可做细胞学分析及染色体核型分析以利于诊断。

（2）对性质不明，贴近腹壁的囊肿，如可疑脓肿、血肿、淋巴囊肿等行囊肿囊内穿刺协助诊断。

（3）气腹造影时，作穿刺注入二氧化碳，拍摄 X 线片，盆腔器官可清晰显影。

（4）腹水量多时，可通过放出部分腹水，使呼吸困难等压迫症状暂时缓解，并使腹壁放松易于做腹部及盆腔检查。

（5）腹腔穿刺置管引流或注入抗肿瘤药物、抗炎药等行药物治疗。

（二）禁忌证

（1）疑有腹腔内严重粘连，特别是晚期卵巢癌广泛盆、腹腔转移致肠梗阻。

（2）有腹膜炎史及腹部手术史者应慎选穿刺部位，为避免损伤肠管，宜在 B 超引导下行穿刺。

（3）巨大卵巢与腹水易混淆，术前应仔细鉴别囊肿，不宜穿刺。

（4）妊娠 3 个月以上，子宫升入腹腔，穿刺易伤及子宫，慎行穿刺。

（三）方法

（1）经腹 B 型超声引导下穿刺，需膀胱充盈；经阴道 B 超指引下穿刺，则在术前排空小便。

（2）腹腔积液量较多及囊内穿刺时，患者取仰卧位；液量较少取半卧位或侧斜卧位。

（3）穿刺点一般选择在脐与左髂前上棘连线中外 1/3 交界处，囊内穿刺点宜在囊性感明显部位。

（4）常规消毒穿刺区皮肤，铺无菌孔巾，术者需戴无菌手套。

（5）根据适应证，选择不同穿刺针，如取少量液体，观察性状或送检验，可用 17～19 号长针头或套管针，如需大量放腹水或引流，可用腹壁穿刺器或 14～16 号套管针。

（6）穿刺一般不需麻醉，对于精神过于紧张者，0.5% 利多卡因行局部麻醉，深达腹膜。

（7）7 号穿刺针从选定点垂直刺入皮肤，达筋膜时可有阻力，穿过后即达腹膜，进腹腔有明显突空感。拔去针芯，见有液体流出，用注射器抽出适量液体送检。腹水检验一般需 100～200 mL，其他液体仅需数毫升。若需放腹水则接导管，导管另一端连接器皿。放液量及导管放置时间可根据患者病情和诊治需要而定，如为检查，可放至腹壁松软易于检查即可，如为脓液引流，可放置较长时间。

（8）操作结束，拔出穿刺针。局部再次消毒，覆盖无菌纱布，固定。若针眼有腹水溢出可稍加压迫。

（四）穿刺液性质和结果判断

1. 血液

（1）新鲜血液：放置后迅速凝固，为避免刺伤血管应改变穿刺针方向，或重新穿刺。

（2）陈旧性暗红色血液：放置 10 分钟以上不凝固表明有腹腔内出血。多见于异位妊娠流产或破裂、卵巢黄体破裂、急性输卵管炎或其他脏器如脾破裂等。

（3）小血块或不凝固陈旧性血液：多见于宫外孕。

（4）巧克力色黏稠液体：镜下见不成形碎片，多为卵巢子宫内膜异位囊肿破裂。

2. 脓液

呈黄色、黄绿色、淡巧克力色，质稀薄或浓稠，有臭味。提示盆腔及腹腔内有化脓性病变或脓肿破裂。脓液应送细胞学涂片、细胞培养、药物敏感试验。必要时行切开引流术。

3. 炎性渗出物

呈粉红色、淡黄色混浊液体。提示盆腔及腹腔内存在炎症。应行细胞学涂片、细胞培养、药物敏感试验。

4. 腹水

有血性、浆液性、黏液性等。应送常规化验，包括比重，总细胞数，红、白细胞数，蛋白定量，浆膜黏蛋白试验（rivalta test）及细胞学检查。必要时检查抗酸杆菌、结核杆菌培养及动物接种。肉眼血性腹水，多疑为恶性肿瘤，应行细胞学检查。

5. 无任何液体吸出

多见于腹腔内液量极少、子宫直肠窝粘连、有机化血块等原因，也可能进针方向不对，未进入腹腔。

（五）注意事项

（1）严格无菌操作，以免腹腔感染。

（2）控制好针头进针的深度，防止刺伤血管及肠管。

（3）大量放液时，针头必须固定好，避免针头移动损伤肠管；放液速度不宜快，每小时放液量不应超过 1 000 mL，一次放液不超过 4 000 mL。放液时，腹部缚以多头腹带，逐步束紧；或压以沙袋，防止腹压骤减，并严密观察患者血压、脉搏、呼吸等生命体征，随时控制放液量及放液速度，若出现休克征象，应立即停止放腹水，并进行相应处理。

（4）向腹腔内注入药物应慎重，很多药物不宜腹腔内注入。

（5）术后卧床休息 8 ~ 12 小时，给予抗生素预防感染。

二、经阴道后穹隆穿刺术

直肠子宫陷凹是腹腔最低部位，故腹腔内的积血、积液、积脓易积存于此。阴道后穹隆顶端与直肠子宫陷凹相接，由此处穿刺，对抽出物进行肉眼观察、化验、病理检查，是妇产科临床常用的辅助诊断方法。

（一）适应证

（1）疑有腹腔内出血，如宫外孕、卵巢破裂等。

（2）疑盆腔内有积液、积脓时，可做穿刺抽液检查，以了解积液性质，以及盆腔脓肿的穿刺引流及局部注射药物。

（3）盆腔肿块位于直肠子宫陷凹内经后穹隆穿刺直接抽吸肿块内容物做涂片，行细胞学检查以明确性质。若高度怀疑恶性肿瘤，应尽量避免穿刺。一旦穿刺诊断为恶性肿瘤，应及早在短期内手术。

（二）禁忌证

（1）盆腔严重粘连，直肠子宫陷凹被较大肿块完全占据，并已凸向直肠。

（2）疑有肠管与子宫后壁粘连。

（3）临床高度怀疑恶性肿瘤。

（4）异位妊娠准备采用非手术治疗时，尽量避免穿刺，以免引起感染，影响疗效。

（三）方法

（1）排空膀胱，取膀胱截石位，外阴、阴道常规消毒、铺巾。

（2）阴道检查了解子宫、附件情况，注意后穹隆是否膨隆。阴道窥器充分暴露宫颈及阴道后穹隆，再次消毒。

（3）用宫颈钳钳夹宫颈后唇，向前提拉，充分暴露后穹隆，再次消毒。用 22 号长针头接 5 ~ 10 mL 注射器，检查针头有无堵塞，在后穹隆中央或稍偏病侧，于阴道后壁与宫颈后唇交界处稍下方平行宫颈管刺入，当针穿过阴道壁，有落空感后（进针深约 2 cm），立即抽吸，必要时适当改变方向或深浅度，如无液体抽出，可边退针边抽吸。

（4）针管针头拔出后，穿刺点如有活动性出血，可用棉球压迫片刻。血止后取出阴道窥器。

（四）穿刺液性质和结果判断

基本同经腹壁腹腔穿刺。

（五）注意事项

（1）穿刺方向应是后穹隆中点进针与子宫颈管方向平行的方向，深入至直肠子宫陷凹，不可过分向前或向后，以免针头刺入宫体或进入直肠。

（2）穿刺深度要适当，一般 2 ~ 3 cm，过深可刺入盆腔器官或穿入血管。若积液量较少时，过深的针头可超过液平面，抽不出液体而延误诊断。

（3）有条件或病情允许时，先行 B 型超声检查，协助了解后穹隆有无液体及液体量多少。

（4）后穹隆穿刺未抽出血液，不能完全除外宫外孕，内出血量少，血肿位置高或与周围组织粘连时，均可造成假阴性。

（5）抽出液体均应涂片，送常规及细胞学检查。

三、经腹壁羊膜穿刺术

羊水中的细胞来自胎儿的皮肤、羊膜及胎儿的消化、呼吸、泌尿生殖系统的脱屑细胞。羊水中细胞和其他成分可反映胎儿的遗传信息和胎儿生长情况。在一定孕周，采取羊水或羊水中的脱屑细胞进行直接分析，或将羊水脱屑细胞培养作染色体和酶的生化分析以做出产前诊断及了解胎儿情况。羊水与胎儿关系密切，改变羊水成分，能影响胎儿发育，临床可用羊膜囊穿刺的方法，向羊膜囊内注入药物，达到治疗及终止妊娠的目的。

（一）适应证

1. 产前诊断

（1）需行羊水细胞染色体核型分析、染色质检查以明确胎儿性别，诊断或估价胎儿遗传病可能。包括孕妇曾生育过遗传疾病患儿；夫妻或其亲属中有患遗传性疾病；近亲婚配；孕妇年龄＞35岁；孕早期接触大量放射线或可致畸药物；性连锁遗传病基因携带等。

（2）需做羊水生化测定。怀疑胎儿神经管缺陷须测定 AFP；孕 37 周前因高危妊娠引产须了解胎儿成熟度者；疑母儿血型不合须检测羊水中血型物质、胆红素、雌三醇以判定胎儿血型及预后者。

（3）向羊膜腔内注入造影剂，显示胎儿解剖上的异常。脂溶性制剂粘在胎儿皮肤可显示胎儿表面的龛影或肿瘤。水溶性制剂被胎儿吞入可显示上消化道的轮廓。

2. 测定胎儿成熟度

（1）测定羊水中卵磷脂/鞘磷脂比值或作羊水泡沫试验观察胎肺成熟度。

（2）测定羊水肌酐深度观察胎儿肾脏成熟度。

（3）测定羊水橘黄色脱屑细胞，通过观察胎儿皮脂腺成熟程度，了解胎儿成熟度。

（4）另外还可以通过测定羊水中钠、尿酸、肌酸、甲胎蛋白、淀粉酶及羊水磷脂类物质光密度了解胎儿成熟度。

3. 治疗

（1）胎儿异常或死胎需做羊膜腔内注药（依沙吖啶）引产终止妊娠。

（2）必须短期内终止妊娠，但胎儿未成熟需行羊膜腔内注入皮质激素以促进胎儿肺成熟。

（3）胎儿宫内发育迟缓者，可于羊膜腔内注入清蛋白、氨基酸等促进胎儿发育。

（4）母儿血型不合须给胎儿输血。

（5）羊水过多，胎儿无畸形，须放出适量羊水以改善症状及延长孕期，提高胎儿存活率。

（6）羊水过少，胎儿无畸形，可间断于羊膜腔内注入适量生理盐水，以预防胎盘和脐带受压，减少胎儿肺发育不良或胎儿窘迫。

（二）禁忌证

1. 用于产前诊断

（1）孕妇曾有流产征兆。

（2）术前 24 小时内二次体温在 37℃以上。

2. 用于羊膜腔内注射依沙吖啶等药物引产

（1）心、肝、肺、肾疾患在活动期或功能异常。

（2）各种疾病的急性阶段。

（3）有急性生殖炎症。

（4）术前 24 小时内两次体温在 37.5℃以上。

（三）术前准备

1. 孕周选择

胎儿异常引产，宜在孕 16～26 周之内；产前诊断，宜在孕 16～22 周，此时子宫轮廓清楚，羊水量相对较多，易于抽取，不易伤及胎儿，且羊水细胞易存活，培养成功率高。

2. 穿刺部位选择

（1）助手将子宫固定在下腹正中，于宫底下2～3横指下方中线或两侧选择囊性感明显部位作为穿刺点。

（2）B型超声定位：穿刺前先行胎盘及羊水暗区定位。可在B型超声引导下穿刺，亦可经B型超声定位标记后操作。穿刺时尽量避开胎盘，在羊水量相对较多的暗区进行。

3. 中期妊娠引产常规术前准备

测血压、脉搏、体温，进行全身及妇科检查，注意有无盆腔肿瘤，子宫畸形及宫颈发育情况；血、尿常规，出、凝血时间，血小板和肝功能；会阴部备皮。

（四）注意事项

（1）严格无菌操作，以防感染。

（2）穿刺针应细，斜面制成长0.1 cm，角度55°。进针不可过深过猛，尽可能一次成功，避免多次操作。最多不得超过3次。

（3）穿刺前应查明胎盘位置，勿伤及胎盘。经胎盘穿刺，羊水可能经穿刺孔进入母体血液循环而发生羊水栓塞。穿刺与拔针前后，应注意孕妇有无呼吸困难、发绀等异常。警惕发生羊水栓塞可能。

（4）抽不出羊水，常因针被羊水中的有形物质阻塞，用有针芯的穿刺针可避免。有时穿刺方向、深度稍加调整即可抽出。

（5）抽出血液，出血可来自腹壁、子宫壁、胎盘或刺伤胎儿血管，应立即拔出穿刺针并压迫穿刺点，加压包扎穿刺点。若胎心无明显改变，待一周后再行穿刺。

抽出血性羊水：可稍退针头，改变进针方向刺入，或另选穿刺部位再作穿刺。必要时可用试纸测试，若为碱性，则证实为羊水。

（6）若做羊水检查，为防止污染可先抽2 mL羊水不用，再换20 mL注射器，缓慢抽20 mL羊水留待检查。若做治疗或造影，可先抽出等量羊水，再注入药物或造影剂。若做胆红素测定，应避光保存，立即送检。如做羊水细胞X、Y染色质检查，羊水标本采集后立即注入离心管送检，避免存放过久细胞核变质或有污染影响效果。

四、妇科超声介导下穿刺术

妇科常用介入性诊断技术之一是超声介导下穿刺术（ultrasonically guided centesis）。超声介导下盆腔穿刺术是在B型超声引导下，或经腹壁或经阴道后穹隆将穿刺针准确插入病灶或囊腔，达到协助确诊的目的。

（一）适应证

1. 卵巢瘤样病变

功能性卵巢囊肿，包括卵巢滤泡囊肿、卵巢黄体囊肿、多囊卵巢、卵巢子宫内膜异位症、卵巢炎性囊肿和卵巢冠囊肿。

2. 卵巢增生性疾病

卵巢过度刺激综合征。穿刺放出液体缩小卵巢体积，避免发生卵巢扭转。

3. 卵巢良性肿瘤

主要是卵巢浆液性囊腺瘤。穿刺抽出囊液可行细胞学检查辨别良恶性，或行囊内注射无水乙醇使囊腔闭合而治愈。

4. 盆腹腔包裹性积液

非特异性炎症渗出与周围组织粘连形成的盆腹腔假性囊肿和结核性包裹性积液。抽出液体行常规检查、细胞学检查和细胞培养及药敏试验。

5. 盆腹腔脓肿

缩小病灶，注入抗生素行局部药物治疗。

6. 异位妊娠

未破裂时行妊娠囊穿刺注入MTX杀胚。

7. 体外受精-胚胎移植辅助生殖技术

在 B 型超声引导下经阴道穿刺取卵，行 IVF-ET。

（二）禁忌证

同经腹腔穿刺及经阴道后穹隆穿刺。

（三）方法

1. 经阴道后穹隆穿刺

外阴、阴道严密消毒后，将消毒的 B 型阴道超声探头插入阴道，在穹隆部，显示盆腔囊肿后将穿刺部位置于穿刺引导线上，并准确测量穿刺深度。将阴道穿刺针经阴道探头上的导向器即穿刺引导管送达穹隆部，适当用力予以穿刺。通过显示器能够监视穿刺针沿引导线经穹隆壁进入盆腔及囊肿。随后以 50 mL 注射器进行抽吸，若液体黏稠，可先注入生理盐水稀释后再抽吸。

2. 经腹壁腹腔穿刺

患者排尿后取仰卧或侧卧位，常规消毒铺巾，局部麻醉后以 B 超探头扫查穿刺部位，将穿刺针放入探头导向器的针槽内，抵达腹部皮肤后适当用力进行穿刺。穿刺成功后续步骤同经阴道后穹隆穿刺相同。对于卵巢子宫内膜异位囊肿或卵巢浆液性囊腺瘤抽吸液体后，可以注入无水乙醇使囊腔闭合。

（四）注意事项

（1）穿刺方向必须正确，以免损伤肠管和膀胱。最好以短促有力的手法进针。尽量避免针尖划破薄壁囊肿。

（2）囊内注入无水乙醇必须再次确定针尖位于囊腔内，避免乙醇外漏损伤周围组织。

（3）穿刺术后应给予广谱抗生素，预防术后感染。

（4）如发现盆腔肿块为实质性，应选用组织活检细针，将微小组织块送病检，残余碎屑行细胞学检查。

第五节　女性生殖器官影像检查

现代科技的飞速发展给传统的影像学注入巨大活力，超声检查以其对人体损伤小、可重复性、实时、诊断准确而广泛应用于妇产科领域。其他如 X 线、计算机体层成像（CT）、磁共振成像（MRI）、正电子发射体层显像（PET）及放射免疫定位也是妇产科领域的重要影像学检查方法，在诸多妇产科疾病的影像诊断和临床分期中发挥重要作用。分子影像学也日益成为研究热点，将逐渐使影像诊断从形态学诊断为主逐步发展为形态学成像和功能成像并重，进一步提升影像学在临床诊断中的重要作用。

影像检查技术在女性盆腔疾病尤其在肿瘤检测中发挥着重要作用，包括病灶的检出、鉴别诊断以及肿瘤分期等。超声为女性盆腔疾病检查的首选和常规方法，简易方便、敏感性高，能够清楚显示子宫、卵巢的生理解剖结构，判断病灶囊性、实质性以及显示囊内分隔等相当准确，但在显示小的淋巴结、细小钙化等方面具有一定的缺陷。CT、MRI 在妇产科的深入研究和广泛应用可以发挥与超声的优势互补作用，为正确制订临床诊疗计划提供科学、可靠依据。

一、超声检查

在我国，超声是近 30 年发展起来的妇产科特殊检查手段。与有几百年历史的 X 线相比，超声还很年轻，但在临床上却扮演了举足轻重的角色，参与了几乎所有妇科疾病及正常或病理产科的筛查和诊断。国际妇产科超声学会（The International Society of Ultrasound in Obstetric and Gynecology，ISUOG）和英国胎儿医学基金会（Fetal Medicine Foundation，FMF）是目前国际上妇产科超声界最有影响力的两大机构，主导带领着妇产科超声的进展。

无论妇科超声还是产科超声，经腹壁及经阴道超声是最常用的两条途径，未婚妇女及少数特殊情况还可采用经直肠途径。妇科超声中，已婚妇女首选经阴道超声，因为阴道探头与子宫卵巢等盆腔脏器很靠近，高频超声能使图像显示非常清晰；若盆腔肿块较大，或观察目标超出真骨盆，则需要配合经腹壁超声；未婚妇女多采用经腹壁或经直肠途径，经腹壁超声需要适度充盈膀胱，经直肠超声前盆腔内结构的显示相对不满意。产科超声多经腹壁，但早早孕期检查或对胎儿某些结构检查时需要经阴道，甚至经会阴部。

（一）妇科超声的应用

超声检查女性内生殖器主要是针对子宫及卵巢。正常输卵管由于其细小弯曲、位置不固定、行走方向不一、回声与周围的肠曲相似等因素，声像图上不易观察。

1. 正常子宫及卵巢

（1）子宫：纵切面时子宫体呈倒置的梨形，子宫颈呈圆柱体。根据宫腔线与颈管线所成夹角的不同，将子宫分为：①前位子宫，宫腔线与颈管线的夹角 < 180°。②中位子宫，宫腔线与颈管线的夹角约等于 180°。③后位子宫，宫腔线与颈管线的夹角 > 180°。

子宫的大小与人种、年龄、有无生育史等因素有关，正常生育年龄已育妇女子宫纵径、横径及前后径约为 57 mm（不包括宫颈）、57 mm 及 24 mm。

正常子宫浆膜层呈光滑的高回声光带；肌层呈中低回声，内部光点均匀一致；宫腔内膜回声及厚度随月经周期的变化而变化。①卵泡早期的内膜呈线状中等回声区，厚度仅 4~5 mm。②卵泡晚期时前后壁的内膜呈两条弱回声带、一条宫腔线以及内膜与前后壁肌层的两条交界线呈高回声线，故总体呈"三线两区"征，厚度 7~11 mm。③排卵期的三线二区更加清晰，平均厚 12.4 mm。④黄体早期的内膜光点增加、回声增高，三线变模糊，但还可区分；中线尚清晰，厚度 11~13 mm，无明显增加。⑤黄体晚期时内膜呈梭状高回声区，"三线"消失，厚度无增加或略变薄。

子宫颈的回声较宫体略强，颈管回声呈条状高回声或高回声带。

横切面时子宫形态随切面水平的不同而不同，在宫底部时近似倒三角形，宫体及宫颈部位均呈扁椭圆形。

子宫动脉的主干位于子宫峡部双侧，宫体及宫颈交界处，向上追踪可探及其上行支。子宫动脉行径扭曲、管径较细，彩色血流成像一般可于上述部位探及短分支状结构，局部彩色呈网状或团状。宫体肌层内的弓状动脉呈星点状彩色血流，随月经周期的不同阶段而有所变化。一般正常子宫内膜层无明显彩色血流显示，宫颈也无明显彩色血流显示。未妊娠子宫动脉的多普勒频谱表现为高阻力血流，而卵泡期子宫动脉的阻力又略高于黄体期。

（2）卵巢：卵巢位于子宫双侧的盆腔内，呈椭圆形，大小约 40 cm × 30 cm × 20 cm。表面包膜回声较高；包膜下的皮质层内有大小不等的卵泡，回声不均；中央的髓质回声偏低。卵巢内的卵泡只有处于生长阶段才能被观察到，呈无回声结构。

经阴道超声时，卵泡 ≥ 2 mm 时就能被超声观察到。平均直径 ≥ 15 mm 的卵泡称主卵泡或优势卵泡，一般每个月经周期仅一个主卵泡最终发育成熟排卵，其余卵泡相继闭锁。> 18 mm 为成熟卵泡，平均经线为 21 mm 左右，可突出于卵巢表面。

排卵后的卵泡部位形成黄体，表现为一个塌陷的低回声边界不清的结构。晚期黄体呈中等偏强回声，但有时也呈弱回声结构。

卵巢动脉的主干不易被超声观察到，但卵巢内部位于髓质内的血流不仅能被超声显示，还能测量其阻力。血流正常值参数与子宫动脉相似，也受各种因素的影响。

2. 常见妇科疾病的超声诊断

（1）子宫肌瘤：子宫肌瘤是妇科最常见的良性肿瘤。声像图上，较大的肌瘤可造成子宫增大、呈球形或形态不规则，内部见大小不一的低回声结节或回声紊乱结构，多数边界清晰。浆膜下肌瘤表现为子宫表面突起，蒂细的浆膜下肌瘤见子宫旁实质性肿块，可能误认为附件包块；黏膜下肌瘤表现为宫腔内占位；变性的子宫肌瘤有时表现为肌瘤边界不清，内部回声紊乱，囊性变时呈无回声区；红色变性时呈高回声；钙化时则见弧形强回声带伴后方声影。彩色声像图上肌瘤周围有环状星点血流，而内部点状血流相对不丰富。一旦肌瘤变性（除肉瘤样变），内部往往无彩色血流。

肌壁间肌瘤要注意与子宫腺肌症鉴别，后者多位于子宫后壁的肌层内，且包块与正常子宫肌层无明显分界。蒂细的浆膜下肌瘤酷似卵巢肿瘤，需仔细寻找并识别正常卵巢。黏膜下肌瘤易与子宫内膜癌或其他宫腔病变如内膜息肉、内膜增生过长等混淆，内膜息肉回声较肌瘤强，有时内部见多个小囊性结构，增生过长主要表现为内膜增厚；而内膜癌形态不规则，边界不清，回声紊乱，且内部见低阻力彩色血流。然而宫腔内的病变有时鉴别非常困难，需要依靠诊刮、宫腔镜等其他检查手段。

（2）子宫腺肌症：子宫腺肌症的子宫呈球形增大，但一般不超过孕3个月大小。病变局部肌层明显增厚，以子宫后壁为多见，回声不均，宫腔偏移。相当一部分患者可在附件处见到内膜样囊肿。

同样，子宫腺肌症需与肌壁间子宫肌瘤相鉴别。肌瘤有假包膜，故边界清晰，痛经远不如腺肌症严重。

（3）妊娠滋养细胞肿瘤：为一组来源于胎盘滋养细胞的肿瘤，包括侵蚀性葡萄胎和绒毛膜癌，可继发于葡萄胎或流产，也可继发于足月妊娠或异位妊娠。

侵蚀性葡萄胎和绒癌的声像图表现基本相同，即子宫饱满或增大，宫体局部回声改变，多为回声不均，有时成蜂窝状，彩色超声检查尤为重要，往往在病灶内或周围见血管扩张，局部成网状或蜂窝状，多普勒血流显示低阻力，PI一般小于0.60。

侵蚀性葡萄胎和绒癌之间的声像图鉴别较为困难，需依靠病理学检查。葡萄胎伴宫腔出血积血时，也表现为宫腔回声紊乱，似累及肌层，但出血积血部位无明显彩色血流，明确诊断还是要靠病理。

（4）子宫内膜癌：早期内膜癌声像图上无典型表现，可能仅为内膜增厚。癌肿发展到一定大小，宫腔内见不规则中等回声占位。累及基层时肿块与基层分界不清，甚至局部肌层也回声紊乱。彩色多普勒往往显示子宫动脉血流量增加，局部病灶内丰富的星点状彩色血流，阻力低。癌肿坏死可引起宫腔积血，继发感染时宫腔积脓，声像图上低中高回声交织。

内膜癌需与内膜息肉、黏膜下肌瘤等宫腔占位性病变鉴别，也应与内膜增生过长鉴别。内膜息肉和黏膜下肌瘤相对边界较清，无肌层浸润，然而确诊仍需要宫腔镜检查及病理检查，尤其是与子宫内膜增生过长的鉴别。

（5）卵巢肿瘤：是最常见的妇科肿瘤，其种类繁多，分类复杂，目前的超声技术难以跟随。但是，根据肿瘤超声物理性质的表现，可分为囊性、混合性（囊实性）及实质性肿瘤三类。有些卵巢肿瘤具有特征性声像图改变，超声也能做出一定的判断。①囊性肿瘤：这类肿瘤在声像图上表现为边界清晰的无回声区，大小不一，大者有时可达20 cm，也有些肿瘤内部存在分隔样光带或细小光点。这些肿瘤多为良性，如浆液性囊腺瘤、黏液性囊腺瘤等。非肿瘤性卵巢赘生物也常表现为类似声像图，如卵巢内膜样囊肿、卵泡囊肿、黄体囊肿等，要注意鉴别。②混合性肿瘤：肿瘤内有囊性成分，也有实质性成分，比例不一。实质部分回声强弱不一，有些强回声的后方伴声影，如皮样囊肿或畸胎瘤；有些表现为肿瘤内壁的乳头状突起。相当一部分恶性卵巢肿瘤呈混合性包块。③实质性肿瘤：呈中等或中强回声，形态可以不规则，内部回声多不均。结构非常致密的肿瘤后方出现声衰减，如卵巢纤维瘤。若肿瘤伴坏死出血，内部可见小而不规则的低回声区。

卵巢恶性肿瘤除了肿瘤生长快，内部血供丰富等，晚期还出现腹水。根据卵巢肿瘤的表现，超声鉴别良恶性的要点见表2-1。

表2-1 卵巢良、恶性肿瘤的超声声像图鉴别要点

卵巢肿瘤	良性肿瘤	恶性肿瘤
物理性质	大多为囊性	一般为混合性或实质性
肿瘤壁	规则、光滑、整齐、壁薄、清晰	不规则、不光滑、壁厚薄不均、不清晰、高低不平
内部回声	多为无回声，内部光点均匀一致，中隔薄而均匀、内壁光滑或有规则乳头	多为中等或中低回声，内部光点不均匀、不一致，中隔厚薄不均、内壁不平、有不规则乳头
腹水	一般无（除纤维瘤）	常有
生长速度	缓慢（肿块大小稳定）	迅速（肿块增大迅速）
彩色血流分布	无、稀少或星点状	短条状、繁星状或网状
多普勒阻力指数	搏动指数 > 1.0，阻力指数 > 0.55	搏动指数 < 1.0，阻力指数 < 0.55

（6）输卵管异常：正常输卵管在声像图上不易显示。一旦输卵管炎症或肿瘤形成包块，就可能被超

声探及。

在子宫一侧附件部位卵巢旁，见低回声或中等回声结构，呈扭曲条索状，边界往往不清，有时与卵巢粘连。输卵管积水表现为不规则囊性包块，内见不全分隔。炎症或肿瘤的诊断结合病史很重要，单凭超声有时较为困难，与卵巢肿瘤的鉴别也较为困难。

3. 妇科超声特殊检查

（1）三维超声成像技术：近年来三维超声仪器的重大改进，在临床上的应用也越来越广泛。与二维超声相比，三维超声技术的特点有：①表面成像：观察脏器表面或剖面的立体图像。②透明成像：显示脏器或肿块内部的立体结构。③切面重建：常规二维超声难以获得Z平面，通过三维，能重建Z平面。④体积测量。⑤实时四维：即动态下观察三维立体结构。⑥多幅断层成像：同时显示多幅平行的切面图。⑦血管能量多普勒三维：立体显示脏器内错综复杂的血管结构，并测量血管所占体积。⑧心脏立体时空成像（STIC）。但三维超声是建立在二维超声的基础上，操作者必须有扎实的二维超声技术，才能合理地应用三维超声，发挥其优点。

妇科三维超声的适应证有：子宫、卵巢或肿块表面形态的显示；宫腔形态的显示；子宫、内膜、卵巢、卵泡、肿块等的体积测量；Z平面观察子宫或肿块内部结构；肿瘤内血管的分布及血管定量分析。

（2）超声引导下穿刺：指在超声的监视引导下，将穿刺针或导管等器械放置入特定部位进行抽吸取材或引流、注液等治疗。妇科介入性超声一般有两条途径，经腹壁或经阴道，可使用安装有穿刺针支架的探头或直接使用普通超声探头在穿刺针的一侧监视引导整个操作过程。

适应证包括：盆腔囊性肿块定性诊断，尤其是非肿瘤性囊肿，如内膜样囊肿、卵泡囊肿、包裹性积液、脓肿等；暂无手术指征的盆腔实质性或混合性肿块，获取肿块内细胞进行诊断；恶性肿瘤化疗前组织学诊断。有时介入性超声诊断的同时还能进行治疗，如内膜样囊肿抽吸尽囊液后注入无水酒精、脓肿或包裹性积液腔内注射抗生素、恶性肿瘤瘤体内注射化疗药物、卵泡穿刺获取卵子用于人工助孕等等。

超声引导下穿刺是否成功，与肿块的位置、深度、囊腔大小与个数、囊液性质等因素密切相关，故术前必须对手术的路径、成功的可能性等做出充分估计，做好相应准备。

（3）过氧化氢宫腔造影术：指在超声的监视下，将过氧化氢通过宫颈注入宫腔。由于过氧化氢进入宫腔后产生大量气泡，在声像图上能清晰显示过氧化氢经过的宫腔，甚至输卵管。其操作过程如同宫腔手术，需要在无菌状态下进行。

适应证包括：疑有宫腔占位性病变或宫腔畸形、了解输卵管是否通畅等。

（4）超声血管造影术：又称对比声学造影，是最近几年内发展的一项新技术，在妇科的应用尚处于探索阶段。其原理是在被检查者的静脉内注入特殊造影剂，为红细胞示踪剂，在低机械指数超声的扫查下，凡是有血供的脏器或组织，就能显示出特殊的影像，包括毛细血管水平的血流灌注，较常规彩超更能反映血供的真实情况。

所用仪器需配备实时造影匹配成像技术。确定观察目标后，嘱患者安静不动，进入预先设置的检查模式。规定型号的注射针头于肘静脉内快速注入规定量的造影剂，并追加规定量的生理盐水，在预先设定的时间内观察病灶及周围造影剂充盈及消失情况。

凡是需要精确了解肿块或病灶内部血流灌注情况，如良恶性肿瘤的鉴别、宫腔残留物的血供等，都可通过超声造影获取更详细的资料，最近又新发展了血流定量分析的软件。虽然是一项很新的技术，累积的病例不很多，但相信具有广泛的应用前景。

（二）产科超声的应用

由于很多检查方法不适用于胎儿，但超声检查在产科却具有其独特的优势，不但能从形态学上了解胎儿的生长发育情况，还能诊断大部分的严重结构畸形。规范化和高质量的产科超声，能明显地降低出生缺陷率，提高出生人口素质。

1. 产科超声检查内容及常规

（1）早孕期：胎儿超声学早孕期的定义与产科临床稍有不同，是指从末次月经第一天起至妊娠13周6天。早孕期超声有以下几种。

早孕的诊断，超声能发现妊娠囊的所在部位，确定是否宫内妊娠并判断孕周。①妊娠囊：是超声首先观察到的妊娠标志。经阴道高频超声最早在末次月经的4周2天就能观察到宫腔内1~2 mm的妊娠囊。最初妊娠囊位于内膜内，呈无回声区，周围有强回声光环，该环与周围子宫内膜之间又有一低回声环，故称"双环征"。双环征是与宫外孕合并宫内假妊娠囊鉴别的重要依据，假妊娠囊表现为单回声增强环状囊性结构，位于宫腔中央。随着妊娠的继续，妊娠囊越来越大，并向宫腔突起，底蜕膜处的强回声环渐渐增厚，形成早期胎盘，强回声环的其余部分则渐渐变薄，以后形成胎膜的一部分。②卵黄囊：位于妊娠囊内，经阴道超声5周就能被观察到。卵黄囊径线为3~8 mm，妊娠12周时开始不明显，14周完全消失。卵黄囊是宫内妊娠的标志，正常妊娠6~10周均应显示卵黄囊。妊娠囊大于20 mm而未见卵黄囊，或系列超声始终不见卵黄囊，提示预后差。③胚芽：最早能观察到胚芽的孕周在妊娠5~6周，此时的胚芽紧贴卵黄囊。几乎在出现胚芽的同时，就能观察到原始心管的搏动。7周的胚芽已与卵黄囊分开，多能分出头尾。以后渐渐长大，初具人形。头臀长（crown rump length, CRL）的测量要求在胚胎自然弯曲的状态下，获取正中矢状切，从头顶直线测量至尾部末端。由于末次月经与排卵妊娠之间的日期差异甚大，尽可能根据早孕期CRL的经线估计孕龄，给予纠正预产期。④羊膜囊：也是妊娠囊内的一个结构，胚胎位于其中。羊膜囊的出现较卵黄囊迟，由于其囊壁菲薄，经腹壁超声很少能在一个切面上显示完整的羊膜囊。14周后羊膜囊与绒毛膜囊融合，胚外体腔消失。

妊娠11周~13周6天胎儿颈项透明层（nuchal translucency, NT）测量：胚胎发育过程中，在妊娠11周~13周6天时，颈背部会出现一无回声带。近20多年来的研究发现，透明层厚度的增加与很多胎儿异常有关，不良妊娠结局的机会增加。英国胎儿医学基金会严格规范了颈项透明层测量的要求，并开设培训课程，合格者可使用其提供的软件，结合血清学筛查，计算胎儿染色体异常的风险率。超声测量胎儿NT规范如下：①胎儿头臀长范围：45~84 mm，相当于妊娠11周~13周6天。②超声途径：大部分均能通过经腹壁超声获得，少数需要经阴道超声。③标准平面，胎儿正中矢状切。④胎儿体位：自然弯曲状态。⑤放大图像：使胎儿面积占屏幕面积的3/4，测量键移动的最小距离为0.1 mm。⑥鉴别胎儿颈项皮肤与羊膜：此时羊膜囊尚未与绒毛膜囊完全融合，勿将羊膜误认为皮肤。⑦测量方法：在颈项透明层最厚处从皮肤内缘测量至筋膜外缘，测量键落在强回声带上。测量多次，记录最厚的测量值。⑧脐带绕颈的NT测量：取脐带上与脐带下NT厚度的平均值。颈项透明层增厚的意义：很多胎儿畸形或异常状态会导致颈项透明层增厚，如染色体异常，包括最常见的21-三体、18-三体、13-三体及Turner综合征；先天性心脏畸形；胸腔内压力增高；骨骼肌肉系统畸形；宫内感染；淋巴系统发育异常；双胎输血综合征的受血儿；α-地中海贫血纯合子，以及多种遗传综合征等。但也有NT增厚的胎儿最终结果正常。故NT增厚不是一种疾病的诊断，而是胎儿异常的风险率增高。经验发现，NT越厚，不良预后的机会越高。对这些胎儿需要做进一步的检查，如染色体检查、中孕中期详细的超声结构筛查，或根据具体情况选择特殊的检查方法。

妊娠11周~13周6天胎儿大畸形筛查：这是2000年后提出的产前筛查或诊断手段，目的是更早期地发现胎儿严重结构畸形，早诊断，早处理，最大可能地减少对孕妇的生理创伤和心理创伤。

早孕期胎儿结构大畸形筛查的孕周与NT测量孕周相同。方法是在胎儿正中矢状切面上获取头臀长及颈项透明层后，探头旋转90度，在横切面上从上至下检查胎儿结构。观察项目包括头颅光环、脑中线、侧脑室脉络丛蝴蝶征、眼眶、心脏位置、心尖指向、胸腔、胃泡、腹壁、膀胱、四肢长骨、双踝及双腕。有报道此时能筛查出的畸形有无脑儿、无叶全前脑、大型脑膨出、颈部水囊瘤、右位心、单心室、明显胸腔内占位、腹壁缺损、双肾缺如、尿道闭锁、致死型骨骼系统畸形、胎儿水肿等。有统计早孕期大畸形筛查能发现73.8%的严重畸形，但微小畸形的发现率仅为4.7%。因此，早孕期检查正常者仍应在中孕中期进行常规筛选超声。

双胎或多胎妊娠绒毛膜性的判断：确定多胎妊娠的绒毛膜性非常重要，涉及胎儿预后及整个孕期的随访处理，然而唯有在早孕期最容易判断。具有两个妊娠囊或两个胎儿之间的羊膜分隔在胎盘处增厚，形成一个三角形结构，就能确定为双绒毛膜囊双胎，这一征象称"双胎峰"（twin peak）；有羊膜分隔但无"双胎峰"者则为单绒毛膜囊双羊膜囊双胎。过了早孕期，"双胎峰"渐渐消失。

早孕并发症的诊断：早孕期并发症包括各类流产及异位妊娠，其病因病理、临床表现、鉴别诊断及预后等在前面的产科篇章中已有介绍，在此主要描述声像图表现。①流产：妊娠在28周前终止，胎儿体重在1 000 g以下。根据流产发生的时间，早期流产是指流产发生在12周之前；晚期流产是指发生在12周之后。在此仅介绍早期流产。先兆流产时妊娠囊及胚芽大小与孕周相符，胎心搏动存在。难免流产则妊娠囊与孕周不符，囊壁不规则或塌陷萎缩，甚至下移至宫腔下段；卵黄囊消失或过大；胚芽即使存在，也往往无胎心搏动。完全流产后宫腔内未见妊娠结构，内膜薄。不全流产时宫口扩张，宫口有组织堵塞，宫腔内见不规则妊娠结构及血块混合体。此四种流产之间需仔细鉴别，还需与宫外孕时宫腔内假妊娠囊鉴别。后者双环征不明显，附件处见包块。②异位妊娠：也称宫外孕，指孕卵在子宫腔以外的部位着床发育，以输卵管妊娠最为常见。宫腔空虚，未见妊娠囊。内膜较厚，有时可见宫腔内无回声结构，似妊娠囊，称假妊娠囊。附件处见包块，多为混合性包块。如果异位妊娠尚未发生流产或破裂，有时在包块内能见到妊娠囊，甚至卵黄囊、胚芽及胎心搏动。早期未破裂的妊娠囊表现为一个壁较厚的中强回声环，内有一小无回声区。流产或破裂的包块呈较大混合性包块，腹盆腔内往往存在游离液体，为腹腔内出血。异位妊娠时的宫腔内假妊娠囊要与宫内妊娠的真妊娠囊相鉴别，关键是观察有无双环征等。异位妊娠包块或合并腹盆腔游离液体需与其他附件包块相鉴别，包括卵巢肿瘤。

妊娠合并症的观察：早孕期子宫相对还不很大，仍容易发现妊娠合并子宫肌瘤、子宫畸形、卵巢肿块等异常情况。记录这些合并症，在整个孕期中定期随访，对产科临床处理具有重要意义。

（2）中孕期：妊娠14周至27周6天为中孕期；中孕期最重要的一项超声检查是胎儿大畸形筛查，除此之外还有宫颈机能不全的诊断、初步筛查前置胎盘等。

18周～23周胎儿大畸形筛查：此项超声检查的目的是发现并诊断明显的胎儿结构畸形，对那些致死型或严重致残型畸形在法律允许的条件下予以终止妊娠；对那些可治疗的胎儿畸形或异常及时制定产前随访或进一步诊治方案。根据各国各地区的实际情况，大畸形筛查超声的内容不尽相同。为此，国际妇产科超声学会及英国胎儿医学基金会制定了基本规范。①基本项目：胎儿数、胎心率及心律、胎盘位置（有无覆盖宫颈内口）、羊水。②测量项目：双顶径或头围、侧脑室宽、颈项软组织层厚度、腹围、股骨。双顶径或头围的测量平面为侧脑室平面，要求显示脑中线、透明隔、侧脑室前角及后角、丘脑，沿颅骨的外缘测量。侧脑室的测量选择在近后角的最宽处，紧贴侧脑室内壁测量，正常值 < 10 mm。小脑平面须显示脑中线、透明隔、大脑脚、第四脑室、小脑最大横切面。在小脑最宽处测量小脑横径，于脑中线向后延长线上测量后颅窝池深，正常值 < 10 mm。延长线继续向后测量颈项软组织层厚度，从枕骨外缘至皮肤外缘，正常值 < 6 mm。腹围平面上须显示胃泡、脊柱横切面、脐静脉入右门脉处以及肾上腺，沿腹壁皮肤外缘测量腹围。股骨的测量是在显示长骨全长时从粗隆的中点测量至远端关节斜面的中点。③胎儿解剖结构的观察：头颅光环、脑中线、透明隔、丘脑、双侧脑室、双脉络丛、小脑、小脑蚓部、后颅窝、脊柱、面部侧面轮廓、眼眶、口唇、四腔心、左室流出道、右室流出道、胸腔、胃泡、肝脏、双肾、膀胱、腹壁、肠管、四肢长骨及活动情况、踝关节、腕关节。④染色体异常标记：是一些非特异性的声像图表现，非胎儿结构畸形，在正常胎儿中常能见到且无大碍，多为一过性，但在染色体异常的胎儿中更为常见。这些标记有：鼻骨缺失或短小、颈项软组织层增厚、肠管强回声、肱骨及股骨短小、脑室轻度扩张、肾盂轻度扩张等。超声一旦发现存在这些标记，可根据其染色体异常的似然比估算风险率，咨询孕妇是否进一步做胎儿染色体检查。

18～24周胎儿大畸形筛查能检出75%左右的严重结构畸形，如中重度脑积水、开放性脊柱裂、脑膨出、露脑畸形和无脑儿、无叶全前脑、水脑、Dandy-Walker畸形、唇裂或合并腭裂、心脏位置异常、完全性心内膜垫缺损、左心发育不良综合征、单心室、典型三尖瓣下移、肺囊性腺瘤样病变、肺分离、大型膈疝、中大型脐膨出、腹裂、体蒂异常、泄殖腔外翻、致死型骨骼畸形、马蹄内翻足、内翻手等。

宫颈机能不全：多发生在中孕期，是晚期流产及早产的主要原因，再发率很高。产前及时发现并诊断，及时缝扎宫颈，能有效延长妊娠期，避免或减少流产及早产的发生。宫颈机能不全的病因病理、临床表现、鉴别诊断及预后等在前面的产科篇章中已有介绍，在此主要描述声像图表现。超声诊断宫颈机能不全的最佳孕周在中孕早期。①检查途径：根据子宫及宫颈的位置及膀胱充盈情况，可选择经腹壁或经会阴或经阴道超声。经腹壁超声操作方便，患者易接受，但须适当充盈膀胱，一旦子宫前屈或膀胱充盈不适当，宫颈或显示不满意或被拉长。经会阴超声患者也易于接受，但须用塑胶膜包裹探头，之后清洁消毒探头，有时宫颈外口受阴道内气体声影遮挡而显示不清，造成测量误差。经阴道超声能很准确地测量宫颈长度，但患者相对不易接受。②宫颈长度的测量：清晰显示宫颈的内口与外口，测量之间的直线距离。无论哪种超声途径，正常宫颈长度为 ≥ 30 mm，小于 30 mm 则可怀疑宫颈机能不全。除了宫颈长度的缩短，声像图上还能显示宫颈内口扩张、平展、宫颈管扩张、宫颈外口扩张、羊膜囊膨出甚至胎体位于宫颈管内。缝扎后的宫颈超声应注意观察缝线的位置，羊膜囊最低部位与缝线的关系，有无羊膜囊突出于缝扎口等表现。

在宫颈扩张之前及时缝扎，配合适当的休息，妊娠往往能维持到足月。宫颈扩张之后再缝扎，甚至羊膜囊膨出予以回纳后再缝扎，效果相对较差。

（3）晚孕期：妊娠 28 周后至足月为晚孕期。此时超声检查的重点转向胎儿生长发育及羊水量的监测、生长受限的诊断。胎盘位置的确定也变得较为重要。有些胎儿畸形为迟发性，在晚孕期也要注意观察。

胎儿生长的监测：监测指标有双顶径、头围、腹围、股骨及肱骨。若显示胎儿经线过小，疑有生长受限，则应进一步做胎儿血流动力学检查。

迟发性胎儿结构畸形的筛查：这类畸形可能在胚胎发育早期就存在，但却要到较迟孕周才在声像图上表现出来，如消化道泌尿道梗阻、多囊肾、部分膈疝、非致死型骨骼畸形、宫内感染，也可能畸形的改变就发生在晚孕期，如进行性左心或右心发育不良、宫内感染、颅内出血、胎儿肿瘤等，有些异常本身就能发生在任何孕周，如脑室扩张、胎儿水肿或体腔积液。因此，晚孕期超声要注意观察脑室、大脑皮层、后颅窝、心脏、肠管、肾脏、长骨长度、体腔等部位。

胎盘位置的判断：妊娠 12 周后，胎盘轮廓清楚，显示为一轮廓清晰的半月形弥漫光点区，通常位于子宫的前壁、后壁和侧壁。胎盘位置的判定对临床有指导意义。如判断前置胎盘和胎盘早剥，行羊膜穿刺术时可避免损伤胎盘和脐带等。随着孕周增长，胎盘逐渐发育成熟。根据胎盘的绒毛板、胎盘实质和胎盘基底层 3 部分结构变化进一步将胎盘成熟过程进行分级。0 级为未成熟，多见于中孕期；Ⅰ级为开始趋向成熟，多见于孕 29 ~ 36 周；Ⅱ级为成熟期，多见于 36 周以后；Ⅲ级为胎盘已成熟并趋向老化，多见于 38 周以后。也有少数Ⅲ级胎盘出现在 36 周前。反之，也有Ⅰ级胎盘出现在 36 周者。因此，从胎盘分级判断胎儿成熟度时，还需结合其他参数及临床资料，做出综合分析。目前国内常用的胎盘钙化分度是Ⅰ度，胎盘切面见强光点；Ⅱ度，胎盘切面见强光带；Ⅲ度，胎盘切面见强光圈（或光环）。

2. 严重胎儿结构畸形的诊断

胎儿畸形种类繁多，在此篇幅有限，不能一一叙述，仅选择我国卫生部确定的必须检出的六大畸形进行描述。

（1）露脑畸形及无脑儿：前者是指眼眶以上全颅盖骨或大部分颅盖骨缺失，后者是指颅盖骨及双大脑半球缺失。露脑畸形是无脑儿的早期阶段。

病因及病理：病因不明，可能为多因素致病，包括遗传、环境、致畸因子等，少数合并染色体异常。在胚胎发育的早期，前神经孔关闭障碍，颅盖不能形成，致脑组织暴露于羊水中。受到机械及羊水化学因素的作用，脑组织破碎脱落于羊水中，久之残留的脑组织越来越少，最终形成了无脑儿。

诊断：11 ~ 13 周 6 天声像图上未能显示正常头颅，未见蝴蝶征，无侧脑室，双大脑半球向左右分开、膨隆，呈典型的"米老鼠"征。脑组织破碎后见大脑半球表面不规则，或脑褂漂浮于羊水之中，羊水内出现密集点状颗粒回声。无脑儿的声像图表现为：无颅盖、无大脑，仅见颅底或颅底处部分脑组织。胎儿颈项短，眼眶位于面部最高处且无前额，呈"青蛙"样面容。孕妇血清甲胎蛋白（AFP）明显升高。

鉴别诊断：需与露脑畸形鉴别的有大型脑膨出、羊膜束带综合征、头颅无矿化。抬头入盆位置太低，别误诊为无脑儿。

预后：为致死型畸形。一旦超声明确诊断，任何孕周都应终止妊娠。

（2）脑膨出：指颅内结构通过颅骨缺损处而疝出，为开放性神经管缺陷。

病因及病理：多因素致病可能，包括遗传、孕期感染、孕妇糖尿病、接触致畸物等。这些胚胎在早期发生头端神经管闭合不全，最好发部位为枕部，其次为顶部与额部。膨出的大小差别很大，有些仅仅脑膜膨出，有些则为脑-脑膜膨出。膨出可致颅内压力改变，结构移位，脑脊液循环受阻，出现脑室扩张及头型改变。羊膜束带综合征所致的脑膨出可发生在头颅的任何部位，往往合并面裂等其他部位的畸形。

诊断：胎头旁见包块，枕部最为多见，其次是额部及顶部。相应部位的颅骨缺损，范围可大可小。单纯脑膜膨出的包块呈无回声，脑组织膨出时包块内见实质性不规则回声结构。往往颅内结构发生改变，如脑室扩张、中线偏移、颅内结构紊乱及小头畸形。枕部脑膨出由于后颅窝压力改变，导致后颅窝池消失、小脑呈"香蕉"样。若为羊膜束带综合征所致的脑膨出，包块可发生在任何部位，或有多处膨出。

鉴别诊断：颈部水囊瘤也表现为枕部囊性包块，但常为多房性，无颅骨缺损，无脑积水等颅内改变，却常合并胎儿水肿或体腔积液。

预后：与膨出的严重程度以及是否合并其他异常有关，总的围生儿死亡率为30%左右。存活者可能有不同程度的脑积水、智力低下等并发症。有生机儿前诊断明确者应终止妊娠。

（3）开放性脊柱裂：为脊椎中线缺损，椎管敞开，有时伴有脊髓神经的暴露。

病因及病理：目前认为由多因子致病，包括遗传、染色体畸变、药物、射线及致畸因子等，在胚胎早期发生神经管闭合障碍。开放性脊柱裂的好发部位为腰骶尾椎，病变部位的皮肤、皮下组织、肌肉及椎管全层裂开，多数病例伴有脊膜膨出，裂开部位较高者常伴有脊髓脊膜膨出。压力向下导致延髓下移，后颅窝池消失，脑脊液循环障碍引起脑室扩张。

诊断：脊柱裂声像图上有三大特征：开放性椎骨缺损、局部软组织异常及相应的头部异常变化。椎骨缺损在脊柱的纵切、横切、冠状切面上都能观察到，表现为椎骨排列不整齐，严重者脊柱异常弯曲及突起，横切面上椎弓呈U形或V形开放。病变部位表面软组织缺损，皮肤延续线中断，见一囊性或混合性包块膨出，为脊膜膨出或脊髓脊膜膨出。极少数裂孔小，无脊膜膨出者超声极易漏诊，故仔细检查皮肤的完整性非常重要。几乎所有的开放性脊柱裂都合并颅内结构的改变，有"柠檬头"、脑室扩张及"香蕉小脑"，马蹄内翻足也很常见。

鉴别诊断：最易与脊柱裂混淆的异常是骶尾部畸胎瘤。后者的根部往往在会阴部，肿瘤向臀部下方生长而不是向背部生长，且多为混合性或实质性肿块，脊柱显示正常。其他要注意鉴别的有非开放性脊柱裂的脊柱异常弯曲、闭合性脊柱裂等。

预后：涉及死亡、残废、低能和菱脑功能障碍。合并颅内结构异常改变的患儿如脑积水往往需要置管引流，智商也较低。有生机儿前诊断明确者应终止妊娠。

（4）单心室畸形：仅一个心室，或有两个房室瓣，或只有一个房室瓣。

病因及病理：可以是室间隔未发育，也可以是某个房室瓣闭锁。除了流入道的异常，流出道异常也很常见，如单流出道或双流出道。单心室一般不引起宫内心衰，除非合并某个房室瓣的狭窄或闭锁。

诊断：单心室一般不难诊断，胸腔横切面上无法显示正常四腔心。仔细观察并结合彩色超声，能发现单个房室瓣或两个房室瓣。流出道的判断相对困难，因为即使存在两条流出道，也可能其中一条狭窄、闭锁或相互之间无交叉。

鉴别诊断：较易与单心室混淆的有大型心内膜垫缺损、一侧心腔严重发育不良。前者在心腔心尖部能发现一些残存的室间隔回声；后者近发育不良心腔侧的心室壁较对侧稍厚。

预后：出生后由于大量的左向右分流，极易发生肺动脉高压而心衰，目前手术效果也不很理想。有生机儿前诊断单心室，应建议终止妊娠。

（5）体蒂异常：是一种严重的腹壁缺损，为体蒂形成失败，无脐部，无脐带。

病因及病理：胚胎从一个扁平的胚盘由背侧的羊膜囊向腹侧包卷，将内胚层包卷入腹腔，最后在腹前壁收拢形成脐部及脐带，只有其血管走在脐带中。体蒂异常是这一包卷过程失败，不但无脐部无脐带，腹前壁也大面积缺损，内胚层脏器均暴露在羊膜腔中。其原因可能是早期羊膜破损，导致包卷失败。

诊断：不能显示正常腹壁，腹腔内脏器位于腹腔外，包括肝脏、肠管等，有时心脏、肺脏也暴露在外。腹部与胎盘紧贴，胎儿体位强直不变，脊柱严重前突或侧突。无脐孔及脐带，脐血管行走在突出的内脏之间。常合并其他部位的畸形，如马蹄内翻足、心血管、消化道、泌尿道畸形或开放性神经管缺陷。

鉴别诊断：合并巨大腹壁缺损的羊膜束带综合征与之较难鉴别。羊膜束带综合征更多情况下合并面裂、截肢或截指（趾），仔细观察在畸形部位能见到细条状羊膜束带。

预后：为致死型畸形，一旦发现随时引产。

（6）致死型骨骼系统发育不良：为严重的出生缺陷，患儿不能存活。

病因及病理：致死型骨骼系统畸形有很多种，各种畸形的原因可能不同，然而目前大部分的原因尚未明确。大体上看，原因有：①家族史，常染色体显性或隐性遗传。由于表现度的不同，即使是常染色体显性遗传者，上代也多表现正常。②早孕期接触某些药物，如反应停、华法林等。③孕妇糖尿病，也可能导致骨骼系统畸形。常见的致死型骨骼系统畸形有：软骨发育不全、成骨发育不全Ⅱ型、致死型侏儒等。

诊断：致死型骨骼系统畸形常有以下特征。①长骨极其短小。②胸腔狭小伴肋骨短小。③下颌骨短小。④骨化差。⑤胎儿水肿。其他相对较常见的异常有脑室扩张、胎动减少、羊水过多。在上述常见致死型骨骼畸形中，每种畸形又各有其特征，如软骨发育不全可伴有颅骨或脊柱无骨化，颅内结构显示异常清晰或脊柱透明；成骨发育不全Ⅱ型多有长骨骨折，表现为长骨成角弯曲，致死型侏儒因颅缝早闭，头颅呈苜蓿叶状。

鉴别诊断：主要是在这类致死型骨骼系统畸形之间进行鉴别。虽然每个疾病各有其特征，但事实上常常较难鉴别。

预后：致死型骨骼系统畸形的胎儿产后均不能存活，任何孕周都应终止妊娠。

3. 常见胎儿染色体畸形

染色体异常是严重的先天缺陷，严重者宫内死亡或产后死亡，存活者也往往智力明显低下，生活不能自理，给家庭和国家带来沉重负担。常见胎儿染色体畸形有 21-三体综合征、18-三体综合征、13-三体综合征和 Turner 综合征。

染色体异常的产前筛查包括早孕期或中孕期孕妇血清生化测定、早孕期超声胎儿颈项透明层测量、中孕中期胎儿畸形超声筛查及染色体异常标记观察。通过这些筛查估算染色体异常的风险率，对高风险率者进行染色体确诊检查，如抽羊水、抽绒毛或抽取胎儿脐血。高风险率的标准目前国际上定为 $1/250 \sim 1/300$。

（1）21-三体综合征：也称唐氏综合征、先天性愚型、蒙古征，是染色体异常中最常见的一种，可合并结构畸形，也可无明显结构畸形仅仅智力低下。

病因及病理：患儿多了一条 21 号染色体，多数原因是卵子或精子减数分裂时出现不分离，多一条 21 号染色体的配子形成子代。高龄孕妇由于卵子老化分裂不均，为 21-三体综合征最常见的来源。

诊断：典型的畸形为心内膜垫缺损、十二指肠梗阻、体腔积液。其余可能发生的畸形有：室间隔缺损、法洛四联症、主动脉缩窄、食道闭锁、小肠梗阻、马蹄内翻足等。由于仅 1/3 的 21-三体综合征胎儿合并结构畸形，故产前筛查不能光靠超声结构异常的观察，还需要结合染色体异常标记及孕妇血清学筛查。超声染色体异常标记有：鼻骨缺失或短小、颈项软组织层增厚、肠管强回声、肱骨及股骨短小、轻度脑室轻度扩张、肾盂轻度扩张等。其中鼻骨缺失或短小的似然比为 20；颈项软组织层增厚为 10；肠管强回声 3；肱骨及股骨短小 1.5；肾盂轻度扩张 1.5。

鉴别诊断：如果核型正常，颈项软组织层增厚要与其他胎儿异常情况鉴别；轻度脑室扩张要与其他可能引起脑室扩张的疾病鉴别，轻度肾盂扩张要与梗阻性泌尿道畸形鉴别；肠管强回声要与肠道或腹腔异常鉴别；长骨轻度短小要与非致死型骨骼系统畸形及胎儿生长受限鉴别。然而相当一部分存在染色体异常标记的病例最终正常，或少数以后才表现出结构异常，因此晚期妊娠仍应仔细检查注意是否存在迟发性畸形。

预后：合并严重结构畸形的 21- 三体综合征患儿死亡率高，存活者也因生理疾患较早去世。存活者智商明显低于正常，生活不能自理，白血病的发生率也明显增高。

（2）18- 三体综合征（trisomy 18）：也称 Edward 综合征，往往存在严重的结构畸形，死胎或新生儿死亡率极高。

病因及病理：多了一条 18 号染色体，也与孕妇高龄卵子老化分裂不均等有关。

诊断：几乎所有的 18- 三体胎儿都存在结构畸形及生长受限，且大部分为多发性畸形。典型畸形有：脊柱裂、颈部水囊瘤、室间隔缺损、唇腭裂、膈疝、脐膨出、食道闭锁、马蹄肾、尿道梗阻、桡骨缺失或发育不良、马蹄内翻足、内翻手、手指重叠等。超声染色体异常标记有：草莓头、脉络丛囊肿、鼻骨缺失或短小、颈项软组织层增厚、肠管强回声、单脐动脉等。

鉴别诊断：其他非 18- 三体综合征的多发性畸形病例如 13- 三体综合征及一些遗传综合征等。明确诊断必须靠染色体检查。

预后：为致死型胎儿畸形，一旦明确诊断，任何孕周都应终止妊娠。

（3）13- 三体综合征：也称 Patau 综合征，往往存在严重的结构畸形，尤其是中枢神经系统畸形，死亡率极高。

病因及病理：多了一条 13 号染色体，也与孕妇高龄卵子老化分裂不均等有关。

诊断：与 18- 三体综合征一样，绝大部分 13- 三体胎儿也都存在多发性畸形及生长受限。典型结构畸形有：全前脑、胼胝体缺失、Dandy-Walker 异常、与全前脑相关的面部畸形、不同类型的心脏畸形、肾脏囊性病变、轴后多指（趾）等。超声染色体异常标记有：鼻骨缺失或短小、颈项软组织层增厚、肠管强回声等。

鉴别诊断：其他非 13- 三体综合征的多发性畸形病例如 18- 三体综合征及一些遗传综合征等。明确诊断必须靠染色体检查。

预后：为致死型胎儿畸形，一旦明确诊断，任何孕周都应终止妊娠。

（4）Turner 综合征：又称（45，XO）或先天性卵巢发育不全综合征，有致死型和非致死型两种。

病因及病理：双亲之一生殖细胞性染色体不分裂，缺乏性染色体的配子与另一正常配子结合后形成（45，XO）。致死型胎儿存在严重胎儿水肿而难以存活。

诊断：Turner 综合征的典型畸形为胎儿水肿、颈部水囊瘤、胸腹腔积液、主动脉缩窄、左心发育不良及肾脏异常。超声染色体异常标记有：颈项透明层增厚、肠管强回声。非致死型患儿有时仅表现为颈项软组织层增厚。Turner 综合征均为女性胎儿。

鉴别诊断：需与其他胎儿水肿或染色体异常相鉴别，检查胎儿染色体是唯一的手段。

预后：致死型 Turner 不能存活，往往胎死宫内。存活的病例有时因心脏畸形而寿命较短，并有原发性闭经及原发性不孕，智力稍低下。

4. 胎儿生长受限（fetal growth restriction，FGR）

为最常见的胎儿发育异常，指出生体重低于同孕龄同性别胎儿平均体重的两个标准差或第 10 百分位数，或孕 37 周后胎儿体重小于 2 500 g。FGR 的病因病理、临床表现、鉴别诊断及预后等在后面的章节中介绍，在此主要描述声像图表现。

（1）胎儿径线的测量：双顶径、头围、腹围及股骨都能用来判断胎儿生长情况。FGR 胎儿的径线小于正常均数的两个标准差或第 10 百分位数。胎盘功能不良所致的胎儿缺血缺氧，往往腹围增长缓慢更为明显，因此头围和腹围比值（HC/AC）增高。

（2）羊水量：晚孕期一般测量羊水指数，即测量宫腔四个象限内最大羊水池垂直经线的总和，正常值为 80～200 mm。FGR 往往羊水指数小于正常。

（3）胎儿血管多普勒测定是诊断 FGR 的重要手段，同时也能判断 FGR 的严重程度。缺血缺氧时，由于胎盘阻力增高，胎儿多部位血管的血流动力学会发生变化。经过几十年的研究，目前认为有三处血管的血流动力学变化对诊断 FGR 最有意义：①脐动脉（umbilical artery，Umb A）：对胎盘阻力增高的反应最敏感，表现为脐动脉阻力增高，如搏动指数（PI）、阻力指数（RI）及峰值流速舒张末期流速比例（S/D）增高，严重缺血缺氧时舒张末期血流消失或反流。②大脑中动脉（middle cerebral artery，MCA）：在胎儿缺氧到一定程度引起了"脑保护效应"时血液重新分配而扩张，多普勒测得阻力降低。③静脉导管（ductus venosus，DV）：位于胎儿肝脏内，为肝内脐静脉的一个分支，直接连接于下腔静脉，将从胎盘获得的含氧量较高的血液送至右心房，并经卵圆孔至左心。严重FGR导致胎儿右心失代偿时，静脉导管频谱显示心房收缩期正向血流降低、消失或反流。

孕周错误常导致FGR的过度诊断，建议早孕期认真测量头臀长，及时纠正孕周，减少FGR的误诊。染色体畸形胎儿往往也存在FGR，多数胎儿能被观察到有结构畸形。羊水过少要与泌尿系统异常鉴别，仔细观察肾脏膀胱等结构，排除由此引起的羊水过少。严重FGR胎儿出现水肿及胸腹水时应与其他原因引起的胎儿水肿鉴别，多普勒测定是非常有用的方法。

5. 双胎或多胎妊娠

人类的生殖一般为单胎，有时也可双胎或多胎。自人工助孕技术的迅速发展，双胎或多胎妊娠也相对越来越多。双胎妊娠有单卵或双卵，人工助孕后的双胎多为双卵，但并非全部。

（1）绒毛膜性的判断：临床上，鉴别绒毛膜囊个数比鉴别单卵或双卵更重要，因为有些严重并发症与绒毛膜囊数目有关。绒毛膜性判断的最佳孕周在早孕期，观察有无双胎峰。在中晚孕期，除非观察到非常明显的双胎峰或完全分开的两个胎盘，否则难以确定绒毛膜性。

（2）常见的双胎妊娠并发症有以下几种。

双胎之一死亡：由于种种原因，双胎其中一胎未能妊娠至足月。①病因及病理：双胎之一死亡的原因有多种，所有可引起单胎妊娠流产、死亡的原因都可发生在双胎妊娠中。此外，单绒毛膜囊双胎之一消失的原因有：双胎之一严重生长受限、双胎输血综合征。单羊膜囊双胎还可因脐带的互相缠绕而致其中一胎死亡。②诊断：典型的早孕期双绒毛膜囊双胎之一消失表现为宫腔内两个妊娠囊，一大一小，大妊娠囊内胚芽胎心搏动正常，小妊娠囊内则无胚芽结构。或者，虽然在早期见到两个胚芽及心跳，但以后发现并证实其中一个心跳停止，胚胎停止生长久之该妊娠囊变小吸收，再也无法在声像图上观察到。妊娠3～6月内双胎之一死亡，超声就可见到该死亡的胎儿，其测值明显小于另一个正常的胎儿，以后随妊娠的继续、该羊膜囊的吸收，死亡的胎体被压扁成"纸样儿"，声像图表现为一明显小于正常胎儿的胎体位于宫腔内的一角落处，且与宫壁紧贴，呈扁平状。单绒毛膜囊双胎一胎死亡后另一胎若发生急性失血，死亡率极高；未死亡者数周后可能会观察到颅内强回声、低回声病灶、脑室扩张或颅内钙化等表现。③鉴别诊断：早孕期双绒毛膜囊双胎之一消失要注意与绒毛膜下血肿鉴别；双胎之一无胎心搏动要与无心畸胎鉴别。④预后：双绒毛膜囊双胎之一消失相对影响较小，另一胎儿可继续妊娠直至足月，少数可能引发宫缩而致流产或早产。单绒毛膜囊双胎之一死亡后，另一胎急性失血随之死亡或出现颅内并发症的机会很高，预后很差。

双胎之一胎儿生长受限。①病因及病理：双绒毛膜囊双胎发生FGR的原因与单胎相似，单绒毛膜囊双胎之一FGR可能的原因是两个胎儿共用一个胎盘，胎盘血液供应不均衡。另一正常胎的增长，对FGR胎儿会产生压迫，使其羊水更进一步减少，导致血供支持更差。②诊断：声像图显示双胎一大一小，大胎儿各径线测值正常，小胎儿则各径线测值均小于第10百分位数，尤其是腹围。随着孕周的增长，两个胎儿的大小差距将会变得越来越明显。小胎儿所在的羊膜腔内的羊水也会逐步减少，严重时羊水极少。多普勒超声可显示宫内生长迟缓的血流频谱特征，严重时胎死宫内。③鉴别诊断：双胎之一宫内生长迟缓要注意与双胎输血综合征相鉴别。双胎输血综合征中大胎儿径线过大、羊水过多，发生心衰时可出现胎儿水肿、心脏增大、心包积液、胸腔积液、腹水等。但是，在早期阶段病情不很严重时，两者的鉴别诊断会非常困难。④预后：轻度FGR预后良好。严重FGR胎死宫内，便会面临双胎之一死亡的问题。

双胎合并胎儿畸形：双胎胎儿畸形的发生率高于单胎。①病因及病理：双卵双胎每个胎儿的畸形发生率与单胎相同，由各自的基因所决定。单卵双胎的两个胎儿可以出现一致的畸形，也可能不一致，认为可能是两个个体各自的基因表现度不一致、早期胚胎分裂时不均等、血流动力学因素造成血供差异导致其中一胎发育异常。②诊断：畸形种类与单胎相似，但发现无脑儿、心脏畸形和腹壁缺损等尤为常见。双胎之一畸形的临床处理不但涉及畸形的种类和严重程度，还涉及双胎妊娠的绒毛膜性。③鉴别诊断：双胎之一存在水肿时需要与双胎输血综合征鉴别；畸形所致的羊水过少也要与双胎输血综合征鉴别。双胎之一畸形死亡需要与无心畸胎鉴别。④预后：畸形胎儿本身的预后与单胎一样，视畸形的性质和程度而定。但部分畸形儿可能宫内死亡，因此又面临了双胎之一死亡的问题。

双胎输血综合征（twin-twin transfusion syndrome, TTTS）：双胎输血综合征仅发生在单绒毛膜囊双胎妊娠，尤其是单绒毛膜囊双羊膜囊双胎，故早孕期确定绒毛膜性非常重要。①病因及病理：单绒毛膜囊双胎由于两个胎儿共用一个胎盘，脐血管的分支较易在胎盘内形成吻合。若为动脉-静脉吻合，则造成压力高的动脉血流向压力低的静脉，出现双胎输血现象。失血的一胎称"供血儿"，接受血的一胎称"受血儿"。受血儿的血容量急剧增加，心脏扩大、排尿量增加，最终可发生充血性心衰。供血儿由于失去太多的血液，循环血量大大减少，出现血压低、心脏小和羊水过少。严重的双胎输血综合征两个胎儿都可能发生宫内死亡。②诊断：严重双胎输血综合征在早孕期超声就可能观察到受血儿颈项透明层增厚。自中期妊娠起可出现典型的双胎输血综合征表现，病情越严重出现异常声像图改变越早。最先观察到的是两个羊膜腔不等大，受血儿羊水较多，供血儿羊水较少。两个胎儿的径线不一致，即供血儿径线小于正常，而受血儿径线大于正常，且腹围增大特别明显。随着妊娠的继续，两者的差别越来越大。供血儿膀胱小、羊水过少、羊膜腔狭小，严重者可以表现为膀胱空虚、无羊水、胎儿被固定在胎盘或子宫壁上、羊膜紧贴胎儿，成为"固定胎"（stuck twin）；而受血儿则出现膀胱过大、羊水过多、心脏增大、脐血管增粗，发生充血性心衰时还可出现胎儿水肿，心脏进一步增大，三尖瓣反流、心包积液和胸腹水。③鉴别诊断：双胎输血综合征要与双胎之一宫内生长受限相鉴别；还需要与由于泌尿系统异常所致的另一胎羊水过少鉴别。④预后：严重TTTS一旦一胎死亡，另一胎随之死亡的机会很高。若未死亡也可能合并脑损伤，预后很差。

双胎之一无心畸形：无心畸胎多见于单羊膜囊双胎，少见于单绒毛膜囊双羊膜囊双胎。①病因及病理：引起无心畸形的原因可能是两个胎儿的血管互相吻合（动脉-动脉吻合），其中一胎早期就出现了脐动脉反流，从而影响了该胎儿的器官包括心脏的分化发育。另一种解释可能是染色体的畸变或受到致畸因素的作用造成胚胎异常而出现无心畸形。无心畸胎本身无心脏，其血液供应来自另一个发育正常的胎儿，称供血儿。除了无心脏外，还常合并其他严重的畸形，如仅有躯干而无头颈，仅有下半身而无上半身，仅有头颈而无躯干，或出现其他无定形畸形。内脏的畸形更是严重。②诊断：无心畸胎合并的畸形往往很严重，包括无头、无上肢、无躯干或表现为一个不定型的软组织包块，内脏畸形更是严重。缺氧水肿使无心畸胎体积增长迅速，大大超过另一个正常的胎儿，并且还可伴发水囊瘤。无心脏结构是无心畸胎的特点，但彩超在胎体内可见有血管回声和血液循环证据。多普勒超声显示脐动脉为入胎动脉血流，说明无心畸胎的血供来自另一个胎儿的心脏。正常的一胎如果发生充血性心衰，声像图可表现为胎儿体表水肿、胸腔积液、肝脏肿大、腹水、心腔扩张、三尖瓣反流、心包积液和羊水过多。③鉴别诊断：孕期由于不易识别胎儿解剖结构，双胎之一无心脏搏动，易诊断为双胎之一死亡。中期妊娠后要与死胎相鉴别。④预后：无心畸胎本身不能存活。另一正常胎儿由于心脏负荷过大，易出现充血性心衰和宫内死亡。

联体双胎：是指两个胎儿的某些部位联结在一起，联结部位和联结程度各有不同。①病因及病理：联体双胎总发生在单羊膜囊双胎妊娠，原因可能是胚盘上的原条形成后再出现分裂，或胚盘上出现两个没有完全分开的原条。②诊断：联体双胎诊断的关键是两个胎儿的外表不完整。联结的部位越多，就越容易诊断。同时，两个胎儿的相互位置关系恒定不变，始终如一。非对称性联体双胎的诊断并不容易，因为寄生胎往往结构不全，也不存在心脏搏动。有时声像图上能显示出躯干或肢体片段。③鉴别诊断：对称性联体双胎若寄生胎位于主胎的口腔内，要注意与胎儿口腔畸胎瘤相鉴别。体内寄生胎需与体内畸胎瘤相鉴别。④预后：预后取决于联体状况及产后分体术的水平。联结范围越广、涉及脏器越多、涉及的器官越重要，预后就越差。

6. 胎盘异常

胎盘异常的病因病理、临床表现、鉴别诊断及预后等在前面的产科篇章中已有介绍，在此主要描述声像图表现。

（1）前置胎盘：指胎盘附着于子宫下段或覆盖在子宫颈内口，是妊娠晚期出血的主要原因，处理不当将危及母儿生命。由于子宫峡部在妊娠过程中渐渐展开拉长变薄，可使早期表现为前置或低置的胎盘以后变为正常位置的胎盘，这一现象称"胎盘移行"，故产前超声诊断前置胎盘须在晚孕期，而且越近足月诊断越准确。超声观察胎盘位置的途径有三条：经腹壁、经阴道及经会阴。

声像图上，前置胎盘显示胎盘完全覆盖宫颈内口，或覆盖部分宫颈内口，或刚达宫颈内口无覆盖，或距宫颈内口 ≤ 7 cm，其诊断标准与临床一致。但若中期妊娠疑有胎盘前置或低置时，一定要随访至妊娠末期才能做出明确诊断。

（2）植入性胎盘：指胎盘的绒毛侵蚀到子宫肌层。以往刮宫、剖宫产、经宫腔肌瘤剥出术造成内膜瘢痕或发育不良，再次妊娠时，胎盘附着在内膜受损或蜕膜发育不良部位，绒毛便植入到肌层。剖宫产率的急剧上升增加了疤痕子宫的概率，置入性胎盘的发生率也随之上升。

剖宫产瘢痕的植入性胎盘在早孕期的声像图上可见妊娠囊位置低，位于宫腔下段宫颈内口处。中晚孕期超声有以下特征：①前壁胎盘合并完全性前置胎盘，随着孕周的增加胎盘不会向上"移行"。②胎盘增厚。③胎盘内多个大小不一形态不规则液性暗区为胎盘内静脉池，称为"胎盘陷窝"。④胎盘后方子宫壁肌层低回声带变薄或消失。⑤植入性胎盘穿透肌层达浆膜层，而植入部位又在子宫前壁膀胱后方时，与子宫相邻的膀胱浆膜层强回声带消失，且有不规则无回声结构突向膀胱。⑥彩超见胎盘陷窝内血流丰富，呈漩涡状。胎盘后方子宫肌层内弓状动脉血流中断、消失或呈不规则状血管团。⑦三维能量彩色图显示胎盘内血管极其丰富，呈网状交织，尤其在胎盘母体面，与子宫壁内的弓状动脉相互沟通。

产前及时诊断植入性胎盘，能做好充分的准备工作，产时快速果断地进行恰当的处理，减少出血量，最大可能地减少对孕妇的损伤。但非剖宫产切口部位的置入性胎盘由于产前超声无低置胎盘等异常信号，诊断率极低。

（3）胎盘早剥：妊娠20周后或分娩期，正常位置的胎盘在胎儿娩出前部分或全部从子宫壁剥离，称胎盘早剥。胎盘剥离后的出血可能积聚在胎盘后方形成血肿；可能沿着子宫壁从宫颈流出，也可能两种情况同时存在。剥离面积大不仅造成胎儿窘迫胎死宫内，还可能危及孕妇生命。

声像图上，一般很难看到胎盘后方明显的血肿回声，而是发现"胎盘"异常增厚变大。"胎盘"内回声紊乱，强回声、低回声或无回声团块交杂。一旦胎儿发生严重缺氧，会出现胎心不规则或心率缓慢，甚至胎死宫内。若出血不多可自行止住者，数天数周后血肿液化，声像图上胎盘后方显示无回声区，此时较易识别胎盘与血肿的分界线。随着孕周的增加，无回声区将渐渐缩小。

7. 产科超声特殊检查

（1）三维超声成像技术。产科三维超声的适应证有：胎儿体表成像，如面部畸形；骨骼透明成像观察骨骼结构；切面重建常用于获取露脑正中矢状切；胎盘或胎儿脏器血管能量多普勒显示血管分布；心脏立体时空成像用于心脏结构的研究、心脏畸形的诊断。

（2）产科介入性超声诊断及治疗。最常用并且已经相当成熟的产科介入性超声诊断手段是超声引导下羊水穿刺、绒毛穿刺及脐带穿刺。这些穿刺的目的是获取羊水中的胎儿脱落细胞、绒毛及胎儿血液，进行染色体检查、基因检查或生化测定。此外，介入性超声还能进行一些治疗，如羊水过多的羊水引流、胸腹腔积液时的胸腔积液或腹水抽吸以及胎儿贫血的输血等。相对少用并且仍在探讨摸索中的有：胎儿体腔或某些脏器积液的置管引流、配合胎儿镜进行胎儿宫内手术等。

二、X线检查

X线检查借助造影剂可了解子宫和输卵管的腔内形态，因此在诊断先天性子宫畸形和输卵管通畅程度上仍是首选检查。此外，X线平片对骨性产道的各径线的测定，骨盆入口的形态、骶骨的曲度、骶坐切迹的大小等方面的诊断可为临床判断有无自然分娩可能性提供重要参考。

（一）诊断先天性子宫畸形

1. 单角子宫

子宫输卵管造影仅见一个宫腔呈梭形，只有一个子宫角和输卵管，偏于盆腔一侧。

2. 双子宫

子宫输卵管造影见两个子宫，每个子宫有一个子宫角和输卵管相通。两个宫颈可共有一个阴道，或有纵隔将阴道分隔为二，可以两侧等大，或一侧大一侧小。

3. 双角子宫

造影见一个宫颈和一个阴道，两个宫腔，宫腔常呈"Y"形，且两侧宫角距离较大。

4. 鞍形子宫

造影见子宫底凹陷，犹如鞍状，宫角距离一般较双角子宫距离小。

5. 纵隔子宫

可分为全隔和半隔子宫。全隔子宫造影见宫腔形态呈两个梭形单角子宫，但位置很靠近；半隔子宫造影显示宫腔大部被分隔成两个，宫底部凹陷较深呈分叉状，宫体部仍为一个宫腔。

（二）骨盆测量

1. 仰卧侧位片

可了解骨盆的前后径，中骨盆及盆腔的深度，骨盆的倾斜度，骶骨的高度、曲度及耻骨联合高度。

2. 前后位片

可观察中骨盆横径、耻骨弓横径、骨盆侧壁集合度。

3. 轴位片

观察骨盆入口的形态，左右斜径及耻骨联合后角。

4. 耻骨弓片

可测量耻骨弓角度。

随着超声、CT、MRI等影像诊断水平的不断提高以及对X射线电离辐射危害认识的进一步深入，X线下的骨盆径线测量法已经较少使用。

三、计算机体层扫描检查

计算机体层扫描（computed tomography，CT）除可显示组织器官的形态外，还可高分辨地显示组织密度以及X线不能显示的器官、组织的病变，尤其在脑、肺、肝胆、胰、肾、腹腔和腹腔外隙的包块诊断上已展示其优越性，尤其随着计算机科学、影像设备的快速发展和整合，CT探测器已经由最初的单排发展到目前的320排乃至即将上市的640排，扫描一个脏器所需时间由原来的几分钟提高到现在的几秒甚至毫秒级，并可以实现多种重建图像、各向同性，清晰度极高（图2-7）。

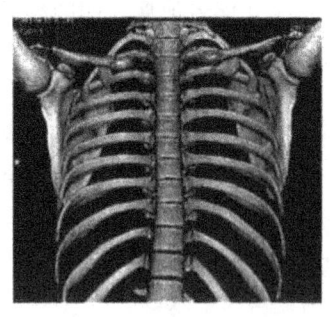 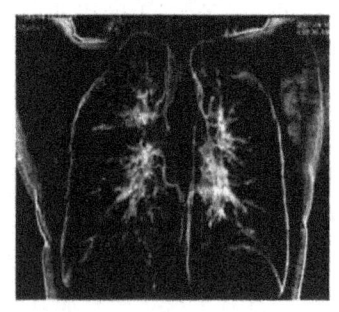

图2-7　CT重建图像
CT重建图像可以清晰显示气管、肋骨等

在妇产科领域，CT主要用于卵巢良、恶性肿瘤的鉴别诊断和宫颈癌等的临床分期（图2-8）。良性肿瘤轮廓光滑，多呈圆形或椭圆性；而恶性者轮廓不规则呈分叶状，内部结构不均一，多呈囊实性，密度以实性为主，可有不定性钙化，强化效应明显不均一或间隔结节状强化，多累及盆、腹腔，腹水常见。CT诊断良性卵巢肿瘤的敏感性达90%，确诊率达93.2%，而对恶性卵巢肿瘤病变范围的判断与手术所见基本一致，能显示肿瘤与肠道的粘连、输尿管受侵、腹膜后淋巴结转移、横膈下区病变，故敏感性达100%，确诊率达87.5%。

CT检查的缺点有射线辐射，较少应用于产科；另外微小的卵巢实性病变难以检出，腹膜转移癌灶直径小于0.5 cm的也易遗漏，交界性肿瘤难以判断，且易将卵巢癌与盆腔结核混淆。

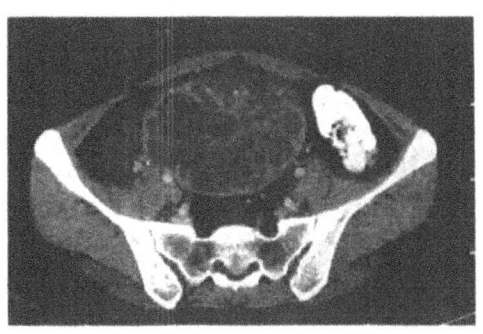

图2-8　CT显示盆腔卵巢肿瘤，间隔强化

四、磁共振成像检查

磁共振成像（magnetic resonance image，MRI）检查是利用原子核在磁场内共振所产生的信号经重建后获得图像的一种影像技术（图2-9）。高分辨率和高场强MRI在诊断女性盆腔疾病方面的优势较为突出（图2-10），其优点：①有多个成像参数，能提供丰富的诊断信息。②无电离辐射，安全可靠。③具有比CT更高的软组织分辨力。④扫描方向多，能直接行轴位、矢状位、冠状位切面及任意方向的斜切面。⑤无须造影剂可直接显示心脏和血管结构。⑥无骨性伪影。⑦可进行功能成像，进行分子影像学方面研究。其不足：①扫描时间相对较长。②对钙化的检出远不如CT。③检查费用略高。

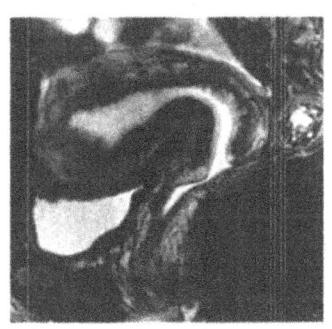 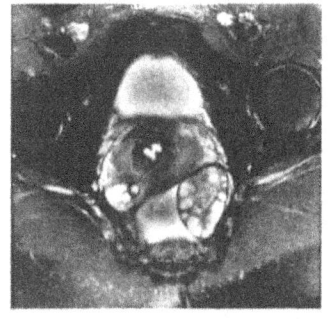

图2-9　磁共振成像（MRI）清楚显示子宫、附件解剖结构

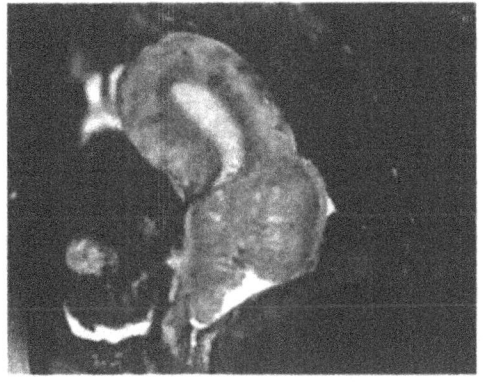

图2-10　诊断女性盆腔疾病方面的优势较为突出

由于 MRI 是在较强磁场下进行检查，要明确其禁忌证：①体内有心脏起搏器者严禁行 MRI 检查。②体内有金属异物、弹片、金属假体、动脉瘤用银夹结扎术者不易行 MRI 扫描。③患者危重，需要生命监护仪维护系统者，呼吸机、心电图仪均不便携带入检查室。④相对禁忌证包括无法控制或不自主运动者、不合作者、怀孕妇女、幽闭恐惧症者、高热或散热障碍者。

MRI 图像和 CT 图像不同，它反映的是不同的弛豫时间 T_1 和 T_2 的长短及 MRI 信号的强弱。MRI 能清晰地显示肿瘤信号与正常组织的差异，故能准确判断肿瘤大小、性质及转移情况，可直接区分流空的血管和肿大的淋巴结，动态增强扫描可明显增加诊断信息，在恶性肿瘤术前分期方面属于最佳影像学诊断手段，明显优于 CT，对宫颈癌的分期精确率可达 95%。对于子宫腺肌症、盆腔淤血综合征、切口瘢痕妊娠等也有较出色表现（图 2-11）。

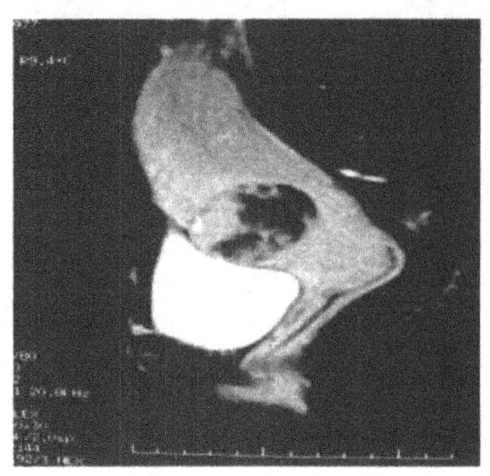

图 2-11 磁共振显示剖宫产瘢痕切口妊娠

五、正电子发射体层显像

正电子发射体层显像（positron emission tomography，PET）是一种通过示踪原理，以解剖结构方式显示体内生化和代谢信息的影像技术。目前在 PET 显像中应用最普遍的示踪剂是 ^{18}F 标记的脱氧葡萄糖（^{18}F-FDG），它在细胞内的浓聚程度与细胞内葡萄糖的代谢水平高低呈正相关，显像的原理是肿瘤细胞内糖酵解代谢率明显高于正常组织。^{18}F-FDG 可以进行人体内几乎所有类型肿瘤的代谢显像，是一种广谱肿瘤示踪剂。

目前 PET 在妇科肿瘤诊断和临床分期及预后评估中应用较广泛，主要应用于卵巢癌、宫颈癌、内膜癌等的研究。一些大样本卵巢癌临床 PET 研究报道，PET 在诊断原发和复发/转移性卵巢癌时，灵敏度和特异性显著高于 CT 和 MRI，尤其通过 PET 的检查可以更好地进行肿瘤分期，利于临床采取最佳治疗方案。假阳性结果见于良性浆液性囊腺瘤、子宫内膜异位症、子宫肌瘤、内膜炎症以及育龄妇女卵巢月经末期的高浓聚，假阴性结果主要见于微小潜在病灶的诊断。因此，目前认为 PET 可用于原发或复发性卵巢癌、宫颈癌、内膜癌的分期等。

（一）MRI

随着 MRI 检查技术的飞速发展，对孕妇和胎儿的影像检查有了革命性的提高。Deborah L 等认为，快速 MRI 成像技术能够使母婴在不使用镇静剂的情况下获得高分辨率解剖结构的图像，显示孕妇附件肿块、测量骨盆径线、肾盂输尿管积水、胎盘植入等；另外，对胎儿部分畸形可以提供有利的影像支持，如对较大的室间隔缺损、蛛网膜囊肿、腹部包块，孕妇常规超声检查疑难时，为得到更多有价值信息，MRI 是最好的补充手段。

（二）PET-CT（positron emission tomography/computed tomography）

PET-CT 是将 PET 和 CT 设备有机地结合在一起，使用同一个检查床和同一个图像处理工作站，是新一代 PET，从组织代谢的跟踪、影像的解剖定位已经逐渐代替了单纯的 PET。

PET-CT 同时具有 PET 和 CT 的功能，但它绝不是两者功能的简单叠加，由于 PET 与 CT 优势互补，PET 可以显示病灶病理生理特征，更容易发现病灶，CT 可以精确定位病灶，显示病灶结构变化，其独有的融合图像，将 PET 图像与 CT 图像融合，可以同时反映病灶的病理生理变化及形态结构，明显提高了诊断的准确性。PET/CT 的应用为恶性肿瘤的诊断和治疗带来了一场变革、突破，PET/CT 结合了功能显像和解剖显像的特点，在肿瘤的早期发现和良、恶性肿瘤的鉴别诊断，寻找原发灶和转移灶，临床分期，疗效评估和监测肿瘤复发转移，指导介入治疗和活检定位以及制订放射计划等方面都将发挥重要作用。

PET/MRI 也已经投入临床研究，包括在妇产科的应用。Kazuya Nakajo 等进行的 PET/CT 与 PET/MRI 对妇科恶性肿瘤诊断准确性中研究发现：PET/T_2WI 图像融合对于妇科恶性肿瘤的定位和探查，优于 PET/CT，亦优于非增强的 PET/T_1WI 图像融合。

随着新的肿瘤特异性核素药物的开发和应用、标记方法的进步以及多种显像剂的组合运用，PET/CT、PET/MRI 图像融合在肿瘤早期发现、疗效评估和愈后监测等方面将会有更广阔的应用前景，将会造福于更多肿瘤患者。

第六节 女性内分泌激素测定

女性内分泌系统激素包括 H-P-O 轴系的内分泌腺体分泌的激素。这些激素在中枢神经系统和各内分泌器官的相互协同作用下，发挥作用并相互调节和制约。卵巢活动受垂体控制，垂体活动受下丘脑调控，而下丘脑又听命于大脑皮层的指令；反之，卵巢激素又反馈调控下丘脑和垂体。因此，测定 H-P-O 轴各激素水平对许多内分泌疾病及女性生殖内分泌功能的调节机制有重大意义。

激素测定一般抽取外周血，常用方法包括气相色谱层析法、分光光度法、荧光显示法、酶标记免疫法和放射免疫测定法（RIA）。近年来，无放射性同位素标记的免疫化学发光法正逐步取得广泛应用。

一、下丘脑促性腺激素释放激素

下丘脑促性腺激素释放激素（gonadotropin-releasing hormone，GnRH）由下丘脑释放，也有人将之称为黄体生成素释放激素（luteinizing hormone-releasing factor，LHRH）。女性正常月经周期中，变化最显著的激素是黄体生成素（luteinizing hormone，LH），它可在月经中期出现排卵峰。而 GnRH 在外周血中含量很少，且半衰期短，很难测定，故目前主要采用 GnRH 兴奋试验与氯米芬试验来了解下丘脑和垂体的功能。

（一）GnRH 兴奋试验

1. 原理

LHRH 对垂体促性腺激素有兴奋作用，给受试者静脉注射 LHRH 后在不同时相抽血测定促性腺激素的含量，可了解垂体功能。

2. 方法

上午 8 时静脉注射 LHRH 50 U，于注射前、注射后的 15、30、60 和 90 分钟分别取静脉血 2 mL，测定促性腺激素含量。

3. 结果分析

（1）正常反应：注射 LHRH 后，LH 值的上升比基值升高 2~3 倍，高峰出现在注射后的 15~30 分钟。

（2）活跃反应：高峰值比基值升高 5 倍以上。

（3）延迟反应：高峰出现时间迟于正常反应出现的时间。

（4）无反应或低弱反应：注入 LHRH 后，LH 值无变化，处于低水平，或略有升高，但不足 2 倍。

4. 临床意义

（1）青春期延迟：GnRH 兴奋试验呈正常反应。

（2）垂体功能减退：席汉氏综合征、垂体手术或放疗导致的垂体组织破坏时，GnRH 兴奋试验呈无反应或低弱反应。

(3) 下丘脑功能减退：可出现延迟反应或正常反应。

(4) 卵巢功能不全：FSH、LH 基值均大于 30 U/L，GnRH 兴奋试验呈活跃反应。

(5) 多囊卵巢综合征：GnRH 兴奋试验呈活跃反应。

(二) 氯米芬试验

1. 原理

氯米芬结构与人工合成的己烯雌酚相似，是一种有弱雌激素作用的非甾体类的雌激素拮抗剂，在下丘脑与雌、雄激素受体结合，阻断性激素对下丘脑和垂体促性腺激素细胞的负反馈作用，诱发 GnRH 释放，用以评估闭经患者 H-P-O 的功能，以鉴别下丘脑和垂体病变。

2. 方法

月经第 5 天开始每日口服氯米芬 50～100 mg，连服 5 日，服药后 LH 可增加 85%，FSH 增加 50%，停药后 FSH、LH 下降。若以后再出现 LH 上升达排卵期水平，诱发排卵则为排卵型反应，一般在停药后 5～9 日出现排卵。若停药 20 日后 LH 未上升为无反应。同时在服药的第 1、3、5 日测 LH、FSH，第 3 周或经前测血孕酮。

3. 临床意义

(1) 下丘脑病变：下丘脑病变时对 GnRH 兴奋试验有反应，而对氯米芬试验无反应。

(2) 青春期延迟：通过 GnRH 兴奋试验判断青春期延迟是否为下丘脑、垂体病变所致。

二、垂体促性腺激素测定

(一) 来源及生理作用

FSH 和 LH 是垂体分泌的促性腺激素，均为糖蛋白，在血中与 α_2 和 β 球蛋白结合，受下丘脑 GnRH 和雌、孕激素的调节。育龄期女性的这些激素随月经周期出现周期性变化。FSH 的生理作用主要是促进卵泡成熟及分泌雌激素。LH 的生理作用主要是促进排卵和黄体形成，促使卵巢分泌孕激素和雌激素。

LH 在卵泡早期处于低水平，以后逐渐上升，至排卵前 24 小时左右与 FSH 同时出现高峰，且 LH 峰更高、更陡，黄体后期逐渐下降，排卵期出现的陡峰是预测排卵的重要指标。

(二) 正常值

见表 2-2、表 2-3。

表 2-2　血 FSH 正常范围

测定时期	正常范围（U/L）
青春期	< 5
正常女性	5～20
绝经后	> 40

表 2-3　血 LH 正常范围

测定时期	正常范围（U/L）
卵泡期	5～30
排卵期	75～100
黄体期	3～30
绝经期	30～130

(三) 临床应用

1. 协助判断闭经原因

FSH、LH 水平低于正常值，则闭经原因在垂体或下丘脑。FSH、LH 水平均高于正常值，病变在卵巢。

2. 测定 LH 峰值

可估计排卵时间及了解排卵情况。

3. 诊断性早熟

用于鉴别真性和假性性早熟。真性性早熟由促性腺激素分泌增多引起，FSH、LH 有周期性变化。假性性早熟的 FSH 和 LH 水平较低，而且无周期性变化。

三、垂体催乳激素测定

（一）来源及生理作用

催乳激素（prolactin，PRL）是垂体催乳激素细胞分泌的一种多肽蛋白激素，受下丘脑催乳激素抑制激素和催乳激素释放激素的双重调节。促甲状腺激素释放激素（TSH）、雌激素、5-羟色胺等对其均有促进作用。PRL 分子结构有 4 种形态：小分子 PRL、大分子 PRL、大大分子 PRL 和异型 PRL。仅小分子 PRL 具有激素活性，占分泌总量的 80%。临床测定的 PRL 是各种形态 PRL 的总和，故 PRL 的测定水平与生物学作用不一致。PRL 的主要功能是促进乳房发育及泌乳，与卵巢类固醇激素共同作用促进分娩前乳房导管及腺体发育。PRL 还参与机体的多种功能，特别是对生殖功能的调节。

（二）正常值

见表 2-4。

表 2-4　不同时期血 PRL 正常范围

测定时期	正常范围（ug/L）
非妊娠期	< 25
妊娠早期	< 80
妊娠中期	< 160
妊娠晚期	< 400

（三）临床应用

（1）闭经、不孕及月经失调者均应测定 PRL 以除外高催乳素血症。

（2）垂体肿瘤患者伴 PRL 异常增高时应除外垂体催乳激素瘤。

（3）PRL 升高还常见于性早熟、原发性甲状腺功能低下、卵巢早衰、黄体功能欠佳、哺乳、神经精神刺激、药物（如氯丙嗪、避孕药、大量雌激素和利血平等）因素；PRL 水平低多见于垂体功能减退、单纯性催乳激素分泌缺乏症等。

四、雌激素测定

（一）来源及生理变化

雌激素主要由卵巢、胎盘产生，少量由肾上腺产生，可分为雌酮（estrone，E_1）、雌二醇（estradiol，E_2）及雌三醇（estriol，E_3）。三种雌激素成分均可从血、尿和羊水中测得。雌二醇活性最强，是卵巢产生的主要激素之一，对维持女性生殖功能及第二性征有重要作用。绝经后女性体内以雌酮为主，主要来源于肾上腺分泌的雄烯二酮，在外周经芳香化酶转化而成。雌三醇是雌酮和雌二醇的代谢产物。妊娠期间胎盘产生大量雌三醇，测定血或尿中雌三醇水平可反映胎儿、胎盘状态。雌激素在肝脏灭活和代谢，经肾脏由尿液排出。

幼女体内雌激素处于较低水平，随年龄增长，由青春期至成年，女性雌二醇水平不断上升。在正常月经周期中，雌二醇随卵巢周期性变化而波动。卵泡早期水平最低，以后逐渐上升，至排卵前达高峰，后又逐渐下降，排卵后达最低点，然后又逐渐上升，至排卵后 8 日又达第二个高峰，但峰值低于第一个高峰。绝经后女性卵巢功能衰退，雌二醇水平低于卵泡早期。

（二）正常值

见表 2-5。

表 2-5 血 E_2、E_1 参考值

测定时期	E_2 正常值（pmol/L）	E_1 正常值（pmol/L）
青春前期	18.35 ~ 110.10	62.90 ~ 162.80
卵泡期	91.75 ~ 275.25	125.00 ~ 377.40
排卵期	734.00 ~ 2202.00	125.00 ~ 377.40
黄体期	367.00 ~ 1101.00	125.00 ~ 377.40
绝经后	18.35 ~ 91.75	

（三）临床应用

1. 监测卵巢功能

测定血雌二醇或 24 小时尿总雌激素水平。

（1）判断闭经原因：①激素水平符合正常的周期性变化，说明卵泡发育正常应考虑闭经原因为子宫性。②雌激素水平偏低，闭经原因可能为原发或继发性卵巢功能低下或受药物影响而抑制了卵巢功能；也可见于下丘脑－垂体功能失调、高催乳素血症。

（2）诊断无排卵：雌激素无周期性变化者常见于无排卵性功血、PCOS 及部分绝经后出血。

（3）监测卵泡发育：在药物促排卵时，测定血中雌二醇可作为监测卵泡发育、成熟的指标之一。

（4）诊断女性性早熟：临床多以 8 岁以前出现第二性征为性早熟，血 E_2 水平 > 275 pmol/L 为诊断性早熟的激素指标之一。

2. 监测胎儿－胎盘单位功能

妊娠期雌三醇主要由胎儿胎盘单位产生，测定孕妇尿雌三醇含量可反映胎儿胎盘功能状态。正常妊娠 29 周尿雌激素迅速增加，足月妊娠尿雌三醇排出量平均为 88.7 nmol/24 h；妊娠 36 周后尿雌三醇排出量连续数次 < 37 nmol/24 h，或骤减 > 30% ~ 40%，均提示胎盘功能减退；雌三醇 < 22.2 nmol/24 h，或骤减 > 50% 也提示胎盘功能减退。

五、孕激素测定

（一）来源及生理作用

人体孕激素由卵巢、胎盘和肾上腺皮质产生。正常月经周期中血孕酮含量在卵泡期极低，排卵后由于卵巢黄体产生大量孕酮，水平迅速上升，在月经周期 LH 峰后的 6 ~ 8 日达高峰，经前的 4 日逐渐下降至卵泡期水平。妊娠时血孕酮水平随时间增加而稳定上升，妊娠 6 周时，孕酮主要来自卵巢黄体，妊娠中晚期则主要由胎盘分泌。血中孕酮经肝脏代谢，最后形成孕二酮，80% 由尿液及粪便排出。孕酮的作用是使子宫内膜增厚、血管和腺体增生，利于胚胎着床，降低母体免疫排斥反应，防止子宫收缩，使子宫在分娩前保持静止状态。同时孕酮还可促进乳腺腺泡导管发育，为泌乳做准备。

（二）正常值

见表 2-6。

表 2-6 血孕酮正常范围

测定时期	正常范围（nmol/L）
卵泡期	< 3.18
黄体期	15.9 ~ 63.6
妊娠早期	63.6 ~ 95.4
妊娠中期	159 ~ 318
妊娠晚期	318 ~ 1 272
绝经后	< 3.18

（三）临床应用

1. 监测排卵

血孕酮 > 15.6 nmol/L，提示有排卵。若孕酮符合该水平而又无其他导致不孕的因素时需结合 B 超检查，除外未破裂卵泡黄素化综合征（luteinized unruptured follicle syndrome，LUFS）。使用促排卵药时，可监测血孕酮水平来了解排卵效果。

闭经、无排卵功血、多囊卵巢综合征、口服避孕药或长期使用 GnRH 激动剂时，均可使孕酮水平下降。

2. 了解黄体功能

黄体期血孕酮水平低于生理值，提示黄体功能不足，月经 4～5 日血孕酮仍高于生理水平，提示黄体萎缩不全；若卵泡期查血孕酮水平高于生理值需除外高孕酮血症。

3. 了解妊娠状态

排卵后，若卵子受精，黄体继续分泌孕酮。自妊娠第 7 周开始，胎盘分泌孕酮在量上超过卵巢黄体。妊娠期胎盘功能减退时，血孕酮水平下降。异位妊娠血孕酮水平多数较低，若单次孕酮水平 ≤ 15.6 nmol/L（5 ng/mL），提示为死胎。先兆流产时，孕酮值若有下降趋势，有发生流产的可能。

4. 孕酮替代疗法的监测

早孕期切除黄体侧卵巢后应用天然孕酮替代疗法时，应监测血孕酮水平。

六、雄激素测定

（一）来源及生理变化

女性体内雄激素来自卵巢及肾上腺皮质。雄激素主要有睾酮、雄烯二酮。而睾酮主要由卵巢和肾上腺分泌的雄烯二酮转化而来；雄烯二酮 50% 来自卵巢，50% 来自肾上腺皮质，活性介于睾酮和脱氢表雄酮之间。脱氢表雄酮主要由肾上腺皮质产生。绝经前血清睾酮是卵巢雄激素来源的标志，绝经后肾上腺皮质是产生雄激素的主要部位。

（二）正常值

见表 2-7。

表 2-7　血睾酮正常范围

测定时期	正常范围（nmol/L）
卵泡期	< 1.4
排卵期	< 2.1
黄体期	< 1.7
绝经后	< 1.2

（三）临床应用

（1）短期内出现进行性加重的雄激素过多症状多提示卵巢来源的男性化肿瘤。

（2）多囊卵巢综合征患者血清雄激素可正常，也可升高。治疗前较高，治疗后下降可作为疗效评价的指标之一。

（3）肾上腺皮质增生或肿瘤时，血清雄激素异常升高。

（4）两性畸形的鉴别：男性真两性和假两性畸形，血睾酮水平在男性正常范围内；女性者在女性正常范围内。

（5）女性多毛症测血清睾酮水平正常时，为毛囊对雄激素敏感所致。

（6）应用雄激素制剂或具有雄激素作用的内分泌药物时，用药期间需监测雄激素。

（7）有雄激素过多的症状和体征者，常规测定血雄激素在正常范围内时应测定血催乳素水平。

七、人绒毛膜促性腺激素测定

（一）来源及生理变化

人绒毛膜促性腺激素（human chorionic gonadotropin，hCG）由合体滋养细胞产生。少数情况下肺、肾上腺和肝脏肿瘤也可产生 hCG。现发现血中 hCG 的波动与 LH 脉冲平行，月经中期也有上升，提示 hCG 由垂体分泌。

正常妊娠受精卵着床时，即排卵后的第 6 日受精卵滋养层形成时开始产生 hCG，约 1 日后可以检测到血浆 hCG，此后每 1.7～2 日上升 1 倍，排卵后 14 日约达 100 U/L，妊娠 8～10 周达高峰（50 000～100 000 U/L），后又迅速下降，至妊娠中晚期，其值仅相当于高峰值的 10%。因 hCG 的 a 链与 LH 的 a 链有相同结构，故在检测时应测定特异的 β-hCG 浓度。

（二）正常值

见表 2-8。

表 2-8　不同时期血清 β-hCG 浓度

测定时期	正常范围
非妊娠妇女	< 3.1 μg/L
孕 7～10 日	> 5 U/L
孕 30 日	> 100 U/L
孕 40 日	> 2 000 U/L
妊娠滋养细胞疾病	> 100 000 U/L

（三）临床应用

1. 诊断早期妊娠

血 hCG 浓度 > 25 U/L 为妊娠试验阳性，可用于诊断早早孕，迅速、简便、价廉。目前应用广泛的有早早孕诊断试纸。另外也有利用斑点免疫层析法原理制成的反应卡进行检测。

2. 异位妊娠

血 β-hCG 浓度维持低水平或间隔 2～3 日测定无成倍上升，需怀疑异位妊娠的可能，但也取决于异位妊娠胚胎的活性。

3. 滋养细胞肿瘤的诊断和监测

（1）葡萄胎和侵蚀性葡萄胎：血 β-hCG 浓度异常升高，常 > 10⁵ U/L，且子宫明显大于妊娠月份则提示有葡萄胎可能，葡萄胎块清除后 hCG 大幅度下降，在清宫后的 8 周应降至正常，若下降缓慢或下降后又上升，排除宫腔内残留组织则可能为侵蚀性葡萄胎。

（2）绒毛膜癌：β-hCG 是绒毛膜癌诊断和监测滋养细胞活性的实验室指标，β-hCG 下降与治疗有效性一致，尿 μ-hCG < 50 U/L 及血 μ-hCG < 3.1 μg/L 为阴性标准，治疗后临床症状消失，每周查 1 次 hCG，连续 3 次阴性者视为近期治愈。

4. 性早熟和肿瘤

最常见的是下丘脑或松果体胚细胞的绒毛膜瘤或肝胚细胞瘤及卵巢无性细胞瘤、未成熟性畸胎瘤分泌的 hCG 可导致性早熟，血清甲胎蛋白升高是肝胚细胞瘤的标志。分泌 hCG 的肿瘤尚见于肠癌、肝癌、卵巢腺癌、胰腺癌、胃癌，在女性可导致月经紊乱，故女性出现月经紊乱伴 hCG 升高时需除外上述肿瘤。

八、人胎盘升乳素测定

（一）来源及生理变化

人胎盘升乳素（human placental lactogen，HPL）是对胎儿生长发育至关重要的激素，由胎盘合体滋养细胞产生、储存及释放。它与人生长激素（HGH）有共同的抗原，呈部分交叉免疫反应，与 PRL 无交叉反应。HPL自妊娠第5周起即能从孕妇中测出。随妊娠进展，HPL水平逐渐升高，于孕39～40周时达到高峰，产后迅速下降。

（二）正常值

见表2-9。

表2-9　不同时期血HPL正常范围

测定时期	正常范围（mg/L）
非孕期	0.5
孕22周	1.0 ~ 3.8
孕30周	2.8 ~ 5.8
孕40周	4.8 ~ 12.0

（三）临床应用

1. 测胎盘功能

妊娠晚期连续动态检测HPL可以监测胎盘功能。于妊娠35周后多次测定血清HPL，均值4 mg/L或突然下降50%以上，提示胎盘功能减退。

2. 糖尿病合并妊娠

HPL水平与胎盘大小成正比，如糖尿病合并妊娠时胎盘较大，HPL值可能偏高。但临床应用时还应配合其他监测指标综合分析，以提高判断的准确性。

第三章 女性生殖系统炎症

第一节 外阴炎症

外阴部的皮肤或黏膜发炎称为外阴炎，分急性、慢性两种。由于解剖的特点，外阴部与尿道、阴道、肛门邻近，行动时受大腿摩擦，故外阴部是皮肤各种炎症的好发部位。

一、病因

（一）阴道分泌物刺激
由于种种原因阴道分泌物增多及月经垫刺激。

（二）其他刺激因素
糖尿病患者尿液直接刺激；尿瘘患者长期受尿液浸渍；粪瘘患者受粪便刺激。

（三）混合性感染
由于外阴皮肤不洁或其他原因刺激，常引起混合性感染，致病菌为葡萄球菌、链球菌、大肠杆菌等。

二、诊断

（一）临床表现
1. 症状

外阴皮肤瘙痒、疼痛和烧灼感，于活动、性交、排尿时加重。

2. 体征

炎症多发生于小阴唇内侧、外侧，急性期外阴肿胀、充血、糜烂，有时形成溃疡或湿疹。严重者腹股沟淋巴结肿大、压痛，体温可升高。糖尿病性外阴炎患者外阴皮肤发红、变厚，呈棕色，有抓痕，常并发白假丝酵母菌感染。慢性炎症时皮肤增厚，甚至破裂。

（二）实验室检查
检查分泌物有无特殊感染，如假丝酵母菌、滴虫、阿米巴等。必要时检查尿糖及分泌物细菌培养。

（三）鉴别诊断
1. 假丝酵母菌性外阴炎

外阴奇痒，灼热感，严重时患者坐卧不安，伴有尿频、尿痛及性交痛等；伴发假丝酵母菌性外阴炎时，阴道分泌物增多，呈白色凝乳状或豆渣样，外阴皮肤红肿，严重时发生溃疡。阴道分泌物涂片检查到假丝酵母菌，可明确诊断。

2. 滴虫性外阴炎

症状与假丝酵母菌性外阴炎相似，滴虫性外阴炎皮肤改变不明显。阴道分泌物为黄色或稀薄泡沫状，阴道分泌物涂片检查找到阴道毛滴虫可明确诊断。

3. 急性炎症的湿疹样改变

应与外阴的佩吉特病鉴别，慢性炎症应与慢性外阴营养不良鉴别。

三、治疗

（1）注意个人卫生，勤换内裤，保持外阴清洁、干燥。

（2）积极寻找病因，若发现糖尿病应及时治疗糖尿病，若有尿瘘、粪瘘应及时行修补术。

（3）药物治疗：① 0.1% 聚维酮碘或 1：5 000 高锰酸钾溶液坐浴，每天 2 次，每次 15～30 min。也可选用其他具有抗菌消炎作用的药物外用。坐浴后涂抗生素软膏或紫草油。急性期还可选用红外线局部物理治疗。② 中药：无论急慢性期，可用清热利湿、解热止痒中药内服或熏洗。

四、预防

注意个人卫生，穿纯棉内裤并经常更换，保持外阴清洁、干燥。

第二节　外阴溃疡

外阴溃疡是以患者外阴皮肤溃烂、脓水淋漓为主要表现的妇科常见病，多见于外阴炎、结核、癌症早期的患者，约有 1/3 的外阴癌患者早期表现为外阴溃疡。临床分为急性和慢性两大类。急性外阴溃疡多为非接触传染性的良性溃疡，发病急，常发生于青中年妇女，溃疡发展迅速，可伴有全身症状。慢性外阴溃疡可见于结核及癌症患者，发病缓慢，经久不愈。

一、病因病理

（1）急性外阴溃疡可见于非特异性外阴炎、外阴脓疱病及化脓性汗腺炎的患者。由于外阴部皮肤黏膜充血水肿，加上外阴部易受大小便刺激和行动摩擦，致使局部黏膜发生糜烂和溃疡。此外，疱疹病毒感染和腹股沟淋巴结肉芽肿、梅毒等患者均可发生外阴溃疡。同时还可见于慢性节段性回肠炎并发外阴溃疡及脓窦形成者。

（2）慢性外阴溃疡可见于外阴结核和恶性肿瘤的患者。外阴结核罕见，偶可继发于严重的肺结核、胃肠道结核、内生殖器官结核、腹膜结核和胃结核，初起为局限的小结节，溃破后可形成浅溃疡。外阴肿瘤的早期患者可在大小阴唇、阴蒂和阴唇后联合处形成结节和溃疡，经久不愈。

二、临床表现

（一）症状与体征

1. 急性外阴溃疡

非特异性感染者，外阴灼热疼痛，排尿时症状加重，溃疡数目少且表浅，周围有明显的炎症浸润，伴有全身发热、不适等症状。疱疹病毒感染者，发病急，外阴疼痛明显，甚至剧烈，外阴黏膜充血水肿，溃疡大小不等，疱壁迅速破裂形成溃疡，伴有发热和腹股沟淋巴结肿大。性病性淋巴结肉芽肿者，一般无自觉症状，起初在阴唇系带或靠近尿道口处出现小疱疹，继之形成浅溃疡，短期内即消失，不留瘢痕。一至数周后伴有腹股沟淋巴结肿大的症状。少数患者可自愈，但多数患者形成淋巴结脓肿，破溃后形成瘘管。

2. 慢性外阴溃疡

结核性溃疡病变发展缓慢，初起常为一局限的小结节，不久即破溃成边缘软薄、不规则的浅溃疡，基底凹凸不平，表面覆盖以干酪样红苔。受尿液刺激和摩擦后，局部疼痛剧烈，溃疡经久不愈并向周围扩散。外阴癌的早期患者亦可表现外阴溃疡，病灶多位在大小阴唇、阴蒂和阴唇后联合处。可取活组织检查，以明确诊断。

（二）辅助检查

查血常规和血沉。取分泌物进行镜检或培养，查找致病菌。必要时可取活组织检查，以助诊断。

三、诊断与鉴别诊断

（一）诊断

应根据病史及溃疡的特点进行诊断，必要时做分泌物涂片、培养，血清学检查等，以明确诊断。对急性外阴溃疡的患者，应注意检查全身皮肤、眼及口腔黏膜等处有无病变。对久治不愈的患者应取病灶组织做活检，除外结核及癌症。

（二）鉴别诊断

本病应与外阴癌、外阴结核、软下疳、性病性淋巴肉芽肿、疱疹病毒感染等相鉴别。

1. 软下疳

潜伏期较短，一般3~5天。多处溃疡，不硬，易出血，剧痛，有脓性分泌物，渗出液培养可发现杜克氏嗜血杆菌。

2. 性病性淋巴肉芽肿

初起多为小丘疹、小溃疡，大多可自愈。数周后可有腹股沟淋巴结肿大、疼痛。形成脓肿、溃破和瘘管，赖氏试验和补体结合试验均呈阳性结果。

3. 疱疹病毒

感染病损部位红肿刺疼，继而出现多个大小不等的水泡，破溃后形成溃疡，小溃疡可相互融合成大溃疡，愈后不留瘢痕，伴全身不适、低热、头痛等。在水泡底部做细胞刮片，直接用免疫荧光技术和常规染色法可找到病毒抗原和嗜酸性包涵体。

4. 外阴结核

病灶开始多为局限性小结节，破溃后形成浅溃疡，基面高低不平，内含黄色干酪样分泌物，局部淋巴结肿大，伴有低热盗汗、全身乏力、消瘦等症状。取溃疡渗出液进行抗酸染色可找到结核杆菌，厌氧培养和动物接种均可找到结核杆菌。

5. 外阴癌溃疡

多为菜花状或乳头状，经久不愈。病理检查可发现癌细胞。

四、治疗

（一）保持外阴清洁

避免摩擦，注意休息和饮食。

（二）局部治疗

对非特异性外阴炎引起者，局部用抗生素软膏涂搽患处；白塞氏病引起者，局部应用新霉素软膏或1%硝酸银软膏。

（三）抗生素

全身应用抗生素，可选用青霉素肌内注射。对白塞氏病急性期患者可用皮肤类固醇激素，以缓解症状。

五、预防与护理

保持外阴清洁，积极治疗原发病。急性期患者应卧床休息，多饮水，减少摩擦，注意隔离消毒，并及早明确诊断。

第三节　前庭大腺炎

前庭大腺位于两侧大阴唇后1/3深处，腺管开口于处女膜与小阴唇之间。因解剖部位的特点，在性交、分娩等情况污染外阴部时，病原体容易侵入而引起前庭大腺炎。主要病原体为葡萄球菌、大肠杆菌、链球菌、肠球菌等，随着性传播疾病发病率的增加，淋病奈瑟菌及沙眼衣原体已成为最常见的病原体。急性炎症发作时，病原体首先侵犯腺管，呈急性化脓性炎症变化，腺管开口往往因肿胀或渗出物凝聚而阻塞，致脓液不能外流，积存而形成前庭大腺脓肿。

一、病因

(一)现病史

(1)炎症多发生于一侧。初起时局部肿胀、疼痛、灼热感,行走不便,有时会致大小便困难。

(2)检查见局部皮肤红肿、发热、压痛明显。若为淋病奈瑟菌感染,挤压局部可流出稀薄、淡黄色脓汁。

(3)有脓肿形成时,可触及波动感,脓肿直径可达 5 ~ 60 mm,患者常出现发热等全身症状。当脓肿内压力增大时,表面皮肤变薄,脓肿可自行破溃。若破孔大,可自行引流,炎症较快消退而痊愈;若破孔小,引流不畅,则炎症持续不消退,并可反复急性发作。

(4)严重时同侧腹股沟淋巴结可肿大。

(二)过去史

由于前庭大腺位置特殊,一般与其他疾病无明显关系,因此通常无慢性病史以及相关手术史。

(三)个人史

本病的发生与个人卫生有密切关系,需要了解患者是否经常换内裤、穿纯棉内裤,是否注意保持外阴清洁、干燥。

二、体格检查

发病常为单侧性,大阴唇下 1/3 处有硬块,表面红肿,压痛明显;当脓肿形成时,肿块迅速增大,有波动感,触痛明显;当脓肿增大、表皮变薄时可自行破溃,流出脓液,同侧腹股沟淋巴结肿大;若为双侧脓肿,淋球菌感染可能性大。

三、辅助检查

(1)脓液涂片检查白细胞内找到革兰阴性双球菌,即可诊断为淋球菌性前庭大腺炎。

(2)脓液细菌培养根据培养所得细菌及药敏试验决定下一步治疗。

四、诊断

(一)诊断要点

1. 病史

一侧大阴唇局部有肿胀、疼痛、灼热感,行走不便,有时会因疼痛而导致大小便困难。

2. 临床表现

检查见局部皮肤红肿、发热、压痛明显,脓肿形成时有明显的波动感。前庭大腺开口处充血,可有脓性分泌物。

3. 辅助检查

本病主要依靠临床症状和体征来做出诊断。在前庭大腺开口处或破溃处取脓液进行涂片检查、细菌培养和药敏试验,可便于指导临床用药。

(二)鉴别诊断

1. 尿道旁腺炎

尿道旁腺炎位置比较高,很少位于小阴唇的下方。

2. 腹股沟疝

嘱患者咳嗽,会感觉到肿块冲动,挤压局部时,肿块可消失,有时候肿块可突然增大,叩之呈鼓音。

3. 外阴疖

一般在皮肤的表面且较小,质硬,无脓液形成。

4. 外阴血肿

一般有明确的创伤史,血肿在短时间内迅速形成,疼痛不如脓肿明显,也无腹股沟淋巴结的肿大。

五、治疗

(一) 一般治疗

急性炎症发作时须卧床休息。注意外阴部清洁，可用 1：5 000 高锰酸钾坐浴，其他溶液如肤阴洁、肤阴泰、皮肤康洗剂等也可选用。

(二) 药物治疗

对前庭大腺炎可以使用全身性抗生素，治疗时应根据病原体选用抗生素。常用青霉素 80 万单位 / 次肌内注射（皮试阴性后用），2 次 / 天，连用 3～5 天；或青霉素 800 万单位 / 次、甲硝唑 1 g / 次静脉滴注，1 次 / 天，连用 3～5 天。对青霉素过敏者，可选用林可霉素、克林霉素等其他抗生素。

(三) 手术治疗

脓肿形成后，在应用抗生素同时，进行外科手术治疗。

1. 脓肿切开引流术

选择大阴唇内侧波动感明显部位，切口要够大，使脓液能全部彻底排出。为防止粘连，局部填塞碘附纱条。3 天后高锰酸钾液坐浴。

2. 囊肿剥除术

此法适用于炎症反复发作、治疗效果不好及较大年龄患者。单纯使用抗生素是无效的，此类患者须切开引流并做造瘘术。

六、注意事项

（1）有时急性外阴炎表现为大小阴唇充血、肿胀，易与前庭大腺炎混淆。诊断时应注意病史及分泌物培养结果，根据肿块的部位、外形加以分辨。

（2）少数肛门周围疾病由于位置比较高，也可以表现为类似前庭大腺炎的症状，因此要注意检查以除外肛周疾病。

（3）术后保持外阴清洁，每日以 1：5 000 高锰酸钾坐浴，也可用肤阴洁、肤阴泰等洗液坐浴。每周随访 1 次，共 4～6 次，每次都应用血管钳探查囊腔，以保持通畅。

（4）对于多次反复感染的病例，最好取脓液做细菌培养加药敏试验，在切开排脓的同时应用抗生素，可以选用甲硝唑口服，0.2 g / 次，3 次 / 天，不要局部使用抗生素，以免发生耐药性。

（5）前庭大腺脓肿在形成过程中疼痛非常剧烈，患者往往难以行走，坐卧不宁，在脓肿未形成时，应以消炎治疗为主，医生应当注意告知患者疾病的情况，使其配合治疗。

第四节 前庭大腺囊肿

前庭大腺囊肿可因前庭大腺导管有炎症或非特异性炎症阻塞，腺腔内分泌液积存而形成，也可因前庭大腺脓肿脓液吸收而形成。

一、病因

前庭大腺炎在炎症消失后脓液吸收，可为黏液所代替，而成为前庭大腺囊肿。前庭大腺囊肿是前庭大腺导管因非特异性炎症阻塞；也有少数病例因分娩做会阴侧切术时将腺管切断；或分娩时阴道、会阴外侧部裂伤，形成严重的瘢痕组织所致。有的前庭大腺囊肿在长时期内毫无症状，生长较慢，以后突然发现，很难了解起因。

二、诊断要点

（1）无明显自觉症状，或仅外阴一侧略有不适感。

（2）外阴一侧或两侧可触及圆形囊性肿物，位于前庭大腺部位，单发多见，无压痛，可持续数年不变。

（3）继发性感染时，再次形成脓肿，有急性期症状。

（4）反复感染可使囊肿增大。

三、鉴别要点

前庭大腺囊肿应注意与大阴唇腹股沟疝相鉴别。大阴唇腹股沟疝与腹股沟包块有冲动感，向下进气肿块稍胀大，叩诊呈鼓音，一般都在过度用力后突然出现。根据这些特点，鉴别一般无困难。

四、规范化治疗

（一）一般治疗

囊肿小，无症状者可不予处理，但应密切观察。前庭大腺囊肿可继发感染形成脓肿反复发作，遇此情况时应先行抗感染，而后手术治疗。

（二）手术治疗

囊肿较大或反复发作增大者，行前庭大腺造口术或挖除前庭大腺囊肿。该手术方法简单，损伤小，术后可保留腺体功能。近年采用激光作囊肿造口术，效果良好，术中出血少，无须缝合。

五、预后评估

由于囊肿可继发感染，故应争取手术治疗，经过囊肿造口术后复发率低，且可保持腺体功能。

第五节 滴虫性阴道炎

一、病因

滴虫性阴道炎是常见的阴道炎，由阴道毛滴虫所引起。滴虫呈梨形，后端尖，约为多核白细胞的 2~3 倍大小。虫体顶端有 4 根鞭毛，体部有波动膜，后端有轴柱凸出。活的滴虫透明无色，呈水滴状，诸鞭毛随波动膜的波动而摆动。滴虫的生活史简单，只有滋养体而无包囊期，滋养体生命力较强，能在 3~5℃生存两日；在 46℃时生存 20~60 分钟；在半干燥环境中约生存 10 天时间；在普通肥皂水中也能生存 45~120 分钟。在 pH 5 以下或 7.5 以上的环境中则不生长，滴虫性阴道炎患者的阴道 pH 一般为 5.1~5.4。隐藏在腺体及阴道皱裂中的滴虫于月经前后，常得以繁殖，引起炎症的发作。它能消耗或吞噬阴道上皮细胞内的糖原，阻碍乳酸生成。滴虫不仅寄生于阴道，还常侵入尿道或尿道旁腺，甚至膀胱、肾盂以及男性的包皮褶、尿道或前列腺中。

二、传染方式

有两种传染途径。①直接传染：由性交传播。滴虫常寄生于男性生殖道，可无症状，或引起尿道炎、前列腺炎或附睾炎。多数滴虫性阴道炎患者的丈夫有生殖器的滴虫病，滴虫常见于精液内。②间接传染：通过各种浴具如浴池、浴盆、游泳池、衣物、污染的器械等传染。

三、临床表现

主要症状为白带增多。分泌物呈灰黄色、乳白色或黄白色稀薄液体，或为黄绿色脓性分泌物，常呈泡沫状，有腥臭。严重时，白带可混有血液。多数患者有外阴瘙痒、灼热、性交痛等。有尿道感染时，可有尿频、尿痛甚至血尿。约有半数带虫者无症状。

检查可见阴道及宫颈黏膜红肿，常有散在红色斑点或草莓状突起。后穹隆有多量液性或脓性泡沫状分泌物。带虫而无症状者，阴道黏膜可无异常，但由于滴虫能消耗阴道内的糖原，改变阴道酸碱度，破坏防御机制而引起继发性细菌感染。妊娠期、月经期前后或产后，阴道 pH 增高，滴虫繁殖快，炎症易发作。

四、诊断

根据患者的病史、体征中特有的泡沫状分泌物，可以做出临床诊断。

五、辅助检查

阴道分泌物镜下检查找到滴虫,即可确诊。常用的检查方法是悬滴法:加一小滴生理盐水于玻片上,取少许阴道后穹窿处的分泌物,混于温盐水中,即可在低倍镜下找滴虫。滴虫离体过久,或标本已冷却,则滴虫活动差或不动,将影响对滴虫的识别。或用棉签蘸取阴道分泌物置于装有 2 mL 温生理盐水的小瓶中混匀,再取一小滴涂在玻片上检验。此项检查应在双合诊前进行,检查前不做阴道灌洗或局部用药,前 24～48 h 避免性生活。临床疑有滴虫性阴道炎而多次悬滴法未发现滴虫时,可作滴虫培养。

六、预防

加强卫生宣传,消灭传染源,开展普查普治。发现滴虫性阴道炎患者或无症状的带虫者均应积极治疗。患者的配偶也应同时治疗。

切断传播途径,严格管理制度,禁止患者及带虫者进入游泳池,应废除公共浴池,提倡淋浴,废除出租游泳裤及浴巾,改坐式便所为蹲式。医疗单位要做好器械的消毒及隔离,防止交叉感染。

七、治疗

(一)全身用药

滴虫性阴道炎患者常伴发泌尿系统及肠道内滴虫感染,又因滴虫不仅寄存于阴道黏膜的皱褶内,还可深藏于宫颈腺体中以及泌尿道下段,单纯局部用药不易彻底消灭滴虫,应结合全身用药获得根治。甲硝唑为高效口服杀滴虫药物,口服每次 200 mg,每日 3 次,连用 7 天。治疗后查滴虫转阴时,应于下次月经后继续治疗一疗程,以巩固疗效,配偶应同时治疗。近年来,有人主张用大剂量甲硝唑,口服 2 g/次,与 7 日法有相同疗效,较 7 日法方便、价廉。一次大剂量治疗无效者,可改用 0.5～1 g,2 次/日,连用 7 日。未婚妇女阴道用药困难,口服甲硝唑即可。服甲硝唑,特别是大剂量一次用药后,个别病例可发生恶心、呕吐、眩晕及头痛等。早孕期服用,有导致胎儿畸形的可能,故在妊娠 20 周以前,应以局部治疗为主,不建议口服甲硝唑。

(二)局部治疗

(1)1:5 000 高锰酸钾溶液冲洗阴道或坐浴,每日 1 次。

(2)甲硝唑栓 500 mg/次,每晚 1 次,塞阴道深部,10 日为一疗程,或甲硝唑阴道泡腾片 200 g/次,每晚 1 次塞阴道深部,7～10 日为一疗程。

八、预防与随访

(1)治疗结束后,于下次月经干净后复查,如阴性,再巩固 1～2 疗程,方法同前。经 3 次月经后复查滴虫均为阴性者方为治愈。

(2)滴虫可通过性交直接传染,故夫妇双方应同时服药,治疗期间应避免性生活或采用阴茎套。

(3)注意防止厕所、盆具、浴室、衣物等交叉感染。

第六节 念珠菌性阴道炎

一、病因

念珠菌性阴道炎是一种常见的阴道炎,习称霉菌性阴道炎,发病率仅次于滴虫性阴道炎。约 80%～90% 是由白色念珠菌感染引起的,10%～20% 为其他念珠菌及球拟酵母属感染,在治疗无效或经常复发的患者中,常可分离出这一类霉菌。最适于霉菌繁殖的阴道 pH 为 5.5。在 10%～20% 的正常妇女阴道中可能有少量白色念珠菌,但不引起症状,仅在机体抵抗力降低、念珠菌达到相当量时才致病。因此,机体细胞免疫力低下,如应用免疫抑制剂药物的患者易患霉菌性阴道炎。阴道上皮细胞糖原增多、酸性增强时,霉菌繁殖迅速引起炎症,如霉菌性阴道炎、糖尿病及接受雌激素治疗的患者。孕妇肾脏的糖阈降低，尿糖含量增高，也使霉菌加速繁殖。广谱抗生素及肾上腺皮质激素的长期应用，可使机体的菌种菌群发生紊乱，导致霉菌生长。严重的传染性疾病、其他消耗性疾病以及复合维生素 B 的缺乏，均为念珠菌生长繁殖的有利条件。

念珠菌可存在于人的口腔、肠道及阴道黏膜上，这三个部位的念珠菌可互相感染，当局部环境条件适合时易发病。

二、临床表现

主要表现为外阴、阴道炎。常见症状有白带增多及外阴、阴道瘙痒，可伴有外阴、阴道灼痛，排尿时尤为明显，还可有尿频、尿痛及性交痛。

典型的霉菌性阴道炎，白带黏稠，呈白色豆渣样或凝乳样。有时白带稀薄，含有白色片状物或表现正常。

检查见小阴唇内侧及阴道黏膜附有白色片状薄膜，擦除后，可见整个阴道黏膜红肿，急性期还见受损的糜烂面或表浅溃疡。

三、诊断

典型的霉菌性阴道炎诊断并不困难，做阴道分泌物检查可证实诊断。一般采用悬滴法，直接取分泌物置于玻片上，加一小滴等渗氯化钠或 10% 氧化钾溶液，或涂片后革兰氏染色，显微镜下检查可找到芽孢和假菌丝。疑为霉菌性阴道炎，而多次检查阴性时，可作霉菌培养。对年老肥胖或顽固的病例，应查尿糖、血糖及糖耐量试验。详细询问有无应用大量雌激素或长期应用抗生素的病史，以寻找病因。

四、治疗

（一）一般处理

（1）2%～3% 碳酸氢钠溶液冲洗外阴及阴道或坐浴，每日一次。

（2）有外阴瘙痒者，可选用达克宁霜、3% 克霉唑软膏或复方康纳乐霜涂外阴。

（3）如有糖尿病应积极治疗。

（二）抗真菌治疗

可酌情选用下列方案。

（1）患者每晚临睡前用 4% 苏打水洗净外阴，用一次性推注器将顺峰妇康安（克霉唑软膏）推入阴道深处（用药量 5 g/次），连续用药 7 天为一疗程。

（2）制霉菌素阴道栓剂或片剂 10 万 U/栓或片，每晚 1 次塞入阴道深部，12 次为一疗程。

（3）硝酸咪康唑栓 0.2 g/次，每晚 1 次塞入阴道深部，10 日为一疗程。

（4）米可啶阴道泡腾片 10 万 U/次，每晚 1 次塞阴道深部，10 次为一疗程。

（5）0.5%～1% 甲紫液涂阴道及宫颈，隔日一次，5 次为一疗程。

（6）单剂量口服氟康唑片 150 mg/次。孕妇及哺乳期慎用。

（7）口服伊曲康唑（斯皮仁诺）片 200 mg，每日 2 次，一日治疗。重症者 200 mg/次，口服，每日一次，7 日为一疗程。孕妇及哺乳期不宜服用。

五、预防及随访

（1）治疗结束后，于下次月经干净后复查，如阴性再巩固 1～2 疗程，经 3 次月经后查真菌均为阴性者方为治愈。

（2）真菌性阴道炎可通过性交传染，治疗期间应避免性生活或采用阴茎套，夫妇双方应同时治疗。

（3）避免厕所、盆具、毛巾、浴室交叉感染。

（4）孕妇患真菌性阴道炎以局部用药为宜。

（5）长期用抗生素、皮质激素治疗者，需防真菌性阴道炎。

第七节 阿米巴性阴道炎

阿米巴性阴道炎临床较少见，多由阿米巴原虫引起，常继发于阴道感染后，临床表现主要为阴道分泌物增多，呈血性浆液或黄色脓性黏液，有腥味，检查发现阴道有典型的不规则浅表溃疡，边缘隆起为特征，患者常有腹泻或痢疾病史。

一、病因

本病由阿米巴原虫引起。阿米巴滋养体随大便排出后直接感染外阴及阴道，当机体全身情况差、健康水平下降或生殖器有损伤时，阿米巴滋养体易侵入损伤部位，分泌溶组织酶造成黏膜组织破坏，导致生殖道溃疡。

二、临床表现

主要表现为阴道分泌物多，呈血性浆液或黄色黏稠脓性分泌物，有腥味，常伴有外阴、阴道痒感或疼痛。检查发现，阴道黏膜充血，形成溃疡时，其周边隆起，呈虫蚀状，溃疡可散在或融合成片。基底部呈现黄色坏死碎片，触之易出血，质脆，有触痛。有的患者由于阴道和（或）宫颈结缔组织反应明显，可似肿瘤样增生，应与恶性肿瘤或结核相鉴别。

三、辅助检查

（一）阴道分泌物涂片
查找阿米巴滋养体。

（二）活检
阴道溃疡处做活体组织病理检查，可找到阿米巴原虫。

（三）培养
取阴道分泌物做特殊培养，阳性率较前两者高。

四、诊断

详细询问病史，如有腹泻或痢疾病史以及典型的虫蚀状的阴道浅表溃疡，常可做出诊断。确诊时需做分泌物涂片或在溃疡处刮片找到阿米巴滋养体即可确诊，必要时做分泌物培养。溃疡处应做活检与生殖道恶性肿瘤、结核等鉴别。

五、治疗

（一）局部治疗
注意外阴清洁，防止粪便污染外阴、阴道。治疗期间禁止性生活。局部每日用质量浓度为10 g/L（1%）的乳酸或1∶5 000的高锰酸钾冲洗阴道，每日1次。冲洗后上甲硝唑0.2 g，每日1次，7~10天为1个疗程。

（二）药物治疗
1. 甲硝唑

0.2~0.4 g/次，每日3次，10~14天。此药对阿米巴原虫有杀伤作用，对包囊也有效，毒性小，疗效高。

2. 双碘喹啉

一次400~600 mg/次，每日3次，连用2~3周，重复治疗间隔为2~3周。

3. 盐酸依米丁

对阿米巴滋养体有杀灭作用，但对包囊无作用。口服胃肠反应大，多用深部肌内注射，1 mg/(kg·d)，最多不超过60 mg/d，连用6天为1个疗程。因此药毒性大、排泄缓慢，临床使用较少。

4. 奥硝唑（氯醇硝唑）

0.5 g/次，每日4次，连用3天，对肠内外阿米巴疾病均有效。孕妇禁用。

第四章 女性生殖内分泌疾病

第一节 女性性分化和性发育异常

一、女性生殖系统的分化

生殖系统的分化是一个复杂的过程，它包括三个方面，即性腺、生殖道和外生殖器的分化。下面介绍女性生殖系统的分化。

（一）卵巢的发生

女性的性腺是卵巢，它和睾丸一样均起源于原始性腺。在胚胎的第4周，卵黄囊后壁近尿囊处出现原始生殖细胞（primordial germ cell），原始生殖细胞体积较大，起源于内胚层。在胚胎的第5周，中肾内侧的体腔上皮及其下面的间充质细胞增殖，形成一对纵形的生殖腺嵴（gonadal ridge）。生殖腺嵴表面上皮向其下方的间充质内增生，形成许多不规则的细胞索，我们称为初级性腺索（primitive gonadal cord）。在胚胎的第6周原始生殖细胞经背侧肠系膜移行至初级性腺索内，这样就形成了原始性腺。原始性腺无性别差异，将来既可以分化成卵巢，也可以分化成睾丸，因此我们又称之为未分化性腺。

目前认为决定原始性腺分化方向的因子是位于Yp11.3的Y染色体性别决定区（sex-determining region of the Y，SRY）。在SRY不存在时，原始性腺自然向卵巢方向分化。DAX-1（DSS-AHC critical region on the X gene 1）是卵巢发生的关键基因，DAX-1编码的蛋白是核受体大家族中的一员，当该基因发生突变时，患者会发生性反转（与剂量有关，故称为剂量敏感性反转 dosage-sensitive reversal，DSS）和先天性肾上腺发育不良（adrenal hypoplasia congenita，AHC）。

在胚胎的第10周，初级性索向原始性腺的深部生长，形成不完善的卵巢网，以后初级性索与卵巢网均退化，被血管和间质所替代，形成卵巢的髓质。此后，原始性腺表面上皮再次增生形成新的细胞索，称为次级性索（secondary sex cord）。次级性索较短，分布于皮质内，故又被称为皮质索（cortical cord）。在胚胎的第16周，皮质索断裂成许多孤立的细胞团，这些细胞团就是原始卵泡（primordial follicle）。原始卵泡中央是一个由原始生殖细胞分化来的卵原细胞，周围是一层由皮质索细胞分化来的卵泡细胞（follicular cell）。胚胎期的卵原细胞可以分裂增生，它们最终分化成初级卵母细胞，初级卵母细胞不具备增生能力。卵泡之间的间充质形成卵巢的间质。在妊娠17~20周，卵巢分化结束。

（二）女性内生殖器的发生

女性内生殖器起源于副中肾管，副中肾管又称米勒管（mullerian duct）。男性内生殖器起源于中肾管，中肾管又称沃夫管（wolffian duct）。在胚胎期，胎儿体内同时存在中肾管和副中肾管。决定内生殖器分化的因子是睾丸支持细胞分泌的抗米勒管激素（anti-mullerian hormone，AMH）和睾丸间质细胞分泌的雄激素，AMH抑制米勒管的分化，中肾管的分化依赖雄激素。

卵巢分泌的雄激素量不能满足中肾管发育的需要，因此中肾管逐渐退化。另外卵巢不分泌AMH，米勒管便得以发育。米勒管的上段分化成输卵管，中段发育成子宫，下段发育成阴道的上1/3。阴道的下2/3起源于尿生殖窦。

（三）外生殖器的发生

外生殖器起源于尿生殖窦。在胚胎的第 8 周，尿生殖窦的颅侧中央出现一个突起，称为生殖结节；尾侧有一对伸向原肛的皱褶，称为生殖皱褶，生殖皱褶的两侧还有一对隆起，称为生殖隆起。生殖结节、生殖皱褶和生殖隆起是男女两性外生殖器的始基，它们具有双相分化潜能。决定胎儿外阴分化方向的因子是雄激素。胎儿睾丸分泌的睾酮在 5α - 还原酶作用下转化成二氢睾酮，二氢睾酮使尿生殖窦向男性外生殖器方向分化。如果尿生殖窦未受雄激素的影响，则向女性外生殖器方向分化。

对女性胎儿来说，由于体内的雄激素水平较低，尿生殖窦将发育成女性外阴。生殖结节发育成阴蒂，生殖皱褶发育成小阴唇，生殖隆起发育成大阴唇。另外，阴道的下 2/3 也起源于尿生殖窦。

二、性发育异常

性发育异常（disorders of sex development，DSD）包括一大组疾病，这些疾病的患者在性染色体、性腺、外生殖器或性征方面存在一种或多种先天性异常或不一致，临床上最常见的表现是外生殖器模糊和青春期后性征发育异常。在诊断性发育异常时，既往使用的一些术语，如两性畸形、真两性畸形、假两性畸形、睾丸女性化综合征等，由于具有某种歧视性意味，现已废弃不用。

（一）分类

DSD 的分类较为复杂，目前倾向于首先根据染色体核型分成 3 大类，即"染色体异常型 DSD""46，XX 型 DSD"和"46，XY 型 DSD"，然后再根据性腺情况和激素作用情况进行具体诊断。

（二）诊断

性发育异常的诊断较为复杂，临床上根据体格检查、影像学检查、内分泌测定、染色体核型分析进行诊断，必要时可能需要腹腔镜检查或剖腹探查。

1. 体格检查

体格检查重点关注性征的发育和外阴情况。

（1）无性征发育：幼女型外阴、乳房无发育，说明体内雌激素水平低下，卵巢无分泌功能。这有两种可能：卵巢发育不全或者下丘脑或垂体病变导致卵巢无功能。

多数先天性性腺发育不全是由 Turner 综合征和单纯性性腺发育不全引起的。Turner 综合征除有性幼稚外，往往还有体格异常，如身材矮小、蹼颈、后发际低、皮肤多黑痣、内眦赘皮、眼距宽、盾形胸、肘外翻、第四和第五掌（跖）骨短等表现。单纯性性腺发育不全患者没有体格异常。

先天性低促性腺激素性性腺功能低下也没有体格发育异常。极个别可伴有嗅觉的丧失，我们称之为 Kallmann 综合征。

（2）有性征发育，无月经来潮：提示有生殖道发育异常可能。青春期有第二性征的发育，说明卵巢正常，下丘脑 - 垂体 - 卵巢轴已启动。如生殖道发育正常，应该有月经的来潮；如无月经的来潮则提示有生殖道发育异常可能。当检查发现子宫大小正常，且第二性征发育后出现周期性腹痛，应考虑为处女膜或阴道发育异常如处女膜闭锁、先天性无阴道或阴道闭锁。子宫未发育或子宫发育不全时，往往无周期性腹痛，如先天性无子宫、始基子宫和实质性子宫等米勒管发育异常等。

（3）外生殖器异常：又称外阴模糊，提示可能有性腺发育异常、雄激素分泌或作用异常等。如果患者性腺为卵巢，有子宫和阴道，外阴有男性化表现，则可能为 46，XX 型 DSD 中的雄激素过多性性发育异常，如 21- 羟化酶缺陷等。如果患者性腺为睾丸，没有子宫和阴道，外阴有女性化表现，则很可能是 46，XY 型 DSD，如雄激素不敏感综合征等。

临床上一般采用 Prader 方法对异常的外生殖器进行分型：Ⅰ型，阴蒂稍大，阴道与尿道口正常；Ⅱ型，阴蒂增大，阴道口变小，但阴道与尿道口仍分开；Ⅲ型，阴蒂显著增大，阴道与尿道开口于一个共同的尿生殖窦；Ⅳ型，表现为尿道下裂；Ⅴ型，阴蒂似正常男性。

2. 影像学检查

影像学检查包括超声、CT 和 MRI 等，通过影像学检查可了解性腺和生殖道的情况。

3. 内分泌测定

测定的激素包括 FSH、LH、PRL、雌二醇、孕烯醇酮、孕酮、17α-羟孕酮、睾酮、雄烯二酮、二氢睾酮、硫酸脱氢表雄酮和去氧皮质酮（DOC）等。

性腺发育不全时，FSH 和 LH 水平升高，先天性低促性腺激素性性腺功能低下者的促性腺激素水平较低，米勒管发育异常和尿生殖窦发育异常者的促性腺激素水平处于正常范围。

雄激素水平较高时应考虑 46，XX 型 DSD 中的 21-羟化酶缺陷和 11β-羟化酶缺陷，以及 46，XY 型 DSD 和染色体异常型 DSD。孕酮、17-羟孕酮和 DOC 对诊断先天性肾上腺皮质增生症引起的 DSD 很有帮助。睾酮/二氢睾酮比值是诊断 5α-还原酶缺陷的重要依据，雄烯二酮/睾酮比值升高是诊断 17β-脱氢酶的依据之一。

4. 染色体检查

染色体检查对所有怀疑 DSD 的患者均应做染色体检查。典型的 Turner 综合征的染色体为 45，X，其他核型有"45，X/46，XX""46，xxp-""46，xxq-""46，XXp-/46，xx""46，XXq-/46，XX"等。单纯性性腺发育不全的核型为 46，XX 或 46，YY。女性先天性肾上腺皮质增生症的染色体为 46，XX，雄激素不敏感综合征的染色体为 46，XY。卵睾型 DSD 的染色体核型有三种："46，XX""46，XX/46，XY"和"46，XY"，其中最常见的是 46，XX。

5. 性腺探查

卵睾型 DSD 的诊断依赖性腺探查，只有组织学证实体内同时有卵巢组织和睾丸组织才能诊断。卵睾型 DSD 的性腺有三种：一侧为卵巢或睾丸，另一侧为卵睾；一侧为卵巢，另一侧为睾丸；两侧均为卵睾。其中最常见的为第一种。对含有 Y 染色体的 DSD 者来说，性腺探查往往是诊断或治疗中的一个必不可少的步骤。

（三）治疗

性发育异常处理的关键是性别决定。婴儿对性别角色还没有认识，因此在婴儿期改变性别产生的心理不良影响很小，甚至没有。较大的孩子在选择性别时应慎重，应根据外生殖器和性腺发育情况、患者的社会性别及患者及其家属的意愿选择性别。

1. 外阴整形

外阴模糊者选择做女性时往往需要做外阴整形。

手术的目的是使阴蒂缩小、阴道口扩大、通畅。阴蒂头有丰富的神经末梢，对保持性愉悦感非常重要，因此现在都做阴蒂体切除术，以保留阴蒂头及其血管和神经。

2. 性腺切除

体内存在睾丸组织或 Y 染色体的患者在选择做女性后，首要的治疗是切除双侧睾丸组织或性腺组织，因为性腺组织可能发生癌变。

3. 性激素治疗

性激素治疗包括雌激素治疗和孕激素治疗。原则是有子宫者需要雌孕激素治疗，无子宫者单用雌激素治疗。

性激素治疗的目的是促进并维持第二性征的发育、建立规律月经、防止骨质疏松的发生。常用的雌激素有戊酸雌二醇和妊马雌酮，孕激素有醋酸甲羟孕酮等。

4. 皮质激素治疗

先天性肾上腺皮质增生症者需要皮质激素治疗。

三、Turner 综合征

Turner 综合征（Turner syndrome）是最常见的先天性性腺发育不全，大约每 2000 个女性活婴中有 1 例。1938 年 Turner 对 7 例具有女性表型，但有身材矮小、性幼稚、肘外翻和蹼颈的患者做了详细的描述，这是历史上第一次对该疾病的临床表现做详尽的描述，故该疾病后来被命名为 Turner 综合征。

（一）临床表现

Turner 综合征最典型的临床表现是身材矮小和性幼稚。另外部分患儿还可能有一些特殊的体征，如皮肤较多的黑痣、蹼颈、后发际低、盾状胸、肘外翻和第 4、5 掌（跖）骨短等。

1. 身材矮小

许多 Turner 综合征患儿出生身高就偏矮，儿童期身高增长较慢，比正常同龄人的平均身高低 2 个标准差以上，到青春期年龄后，无生长加速。典型的 Turner 综合征者的身高一般不超过 147 cm。

以前认为 Turner 综合征者的身材矮小与生长激素缺乏有关，目前多数认为患儿体内不缺少生长激素。研究已证实 Turner 综合征者的身材矮小是由 X 染色体短臂上的身材矮小同源盒基因（short-stature homeobox-containing gene，SHOX）缺失所致。如果 SHOX 基因不受影响，患儿就不会出现身材矮小。

2. 骨骼发育异常

许多 Turner 综合征者存在骨骼发育异常，临床上表现为肘外翻、不成比例的腿短、盾状胸、颈椎发育不良导致的颈部较短、脊柱侧凸和第 4、5 掌（跖）骨短等。

Turner 综合征者异常的面部特征也是由骨骼发育异常造成的，这些异常特征包括：下颌过小、上腭弓高、内眦赘皮等。

Turner 综合征的骨骼发育异常是骨发育不全的结果，目前尚不清楚 Turner 综合征者骨发育不全的具体机制，推测可能与 X 染色体缺陷导致的结缔组织异常有关。

3. 淋巴水肿

Turner 综合征者存在淋巴管先天发育异常，从而发生淋巴水肿。有的患儿出生时就有手、足部的淋巴水肿，往往经过数日方可消退。颈部淋巴水肿消退后就表现为蹼颈，眼睑下垂和后发际低也是由淋巴水肿引起的。

4. 内脏器官畸形

20%～40% 的 Turner 综合征患者有心脏畸形，其中最常见的是二叶式主动脉瓣、主动脉缩窄和室间隔缺损等。约 1/4 的患者有肾脏畸形，如马蹄肾以及肾脏结构异常等。许多研究提示 Turner 综合征者的心脏畸形和肾脏畸形可能与这些部位的淋巴管发育异常有关。

5. 生殖系统

患儿为女性外阴，有阴道、子宫。性腺位于正常卵巢所在的部位，呈条索状。典型的 Turner 综合征患者到青春期年龄后，没有乳房发育，外阴呈幼女型，但患者可以有阴毛。有些 Turner 综合征患者（染色体核型为嵌合型者）可以有第二性征的发育，但往往来过几次月经后就发生闭经。

条索状性腺由结缔组织组成，不含卵泡。在胚胎期，Turner 综合征患者的原始性腺分化为卵巢。但是由于没有两条完整的 X 染色体，结果在胎儿阶段卵巢内的卵泡就被耗竭，到出生时，两侧卵巢已被结缔组织所替代。

6. 其他内分泌系统异常

Turner 综合征患者甲状腺功能低下的发生率比正常人群高，一项对平均年龄为 15.5 岁的 Turner 综合征者的调查发现，约 22% 的患者体内有甲状腺自身抗体，其中约 27% 的患者有甲状腺功能减退。另外，胰岛素拮抗在 Turner 综合征患者中也常见，随着患者的年龄增加，她们发生糖尿病的风险也增加，肥胖和生长激素治疗会使糖尿病发病风险进一步增加。

7. 其他临床表现

许多患者的皮肤上有较多的黑痣，这些黑痣主要分布在面、颈胸和背部。大部分患儿智力发育正常，但也有部分患者有不同程度的智力低下。

肝功能异常较常见，有研究发现 44% 的患者有肝酶升高。儿童期患者常有中耳炎反复发作，这与有关骨骼发育异常有关，许多患者因此出现听力障碍。

（二）内分泌检查

常规测定血 FSH、LH、PRL、睾酮和雌二醇水平。

Turner 综合征患者的激素测定结果如下：

FSH
↑达到绝经后妇女水平
LH
↑达到绝经后妇女水平
PRL
正常范围
睾酮
比正常女性正常平均水平低
雌二醇
↓比正常青春期女孩的卵泡早期水平低

（三）染色体核型分析

对疑似Turner综合征者，常规做染色体核型分析，目的有两个：①明确诊断；②了解有无Y染色体以指导治疗。

（四）治疗

Turner综合征治疗的目的是治疗先天性畸形、改善最终身高、促进第二性征的发育、建立规律月经、减少各种并发症的发生。

1. 先天性畸形的治疗

有些先天性畸形，如心血管系统。患者如有心血管方面的畸形，需要外科医生进行评价和治疗。在外科医生认为不需要特殊治疗后，再给予相应的内分泌治疗。

2. 性激素治疗

目的是促进并维持第二性征的发育，维护正常的生理状况，避免骨质丢失。为最大限度改善患者的身高，一般在开始的2~3年采用小剂量的雌激素，这样可以避免骨骺过早愈合。以后再逐步加大雌激素剂量，一般要维持治疗二三十年。单用雌激素会导致子宫内膜增生症，增加子宫内膜癌的发病风险，加用孕激素可消除该风险。第一次加用孕激素往往在使用雌激素6~12个月以后或第一次有阴道出血（未使用孕激素）后。以后定期加用孕激素，每周期孕激素使用的天数为7~14天。

3. 生长激素治疗

虽然Turner综合征患者的身材矮小不是由生长激素缺乏引起，但是在骨骺愈合前及时给予生长激素治疗对改善身高还是有益的。一般说来，生长激素治疗可以使患者的最终身高增加5~10 cm。

4. 其他治疗

含Y染色体的Turner综合征患者的性腺容易恶变为性腺母细胞瘤和无性细胞瘤，恶变率为20%~25%，恶变通常发生在儿童期和青春期。因此建议这些患者及时手术切除两侧的性腺组织。

四、45，X/46，XY 综合征

染色体核型为45，X/46，XY的性腺发育不全者最初被称为混合性性腺发育不全，因为这些患者体内的性腺一侧为条索状性腺，另一侧为发育不全的睾丸。后来发现染色体核型为45，X/46，XY患者的临床表现差别很大，从类似典型的Turner综合征到类似正常男性、从混合性性腺发育不全到真两性畸形都有可能出现，这些表现千差万别的疾病唯一的共同点是染色体核型，故它们被统称为45，X/46，XY综合征（一般不包括真两性畸形）。

（一）临床表现

染色体核型异常导致性腺发育异常。根据性腺发育情况，内生殖器可有不同表现。如果两侧均为条索状性腺，那么患者就表现为Turner综合征；如果只有发育不全的睾丸，就表现为两性畸形；如果有发育较好的睾丸，患者多数按男孩抚养，此类患者往往因男性不育而在男性科就诊。

（二）诊断和鉴别诊断

根据体格检查、影像学检查、内分泌测定和核型分析不难诊断。

（三）治疗

来妇产科就诊的患者往往从小按女性抚养，性腺为条索状性腺或发育不良的睾丸，因此治疗的目的是切除性腺，使患者按女性正常生活。

1. 切除性腺

无论是条索状性腺还是发育不全的睾丸均容易发生恶变，因此不管性腺发育程度，均予以切除。

2. 外阴矫形术

对外阴模糊者，予以整形，使之成为女性外阴。

3. 激素替代治疗

激素替代治疗的方案与 Turner 综合征类似。要强调的是如果患者体内没有子宫，就不需要补充孕激素。

五、卵睾型性腺发育异常

当体内同时有卵巢组织和睾丸组织时，称为卵睾型 DSD。

（一）发病机制

患者的染色体核型有 46，XX 和 46，XY 以及 46，XX/46，XY，其中最常见的核型是 46，XX，其次是 46，XY 和 46，XX/46，XY。在睾丸分化过程中起重要作用的基因是 SRY，如果 X 染色体上携带 SRY 基因，就很容易解释发病机制。但是大多数核型为 46，XX 的卵睾型 DSD 患者体内并未找到 SRY 基因，目前认为可能的机制有：

（1）常染色体或 X 染色体上与性别决定有关的其他基因发生了突变。

（2）性腺局部存在染色体嵌合。

（3）SRY 基因调控的下游基因发生了突变。

46，XX/46，XY 嵌合型可能是双受精或两个受精卵融合的结果，46，XX 核型使部分原始性腺组织向卵巢组织方向分化，46，XY 核型使部分性腺组织向睾丸组织方向分化，因此患者表现为卵睾型 DSD。核型为 46，XY 的卵睾型 DSD 的卵巢发生机制还没有很满意的解释，有作者认为原始性腺组织的 SRY 突变是主要原因。SRY 突变导致了原始性腺组织上既有 SRY 正常的细胞，又有 SRY 突变的细胞，前者使部分原始性腺组织分化成睾丸组织，后者使部分原始性腺组织分化成卵巢组织。

（二）诊断和鉴别诊断

诊断卵睾型 DSD 需要有组织学证据，因此性腺探查是必需的手段。另外，一些辅助检查对诊断也有帮助。如超声发现卵泡样回声时，可以提示卵巢组织的存在。注射 HMG 后，如果雌激素水平升高，提示存在卵巢组织。注射 HCG 后，如果睾酮水平升高，提示存在睾丸组织。

染色体为 46，XX 的卵睾型 DSD 主要与先天性肾上腺皮质增生症相鉴别。由于 95% 的先天性肾上腺皮质增生症为 21-羟化酶缺陷，因此测定 17-羟孕酮可以鉴别。染色体为 46，XY 的卵睾型 DSD 主要与雄激素不敏感综合征和 5α-还原酶缺陷等 46，XY 型 DSD 相鉴别。

（三）治疗

卵睾型 DSD 处理的关键是性别决定。从纯粹的生理学角度上来讲，染色体为 46，XX 者，多建议选择做女性。对选择做女性的卵睾型 DSD 者，需要手术切除体内所有的睾丸组织。如果性腺为睾丸，则行睾丸切除术。如果性腺为卵睾，则切除卵睾的睾丸部分，保留卵巢部分。在有的卵睾中，睾丸组织与卵巢组织混在一起，没有界限，此时需要行卵睾切除术。术后需要做 HCG 试验，以了解是否彻底切除睾丸组织。

按女性抚养的患者，还要做外阴整形术，使外生殖器接近正常女性的外生殖器。选择做男性的患者，应切除卵巢组织、子宫和阴道，使睾丸位于阴囊内。如果睾丸发育不全，可能需要切除所有的性腺，以后补充雄激素。

六、21-羟化酶缺陷

21-羟化酶缺陷（21-hydroxylase deficiency）是最常见的先天性。肾上腺皮质增生症，约占 CAH 总数的 90%～95%。21-羟化酶缺陷既影响皮质醇的合成，也影响醛固酮的合成。由于 21-羟化酶缺陷者的肾上腺皮质会分泌大量的雄激素，因此女性患者可出现性分化或性发育异常。根据临床表现 21-羟化酶缺陷可分为 3 种：失盐型肾上腺皮质增生症、单纯男性化型和非典型肾上腺皮质增生症，后者又被称为迟发性肾上腺皮质增生症。

（一）临床表现

21-羟化酶缺陷的临床表现差别很大，一般说来 21-羟化酶缺陷的表现与其基因异常有关，基因突变越严重，酶活性受损越大，临床表现也越重。

1. 失盐型

失盐型患者的酶缺陷非常严重，体内严重缺少糖皮质激素和盐皮质激素。出生时已有外阴男性化，可表现为尿道下裂。患儿在出生后不久就会出现脱水、体重下降、血钠降低和血钾升高，需要抢救。目前能在患儿出生后 1～2 天内明确诊断，进一步的治疗在儿科和内分泌科进行。

2. 单纯男性化型

21-羟化酶缺陷较轻的女性患者，如果在胎儿期发病，就表现为性发育异常，临床上称为单纯男性化型。另外，儿童期过高的雄激素水平可以促进骨骼迅速生长，骨骺提前闭合，因此患者的最终身高往往较矮。许多患者往往是因为原发闭经来妇产科就诊，此时她们的骨骺已经闭合，因此任何治疗对改善身高都没有意义。

3. 迟发型

迟发型 21-羟化酶缺陷在青春期启动后发病，临床表现不典型。患者在青春期启动前无异常表现。青春期启动后患者出现多毛、痤疮、肥胖、月经稀发、继发闭经和多囊卵巢等表现，易与多囊卵巢综合征相混淆。

（二）内分泌测定

患者典型的内分泌变化是血雄激素和 17-羟孕酮水平升高。

1. 单纯男性化型

患者的促性腺激素在正常卵泡早期范围。孕酮、睾酮、硫酸脱氢表雄酮（DHEAS）和 17-羟孕酮均升高，其中最有意义的是 17-羟孕酮的升高。正常女性血 17-羟孕酮水平不超过 2 ng/mL，单纯男性化型 21-羟化酶缺陷者体内的血 17-羟孕酮水平往往升高数百倍，甚至数千倍。

2. 迟发型

FSH 水平正常，LH 水平升高，睾酮水平轻度升高，DHEAS 水平升高。部分患者的 17-羟孕酮水平明显升高，这对诊断有帮助。但是也有一些患者的 17-羟孕酮水平升高不明显（< 10 ng/mL），这就需要做 ACTH 试验。静脉注射 ACTH 60 分钟后，迟发型 21-OHD 患者体内的血 17-羟孕酮水平将超过 10 ng/mL。

（三）单纯男性化型 21-羟化酶缺陷的治疗

应尽可能早地治疗单纯男性化型 21-羟化酶缺陷。肾上腺皮质分泌的过多的雄激素可加速骨骺愈合，因此治疗越晚，患者的最终身高越矮。另外，早治疗还可避免男性化体征加重。

1. 糖皮质激素

糖皮质激素是治疗 21-羟化酶缺陷的特效药。补充糖皮质激素可以负反馈地抑制 ACTH 的分泌，从而降低血 17-羟孕酮、DHEAS 和睾酮水平。

常用的糖皮质激素有氢化可的松、泼尼松和地塞米松。儿童一般使用氢化可的松，剂量为每天 10～20 mg/m^2，分 2～3 次服用，最大剂量一般不超过 25 mg/(m^2·d)。由于泼尼松和地塞米松抑制生长作用较强，因此一般不建议儿童使用。成人每天使用氢化可的松 37.5 mg，分 2～3 次服用；泼尼松 7.5 mg/d，分 2 次服用；或者地塞米松 0.40～0.75 mg，每天睡觉前服用 1 次。

在应激情况下，需要把皮质醇的剂量增加 1～2 倍。在手术或外伤时，如果患者不能口服，就改为肌肉注射或静脉给药。

患者怀孕后应继续使用糖皮质激素，此时一般建议患者使用氢化可的松或泼尼松，根据患者的血雄激素水平进行剂量调整，一般把雄激素水平控制在正常范围的上限水平。如患者曾行外阴整形术，分娩时应选择剖宫产，这样可以避免外阴损伤。分娩前后应该按应激状态补充糖皮质激素。

需要终身服用糖皮质激素。开始治疗时可采用大剂量的药物，在 17-羟孕酮水平下降后逐步减量到最小维持量。不同的患者，最小维持量不同。

2. 手术治疗

外生殖器异常者可通过手术纠正。

3. 生育问题

绝大多数患者经糖皮质激素治疗后，可恢复正常排卵，因此可以正常受孕。对女性患者来说，需终身服药，怀孕期间也不可停药。因为如果孕期不治疗的话，即使怀孕的女性胎儿没有 21-羟化酶缺陷，依然会发生女性外阴男性化。

经糖皮质激素治疗后，如果患者没有恢复排卵，可以使用氯米芬、HMG 和 HCG 诱发排卵。

七、11β-羟化酶缺陷

11β-羟化酶（cytochrome P450 11β-hydroxylase，CYP11B1）缺陷也会引起先天性肾上腺皮质增生症，但是其发病率很低，约为 210 HD 发病率的 5%。

CYP11B1 基因位于 8 号染色体的长臂上，与编码醛固酮合成酶的基因（CYP11B2）相邻。CYP11B1 的生理作用是把 11-脱氧皮质醇转化成皮质醇，把 11-去氧皮质酮转化为皮质酮。当 CYP11B1 存在缺陷时，皮质醇合成受阻，ACTH 分泌增加，结果肾上腺皮质增生，雄激素分泌增加。另外，醛固酮合成也受影响，但由于 11-去氧皮质酮在体内积聚，11-去氧皮质酮有盐皮质激素活性，因此患者不仅没有脱水症状，反而会出现高血压。

11β-羟化酶缺陷的临床表现有雄激素水平升高、男性化和高血压等。11β-羟化酶缺陷最容易与 21-羟化酶缺陷相混淆，两者的血 17-羟孕酮水平均升高。11β-羟化酶缺陷患者体内的 11-脱氧皮质醇和去氧皮质酮水平升高，有高血压；而 21-羟化酶缺陷患者没有这些表现。

11β-羟化酶缺陷的治疗与单纯男性化型 21-羟化酶缺陷的治疗相似，以糖皮质激素治疗为主。如果使用糖皮质激素后，血压还不正常，就需要加用抗高血压药。

八、雄激素不敏感综合征

雄激素不敏感综合征（androgen insensitivity syndrome，AIS）又被称为雄激素抵抗综合征（androgen resistance syndrome），其发生的根本原因是雄激素受体（androgen receptor，AR）基因发生了突变。由于雄激素受体位于 X 染色体上，因此 AIS 为 X-连锁隐性遗传病。

（一）临床表现

完全性雄激素不敏感综合征的临床表现较单一，不同患者间的差别不大。部分性雄激素不敏感综合征的临床表现与雄激素受体缺陷程度有关，个体间的差异很大。

1. 完全性雄激素不敏感综合征

由于 AR 基因异常，导致胚胎组织对雄激素不敏感，中肾管分化受阻，最后退化。缺少雄激素的影响，尿生殖窦发育成女性外阴，有大阴唇、小阴唇和阴道，外观与正常女性没有差别。许多患者伴有单侧或双侧腹股沟疝，仔细检查疝囊时可发现睾丸。完全性雄激素不敏感综合征者的睾丸可位于腹腔、腹股沟管或阴唇内，病理学检查常可见大量无生精功能的曲细精管。无附睾和输精管，无子宫和输卵管，阴道为盲端。极少数患者有发育不良的输卵管和子宫，可能是睾丸功能不足造成的。

由于完全性雄激素不敏感综合征者为女性外阴，因此出生后按女孩抚养。进入青春期后，患者与正常女性的差异开始显现出来。完全性雄激素不敏感综合征者有正常发育的乳房，但没有阴毛、腋毛和月经。另外，患者的身高可能较一般女性高。

内分泌测定发现患者的血 FSH 水平正常，LH 水平升高，睾酮水平达到正常男性水平，雌激素水平可达到卵泡早、中期水平。雄激素不敏感综合征者体内的雌激素是由睾酮在周围组织转化而来的。雄激素不敏感综合征患者的睾丸分泌的大量睾酮虽然不能通过 AR 发挥生物学效应，但是它却可通过周围组织的芳香化酶转化为雌激素，在雌激素的作用下，患者表型为女性。

2. 部分性雄激素不敏感综合症

部分性雄激素不敏感综合征的临床表现差异非常大。外阴可以从类似于正常女性的外生殖器到类似于正常男性的外生殖器，跨度很大。与完全性雄激素不敏感综合征相比，部分性雄激素不敏感综合征最大的特点是有不同程度的男性化。男性化程度差的患者可表现为尿道下裂、阴蒂增大，甚至可有带盲端的阴道。男性化程度好的患者可仅表现为男性不育或男性乳房发育。

男性化程度差的 PAIS 患者出生后一般按女孩抚养，而男性化程度好的部分性雄激素不敏感症患者出生后一般按男孩抚养。因此前者一般来妇产科就诊，而后者则去泌尿外科就诊。按女孩抚养的部分性雄激素不敏感综合征患者进入到青春期以后，可有乳房发育，但没有月经来潮。此时患者男性化体征往往更明显，如声音较粗、可有喉结、皮肤较粗、体毛呈男性分布和阴蒂肥大等。

部分性雄激素不敏感综合征患者的激素水平与完全性雄激素不敏感综合征患者相似。

（二）治疗

雄激素不敏感综合征的治疗关键是性别选择。完全性雄激素不敏感综合征和男性化程度差的部分性雄激素不敏感综合征患者，从小按女孩抚养，社会和患者都认为她们是女孩（即社会性别和心理性别均为女性），因此她们中的绝大多数都选择将来做女性。完全性雄激素不敏感综合征患者在选择性别时一般不会遇到心理障碍，而部分性雄激素不敏感症患者在选择性别时应注意其心理变化，尽量避免不良心理影响。

1. 手术治疗

在部分性雄激素不敏感症患者选择做女性后，首要的治疗是切除双侧睾丸，因为异位的睾丸尤其是位于腹腔内的睾丸由于长期受到体内相对较高的体温的作用可能发生癌变。

对完全性雄激素不敏感综合征患者来说，由于睾丸分泌的激素对青春期体格发育和女性第二性征发育均有重要意义，因此建议在青春期第二性征发育后再行睾丸切除术。

完全性雄激素不敏感综合征患者不存在外阴畸形，不需要做外阴整形术。部分性雄激素不敏感综合征患者往往有明显的外阴畸形，因此在切除性腺的同时还需要做外阴整形术。

2. 雌激素治疗

性腺切除后应给予雌激素替代治疗以维持女性第二性征。由于患者没有子宫，因此只需要补充雌激素，不需要补充孕激素。如戊酸雌二醇 1~2 mg，每天 1 次，连续服用；或者结合雌激素 0.625 mg，每天 1 次，连续服用。在使用雌激素期间，应注意定期检查乳房和骨密度。

九、5α-还原酶缺陷

5α-还原酶位于细胞的内质网膜上，其生理作用是催化类固醇激素 △4.5-双键的加氢还原反应。睾酮（testosterone，T）在 5α-还原酶的作用下转化成二氢睾酮（dihydrotestos-terone，DHT），二氢睾酮是人体内活性最强的雄激素。在胚胎期，尿生殖窦在二氢睾酮的作用下发育成男性外生殖器。对男性胎儿来说，如果 5α-还原酶有缺陷，二氢睾酮生成不足，那么就会出现两性畸形，临床上表现为外阴模糊，该疾病称为 5α-还原酶缺陷（5α-reductase deficiency）。

（一）临床表现

患者染色体均为 46，XY，有正常或基本正常的睾丸。患者没有子宫和卵巢。由于缺乏二氢睾酮，外阴发育异常。出生时阴茎很小，类似增大的阴蒂。阴囊呈分叉状，尿道开口于会阴，阴道呈一浅凹。睾丸位于腹股沟或分叉的阴囊内。

出生前绝大多数患者按男孩抚养，这些患者将来会去泌尿科就医，因此本文对这些患者将不多赘述。少数按女孩抚养的患者在青春期由于睾酮分泌增加，将出现男性的第二性征，如男性体毛生长、男性体态、阴蒂增大呈正常阴茎及无乳房发育等。

内分泌测定会发现患者的血促性腺激素水平和睾酮水平与正常男性相似。但是双氢睾酮水平明显下降，因此 T/DHT 比值升高。在青春期后，正常男性的 T/DHT 比值为 10 左右，而 5α-还原酶缺陷者可高达 30 以上。hCG 刺激后，T 明显升高，但 DHT 无改变，因此 T/DHT 比值将进一步升高，该试验对诊断有帮助。

（二）诊断与鉴别诊断

男性化程度差的、按女孩抚养的 5α-还原酶缺陷患者主要与部分性雄激素不敏感综合征患者相鉴别。测定 DHT 和 HCG 试验可以鉴别。

（三）处理

早期诊断最为重要。早期诊断可以避免按女孩抚养，因为患者在青春期后可发育为基本正常的男性。有许多按女孩抚养的患者在青春期后被迫改变社会性别为男性。

对选择社会性别为女性的患者，最好在青春期前切除睾丸，以免将来出现男性第二性征。青春期给予雌激素替代治疗。成年后如性生活有困难，可以做阴道成形术。

第二节 经前期综合征

经前期综合征（premenstrual syndromes，PMS）又称经前紧张症（premenstrual tension，PMS）或经前紧张综合征（premenstrual tension syndrome，PMTS），是育龄妇女常见的问题。PMS 是指月经来潮前 7~14 天（即在月经周期的黄体期），周期性出现的躯体症状（如乳房胀痛、头痛、小腹胀痛、水肿等）和心理症状（如烦躁、紧张、焦虑、嗜睡、失眠等）的总称。PMS 症状多样，除上述典型症状外，自杀倾向、行为退化、嗜酒、工作状态差甚至无法工作等也常出现于 PMS；由于 PMS 临床表现复杂且个体差异巨大，因此诊断的关键是症状出现的时间及严重程度。PMS 发生于黄体期，随月经的结束而完全消失，具有明显的周期性，这是区分 PMS 和心理性疾病的重要依据；上述心理及躯体症状只有达到影响女性正常的工作、生活、人际交往的程度才称为 PMS。

一、病因与发病机制

近年研究表明，PMS 病因涉及诸多因素的联合，如社会心理因素、内分泌因素及神经递质的调节等。但 PMS 的准确机制仍不明，一些研究结果尚有矛盾之处，进一步的深入研究是必要的。

（一）社会心理因素

情绪不稳定及神经质、特质焦虑者容易体验到严重的 PMS 症状。应激或负性生活事件可加重经前症状，而休息或放松可减轻之，均说明社会心理因素在 PMS 的发生或延续上发挥作用。

（二）内分泌因素

1. 孕激素

英国妇产科学家 Dalton 推断 PMS 是由于经前孕酮不足或缺陷，而且应用黄体酮治疗可以获得明显效果。然而相反的报道则发现 PMS 妇女孕酮水平升高。Hammarback 等对 18 例 PMS 妇女连续二月逐日测定血清雌二醇和孕酮，发现严重 PMS 症状与黄体期血清这两种激素水平高相关。孕酮常见的副反应如心境恶劣和焦虑等。

这一疾病仅出现于育龄女性，青春期前、妊娠期、绝经后期均不会出现，且仅发生于排卵周期的黄体期。给予外源性孕激素可诱发此病，在激素替代治疗（hormone replace therapy，HRT）中使用孕激素建立周期引发的抑郁情绪和生理症状同 PMS 相似；曾患有严重 PMS 的女性，行子宫加双附件切除术后给予 HRT，单独使用雌激素不会诱发 PMS，而在联合使用雌孕激素时 PMS 复发。相反，卵巢内分泌激素周期消失，如双卵巢切除或给予促性腺激素释放激素激动剂（GnRHa）均可抑制原有的 PMS 症状。因此，卵巢激素尤其是孕激素可能与 PMS 的病理机制有关，孕激素可增加女性对甾体类激素的敏感性，使中枢神经系统受激素波动的影响增加。

2. 雌激素

（1）雌激素降低学说：正常情况下雌激素有抗抑郁效果，经前雌激素水平下降可能与 PMS，特别是经前心境恶劣的发生有关。Janowsky 强调雌激素波动（中期雌激素明显上升，继之降低）的作用。

（2）雌激素过多学说：持此说者认为雌激素水平绝对或相对高，或者对雌激素的特异敏感性可招致 PMS。Morton 报告给妇女注入雌激素可产生 PMS 样症状。Backstrom 和 cartenson 指出，具有经前焦虑的妇女，雌激素/黄体酮比值较高。雌孕激素比例异常可能与 PMS 发生有关。

3. 雄激素

Lahmeyer 指出，妇女雄激素来自卵巢和肾上腺。在排卵前后，血中睾酮水平随雌激素水平的增高而上升，且由于大部分来自肾上腺，故于围月经期并不下降，其时睾酮/雌激素及睾酮/孕激素之比处于高值。睾酮作用于脑可增强两性的性躯力和攻击行为，而雌激素和孕酮可对抗之。经前期雌激素和孕酮水平下降，脑中睾酮失去对抗物，这至少与一些人 PMS 的发生有关，特别是心境改变和其他精神病理表现。

（三）神经递质

研究表明在 PMS 女性中血清性激素的浓度表现为正常，这表明除性激素外还可能有其他因素作用。PMS 患者常伴有中枢神经系统某些神经递质及其受体活性的改变，这种改变可能与中枢对激素的敏感性有关。一些神经递质可受卵巢甾体激素调节，如 5-羟色胺（5-HT）、乙酰胆碱、去甲肾上腺素、多巴胺等。

1. 乙酰胆碱（Ach）

Janowsky 推测 Ach 单独作用或与其他机制联合作用与 PMS 的发生有关。在人类 Ach 是抑郁和应激的主要调节物，引起脉搏加快和血压上升，负性情绪，肾上腺交感胺释放和止痛效应。Rausch 发现经前胆碱能占优势。

2. 5-HT 与 γ-氨基丁酸

经前 5-HT 缺乏或胆碱能占优势可能在 PMS 的形成上发挥作用。选择性 5-HT 再摄取阻断剂（SSRLS）如氟西汀、舍曲林问世后证明它对 PMS 有效，而那些主要作用于去甲肾上腺素能的三环抗抑郁剂的效果较差，进一步支持 5-HT 在 PMS 病理生物学中的重要作用。PMDD 患者与患 PMS 但无情绪障碍者及正常对照组相比，5-HT 在卵泡期增高，黄体期下降，波动明显增大，因此 Inoue 等认为，5-HT 与 PMS、PMDD 出现的心理症状密切相关。5-羟色胺能系统对情绪、睡眠、性欲、食欲和认知具有调节功能，在抑郁的发生发展中起到重要作用。雌激素可增加 5-HT 受体的数量及突触后膜对 5-HT 的敏感性，并增加 5-HT 的合成及其代谢产物 5-羟吲哚乙酸的水平。有临床研究显示选择性 5-HT 再摄取抑制剂（SSRIs）可增加血液中 5-HT 的浓度，对治疗 PMS/PMDD 有较好的疗效。

另外，有研究认为在抑郁、PMS、PMDD 的患者中 γ-氨基丁酸（GABA）活性下降，Epperson 等用磁共振质谱分析法测定 PMDD 及正常女性枕叶皮质部的 GABA、雌激素、孕激素等水平发现，PMDD 者卵泡期 GABA 水平明显低于对照组；同时 Epperson 等认为 PMDD 患者可能存在 GABA 受体功能的异常。PMS 女性黄体期异孕烷醇酮水平较低，而异孕烷醇酮有 GABA 激活作用，因此低水平的异孕烷醇酮使 PMS 女性 GABA 活性降低，产生抑郁。此外，雌激素兼具增加 GABA 的功能及 GABA 受体拮抗剂的双重功能。

3. 类鸦片物质与单胺氧化酶

Halbreich 和 Endicott 认为内啡肽水平变化与 PMS 的发生有关。他们推测 PMS 的许多症状类似类鸦片物质撤出。目前认为在性腺类固醇激素影响下，过多暴露于内源性鸦片肽并继之脱离接触可能参与 PMS 的发生。持单胺氧化酶（MAO）说则认为 PMS 的发生与血小板 MAO 活性改变有关，而这一改变是受孕酮影响的。正常情况下，雌激素对 MAO 活性有抑制效应，而黄体酮对组织中 MAO 活性有促进作用。MAO 活性增强被认为是经前抑郁和雌激素/孕激素不平衡发生的中介。MAO 活性增加可以减少有效的去甲肾上腺素，导致中枢神经元活动降低和减慢。MAO 学说可解释经前抑郁和嗜睡，但无法说明其他众多的症状。

4. 其他

前列腺素可影响钠潴留，以及精神、行为、体温调节及许多 PMS 症状，前列腺素合成抑制剂能改善

PMS 躯体症状。一般认为此类非甾体抗炎药物可降低引起 PMS 症状的中介物质的组织浓度起到治疗作用。维生素 B_6 是合成多巴胺与五羟色胺的辅酶，维生素 B_6 缺乏与 PMS 可能有关，一些研究发现维生素 B_6 治疗似乎比安慰剂效果好，但结果并非一致。

二、临床表现

历来提出的症状甚为分散，可达 200 项之多，近年研究提出大约 20 类症状是常见的，包括躯体、心理和行为三个方面。其中恒定出现的是头痛、疼痛、肿胀、嗜睡、易激惹和抑郁，行为笨拙，渴望食物。但表现有较大的个体差异，取决于躯体健康状态、人格特征和环境影响。

（一）躯体症状

1. 水潴留

经前水潴留一般多见于踝、小腿、手指、腹部和乳房，可导致乳房胀痛、体重增加、面部虚肿和水肿，腹部不适或胀满或疼痛，排尿量减少。这些症状往往在清晨起床时明显。

2. 疼痛

头痛较为常见，背痛、关节痛、肌肉痛、乳房痛发生率亦较高。

3. 自主神经功能障碍

常见恶心、呕吐、头晕、潮热、出汗等。可出现低血糖，许多妇女渴望摄入甜食。

（二）心理症状

主要为负性情绪或心境恶劣：

1. 抑郁

心境低落、郁郁不乐、消极悲观、空虚孤独，甚至有自杀意念。

2. 焦虑、激动

烦躁不安，似感到处于应激之下。

3. 运动共济和认知功能改变

可出现行动笨拙、运动共济不良、记忆力差，自感思路混乱。

（三）行为改变

可表现为社会退缩，回避社交活动；社会功能减低，判断力下降，工作时失误；性功能减退或亢进等改变。

三、诊断与鉴别诊断

（一）诊断标准

PMS 具有三项属性（经前期出现；在此以前无同类表现；经至消失），诊断一般不难。

美国国立精神卫生研究院的工作定义如下：一种周期性的障碍，其严重程度是以影响一个妇女生活的一些方面（如为负性心境，经前一周心境障碍的平均严重程度较之经后一周加重 30%），而症状的出现与月经有一致的和可以预期的关系。这一定义规定了 PMS 的症状出现与月经有关，对症状的严重程度做出定量化标准。

（二）诊断方法

前瞻性每日评定计分法目前获得广泛应用，它在确定 PMS 症状的周期性方面是最为可信的，评定周期需患者每天记录症状，至少记录 2 至 3 个周期。

（三）鉴别诊断

1. 月经周期性精神病

PMS 可能是在内分泌改变和心理社会因素作用下起病的，而月经周期性精神病则有着更为深刻的原因和发病机理。PMS 的临床表现是以心境不良和众多躯体不适组成，不致发展为重性精神病形式，可与月经周期性精神病区别。

2. 抑郁症

PMS 妇女有较高的抑郁症发生风险以及抑郁症患者较之非情感性障碍患者有较高的 PMS 发生率已如上述。根据 PMS 和抑郁症的诊断标准，可做出鉴别。

3. 其他精神疾病经前恶化

根据 PMS 的诊断标准与其他精神疾病经前恶化进行区别。

须注意疑难病例诊断过程中妇科、心理、精神病专家协作的重要性。

四、治疗

PMS 的治疗应针对躯体、心理症状、内在病理机制和改变正常排卵性月经周期等方面。此外，心理治疗和家庭治疗亦受到较多的重视。轻症 PMS 病例采取环境调整、适当膳食、身体锻炼、改善生活方式、应激处理和社会支持等措施即可，重症患者则需实施以下治疗。

（一）调整生活方式

包括合理的饮食与营养、适当的身体锻炼、戒烟、限制盐和咖啡的摄入。可改变饮食习惯，增加钙、镁、维生素 B_6、维生素 E 的摄入等，但尚没有确切一致的研究表明以上维生素和微量元素治疗的有效性。体育锻炼可改善血液循环，但其对 PMS 的预防作用尚不明确，多数临床专家认为每日锻炼 20~30 分钟有助于加强药物治疗和心理治疗。

（二）心理治疗

心理因素在 PMS 发生中所起的作用是不容忽视的。精神刺激可诱发和加重 PMS。要求患者日常保持乐观情绪，生活有规律，参加运动锻炼，增强体质，行为疗法曾用以治疗 PMS，放松技术有助于改善疼痛症状。生活在经前综合征妇女身边的人，如父母、丈夫、子女等，要多关心患者，对她们在经前出现的心境烦躁、易激惹等给以容忍和同情。工作周围的人也应体谅她们经前发生的情绪症状，在各方面予以照顾，避免在此期间从事驾驶或其他具有危险性的作业。

（三）药物治疗

1. 精神药物

（1）抗抑郁药：5-羟色胺再摄取抑制剂（selective serotonergic reuptake inhibitors，SSRIs）对 PMS 有明显疗效，达 60%~70% 且耐受性较好，目前认为是一线药物。如氟西汀（百忧解）20 mg 每日一次，经前口服至月经第 3 天。减轻情感症状优于躯体症状。

舍曲林（sertraline）剂量为每日 50~150 mg。三环类抗抑郁药氯丙咪嗪（clomipramine）是一种三环类抑制 5-羟色胺和去甲肾上腺素再摄取的药物，每天 25~75 mg 对控制 PMS 有效，黄体期服药即可。SSRIs 与三环类抗抑郁药物相比，无抗胆碱能、低血压及镇静等副作用，并具有无依赖性和无特殊的心血管及其他严重毒性作用的优点。SSRIs 除抗抑郁外也有改善焦虑的效应，目前应用明显多于三环类。

（2）抗焦虑药：苯二氮䓬类用于治疗 PMS 已有很长时间，如阿普唑仑为抗焦虑药，也有抗抑郁性质，用于 PMS 获得成功，起始剂量为 0.25 mg，1 天 2~3 次，逐渐递增，每日剂量可达 2.4 mg 或 4 mg，在黄体期用药，经至即停药，停药后一般不出现戒断症状。

2. 抑制排卵周期

（1）口服避孕药：作用于 H-P-O 轴可导致不排卵，常用以治疗周期性精神病和各种躯体症状。口服避孕药对 PMS 的效果不是绝对的，因为一些亚型用本剂后症状不仅未见好转反而恶化。就一般病例而论复方短效单相口服避孕药均有效。国内多选用复方炔诺酮或复方甲地孕酮。

（2）达那唑：一种人工合 17α-炔孕酮的衍生物，对下丘脑-垂体促性腺激素有抑制作用。100~400 mg/d 对消极情绪、疼痛及行为改变有效，200 mg/d 能有效减轻乳房疼痛。但其雄激素活性及致肝功能损害作用，限制了其在 PMS 治疗中的临床应用。

（3）促性腺激素释放激素激动剂（GnRHa）：GnRHa 在垂体水平通过降调节抑制垂体促性腺激素分泌，造成低促性腺激素水平及低雌激素水平，达到药物切除卵巢的疗效。有随机双育安慰剂对照研究证明 GnRHa 治疗 PMS 有效。单独应用 GnRHa 应注意低雌激素血症及骨量丢失，故治疗第 3 个月应采用反加疗法（add-back therapy）克服其副作用。

（4）手术切除卵巢或放射破坏卵巢功能：虽然此方法对重症 PMS 治疗有效，但卵巢功能破坏导致绝经综合征及骨质疏松性骨折、心血管疾病等风险增加，应在其他治疗均无效时酌情考虑。对中、青年女性患者不宜采用。

3. 其他

（1）利尿剂：PMS 的主要症状与组织和器官水肿有关。醛固酮受体拮抗剂螺内酯不仅有利尿作用，对血管紧张素功能亦有抑制作用。剂量为 25 mg 每天 2~3 次，可减轻水潴留，并对精神症状亦有效。

（2）抗前列腺素制剂：经前子宫内膜释放前列腺素，改变平滑肌张力、免疫功能及神经递质代谢。抗前列腺素如甲芬那酸 250 mg 每天 3 次，于经前 12 天起服用。餐中服可减少胃刺激。如果疼痛是 PMS 的标志，抗前列腺素有效。除了对痛经、乳胀、头痛、痉挛痛、腰骶痛有效，对紧张易怒症状也有报告有效。

（3）多巴胺拮抗剂：高催乳素血症与 PMS 关系已有研究报道。溴隐亭为多巴胺拮抗剂，可降低 PRL 水平并改善经前乳房胀痛。剂量为 2.5 mg，每日 2 次，餐中服药可减轻副反应。

第三节　功能失调性子宫出血

调节女性生殖的神经内分泌功能紊乱引起的异常子宫出血称为功能失调性子宫出血（dysfunctional uterine bleeding, DUB），简称功血。根据有无排卵功血可分为两类：有排卵的称为排卵型功血，无排卵的称为无排卵型功血。临床上以无排卵型功血为主，约占总数的 85%，而排卵型功血只占 15%。排卵型功血包括黄体功能不足、子宫内膜不规则脱落和排卵期出血等。本节主要介绍无排卵型功血和黄体功能不足。

一、无排卵型功能失调性子宫出血

（一）病理生理机制

无排卵功血多发生在青春期和围绝经期，前者称为青春期功血，后者称为围绝经期功血。虽然青春期功血与围绝经期功血均为无排卵型功血，但它们的发病机制不同。青春期功血不排卵的原因在于患者体内的下丘脑-垂体-卵巢轴尚未成熟；围绝经期功血不排卵的原因是衰老的卵巢对促性腺激素不敏感，卵泡发育不良，卵泡分泌的雌激素达不到诱发雌激素正反馈的阈值水平。

由于不排卵，卵巢只分泌雌激素，不分泌孕激素。在无孕激素对抗的雌激素长期作用下，子宫内膜增生变厚。当雌激素水平急遽下降时，大量子宫内膜脱落，子宫出血很多，这种情况称为雌激素撤退性出血。在雌激素水平下降幅度小时，脱落的子宫内膜量少，子宫出血也少，这种出血称为雌激素突破性出血。另外，当增生的内膜需要更多的雌激素而卵巢分泌的雌激素却未增加时也会出现子宫出血，这种出血也属于雌激素突破性出血。

由于没有孕激素的作用，子宫螺旋动脉比较直，当子宫内膜脱落时螺旋动脉也不发生节律性收缩，血窦不容易关闭，因此无排卵型功血不容易止住。雌激素水平升高时，子宫内膜增生覆盖创面，出血才会停止。孕激素可以使增生的内膜发生分泌反应，子宫内膜间质呈蜕膜样改变，这是孕激素止血的机制。

（二）临床表现

临床上主要表现为月经失调，即月经周期、经期和月经量的异常变化。

1. 症状

无排卵型功血多见于青春期及围绝经期妇女，临床上表现为月经周期紊乱，经期长短不一，出血量时多时少。出血少时患者可以没有任何自觉症状，出血多时会出现头晕、乏力、心悸等贫血症状。

2. 体征

体征与出血量多少有关，大量出血导致继发贫血时，患者皮肤、黏膜苍白，心率加快；少量出血时无上述体征。妇科检查无异常发现。

（三）诊断

无排卵型功血为功能性疾病，因此只有在排除了器质性疾病时才能诊断。超声检查在功血的诊断中具有重要意义，如果超声发现有引起异常出血的器质性病变，则可排除功血。另外，超声检查对治疗也有指导意义。如果超声提示子宫内膜厚，那么孕激素止血的效果可能较好；如果内膜薄，雌激素治疗的效果可能较好。

（四）处理

1. 一般治疗

功血患者往往体质较差，因此应补充营养，改善全身情况。严重贫血者（Hb < 6 g/dl）往往需要输血治疗。

2. 药物止血

药物治疗以激素治疗为主，青春期功血的治疗原则是止血、调整周期和促进排卵。更年期功血的治疗原则是止血、调整周期和减少出血。

激素止血治疗的方案有多种，应根据具体情况如患者年龄、出血时间、出血量和子宫内膜厚度等来选择激素的种类和剂量。在开始激素治疗前必须明确诊断，排除器质性疾病，尤其是绝经前妇女更是如此。诊刮术和分段诊刮术既可以迅速止血，又可进行病理检查以了解有无内膜病变。对年龄较大的女性来说，建议选择诊刮术和分段诊刮术进行治疗。

（1）雌激素止血：机制是使子宫内膜继续增生，覆盖子宫内膜脱落后的创面，起到修复作用。另外雌激素还可以升高纤维蛋白原水平，增加凝血因子，促进血小板凝集，使毛细血管通透性降低，从而起到止血作用。雌激素止血适用于内膜较薄的大出血患者。

①己烯雌酚（diethylstibestrol，DES）：开始用量为 1 ~ 2 mg/ 次，每 8 小时一次，血止 3 天后开始减量，每 3 天减一次，每次减量不超过原剂量的 1/3，维持量为 0.5 ~ 1 mg/d。止血后维持治疗 20 天左右，在停药前 5 ~ 10 天加用孕激素，如醋酸甲羟孕酮 10 mg/d；停用己烯雌酚和醋酸甲羟孕酮 3 ~ 7 天后会出现撤药性出血。由于己烯雌酚胃肠道反应大，许多患者无法耐受，因此现在多改用戊酸雌二醇或结合雌激素。

②戊酸雌二醇（estradiol valerate）：出血多时口服 2 ~ 6 mg/ 次，每 6 ~ 8 小时一次。血止 3 天后开始减量，维持量为 2 mg/d。具体用法同己烯雌酚。

③苯甲酸雌二醇（estradiol benzoate）：为针剂，2 mg/ 支。出血多时每次注射 1 支，每 6 ~ 8 小时肌肉注射一次。血止 3 天后开始减量，具体用法同己烯雌酚，减至 2 mg/d 时，可改口服戊酸雌二醇。由于肌肉注射不方便，因此目前较少使用苯甲酸雌二醇止血。

④结合雌激素片剂：出血多时采用 1.25 ~ 2.5 mg/ 次，每 6 ~ 8 小时一次。血止后减量，维持量为 0.625 ~ 1.25 mg/d。具体用法同己烯雌酚。

在使用雌激素止血时，停用雌激素前一定要加孕激素。如果不加孕激素，停用雌激素就相当于人为地造成了雌激素撤退性出血。围绝经期妇女是子宫内膜病变的高危人群，因此在排除子宫内膜病变之前应慎用雌激素止血。子宫内膜比较厚时，需要的雌激素量较大，使用孕激素或复方口服避孕药治疗可能更好。

（2）孕激素止血：孕激素的作用机制主要是转化内膜，其次是抗雌激素。临床上根据病情，采用不同方法进行止血。孕激素止血既可以用于青春期功血的治疗，也可以用于围绝经期功血的治疗。少量出血和中量出血时多选用孕激素；大量出血时既可以选择雌激素，也可以选择孕激素，它们的疗效相当。一般来讲内膜较厚时，多选用孕激素，内膜较薄时多选雌激素。

临床上常用的孕激素有醋酸炔诺酮、醋酸甲羟孕酮、醋酸甲地孕酮和黄体酮，止血效果最好的是醋酸炔诺酮，其次是醋酸甲羟孕酮和醋酸甲地孕酮，最差的是黄体酮，因此大出血时不选用黄体酮。

①少量子宫出血时的止血：孕激素使增殖期子宫内膜发生分泌反应后，子宫内膜可以完全脱落；通常用药后阴道流血减少或停止，停药后产生撤药性阴道流血，7～10天后出血自行停止。该法称为"药物性刮宫"，适用于少量长期子宫出血者。方法：黄体酮10 mg/d，连用5天；或用甲羟孕酮（甲羟孕酮）10～12 mg/d，连用7～10天；或甲地孕酮（妇宁片）5 mg/d，连用7～10天。

②中多量子宫出血时的止血：炔诺酮（norethindrone）属19-去甲基睾酮类衍生物，止血效果较好，临床上常用。每片剂量为0.625 mg，每次服5 mg，每6～12小时一次（大出血每6～8小时1次，中量出血每12小时1次）。阴道流血多在半天内减少，3天内血止。血止3天后开始减量，每3天减一次，每次减量不超过原剂量的1/3，维持量为5 mg/d，血止20天左右停药。如果出血很多，开始可用5～10 mg/次，每3小时一次，用药2～3次后改8小时一次。治疗时应叮嘱患者按时、按量用药，并告知停药后会有撤药性出血，不是症状复发，用药期间注意肝功能。

甲地孕酮（megestrol acetate）：属孕酮类衍生物，1 mg/片，中多量出血时每次口服10 mg，每6～12小时一次，血止后逐步减量，减量原则同上。与炔诺酮相比，甲地孕酮的止血效果差，对肝功能的影响小。

醋酸甲羟孕酮（medroxyprogesterone acetate）：属孕酮衍生物，对子宫内膜的止血作用逊于炔诺酮，但对肝功能影响小。中多量出血时每次口服10～12 mg，每6～12小时一次，血止后逐渐减量，递减原则同上，维持量为10～12 mg/d。

（3）复方口服避孕药：是以孕激素为主的雌孕激素联合方案。大出血时每次口服复方口服避孕药1～2片，每8小时一次。血止2～3天后开始减量，每2～3天减一次，每次减量不超过原剂量的1/3，维持量为1～2片/天。

大出血时国外最常用的是复方口服避孕药，24小时内多数出血会停止。

（4）激素止血时停药时机的选择：一般在出血停止20天左右停药，主要根据患者的一般情况决定停药时机。如果患者一般情况好、恢复快，就可以提前停药，停药后2～5天，会出现撤药性出血。如果出血停止20天后，贫血还没有得到很好的纠正，可以适当延长使用激素时间，以便患者得到更好的恢复。

（5）雄激素：既不能使子宫内膜增殖，也不能使增生的内膜发生分泌反应，因此它不能止血。虽然如此，可是雄激素可以减少出血量。雄激素不可单独用于无排卵型功血的治疗，它需要与雌激素或（和）孕激素联合使用。临床上常用丙酸睾酮（testosterone propionate），25 mg/支，在出血量多时每天25～50 mg肌肉注射，连用2～3天，出血明显减少时停止使用。注意为防止发生男性化和肝功能损害，每月总量不宜超过300 mg。

（6）其他止血剂：如巴曲酶、6-氨基己酸、氨甲苯酸、氨甲环酸（止血环酸）和非甾体类抗炎药等。由于这些药不能改变子宫内膜的结构，因此他们只能减少出血量，不能从根本上止血。

大出血时静脉注射巴曲酶1 kU后的30分钟内，阴道出血会显著减少，因此巴曲酶适于激素止血的辅助治疗。6-氨基己酸、氨甲苯酸和氨甲环酸属于抗纤维蛋白溶解药，它们也可减少出血。

3. 手术治疗

围绝经期妇女首选诊刮术，一方面可以止血，另一方面可用于明确有无子宫内膜病变。怀疑有子宫内膜病变的妇女也应做诊断性刮宫。

少数青春期功血患者药物止血效果不佳时，也需要刮宫。止血时要求刮净，刮不干净就起不到止血的作用。刮宫后7天左右，一些患者会有阴道流血，出血不多时可使用抗纤维蛋白溶解药，出血多时使用雌激素治疗。

由于刮宫不彻底造成的出血则建议使用复方口服避孕药治疗，或者选择再次刮宫。

4. 调整周期

对无排卵型功血来说，止血只是治疗的第一步，几乎所有的患者都还需要调整周期。青春期功血发生的根本原因是下丘脑-垂体-卵巢轴功能紊乱，正常的下丘脑-垂体-卵巢轴调节机制的建立可能需要很长的时间。在正常调节机制未建立之前，如果不予随访、调整周期，患者还会发生大出血。

围绝经期功血发生的原因是卵巢功能衰退，随着年龄的增加，卵巢功能只能越来越差。因此，理论上讲围绝经期功血不可能恢复正常，这些患者需要长期随访、调整周期，直到绝经。

二、黄体期缺陷

排卵后，在黄体分泌的孕激素的作用下子宫内膜发生分泌反应。在整个黄体期，子宫内膜的组织学形态（子宫内膜分泌反应）是持续变化的；分泌期时相不同，子宫内膜组织学形态也不同。若排卵后子宫内膜组织学变化比黄体发育晚2天以上，则称为黄体期缺陷（luteal phase deficiency or luteal phase defect，LPD）。目前，国内常把黄体期缺陷称为黄体功能不足或黄体功能不全。导致黄体期缺陷的原因有两个：黄体内分泌功能不足和子宫内膜对孕激素的反应性下降。前者是名副其实的黄体功能不足，后者又被称为孕激素抵抗。

（一）发病机制

目前认为黄体期缺陷的发病机制如下：

1. 卵泡发育不良

黄体是由卵泡排卵后演化而来的，卵泡的颗粒细胞演变成黄体颗粒细胞，卵泡膜细胞演变成黄体卵泡膜细胞。当促性腺激素分泌失调或卵泡对促性腺激素的敏感性下降时，卵泡发育不良，颗粒细胞的数量和质量下降。由发育不良的卵泡生成的黄体质量也差，其分泌孕激素的能力下降。

2. 黄体功能不良

黄体的形成和维持与LH有关。当LH峰和黄体期LH分泌减少时，会发生黄体功能不足。另外，如前所述即使LH峰和LH分泌正常，如果卵泡发育不良也会出现黄体功能不足。黄体功能不足体现在两个方面：

（1）黄体内分泌功能低下，分泌的孕酮减少。

（2）黄体生存时间缩短，正常的黄体生存时间为12~16天，黄体功能不足时≤11天。

3. 子宫内膜分泌反应不良

黄体功能不足时孕激素分泌减少，子宫内膜分泌反应不良，子宫内膜形态学变化比应有的组织学变化落后2天以上。子宫内膜存在孕激素抵抗时，虽然孕激素水平正常，但由于子宫内膜对孕激素的反应性下降，因此也将出现子宫内膜分泌反应不良。

（二）临床表现

黄体期缺陷属于亚临床疾病，其对患者的健康危害不大。患者往往因为不孕不育来就诊。

1. 月经紊乱

由于黄体生存期缩短，黄体期缩短，所以表现为月经周期缩短、月经频发。如果卵泡期延长，月经周期也可在正常范围。

2. 不孕或流产

由于黄体功能不足，患者不容易受孕。即使怀孕，也容易发生早期流产。据报道3%~20%的不育症与黄体期缺陷有关，另外诱发排卵时常出现黄体功能不足。

（三）辅助检查

临床表现只能为黄体期缺陷的诊断提供线索，明确诊断需要一些辅助检查。

1. 子宫内膜活检

子宫内膜活检是诊断黄体期缺陷的金标准。Noyes和Shangold对排卵后每日的子宫内膜特征进行了描述，如果活检的内膜比其应有的组织学变化落后2天以上，即可诊断。活检的关键是确定排卵日，有条件者可通过B超监测和LH峰测定确定排卵日。临床上多选择月经来潮前1~3天活检，但该方法的误差较大。

2. 基础体温（BBT）测定

孕激素可以上调体温调定点，使基础体温升高。一般认为基础体温升高天数≤11天、上升幅度≤3℃或上升速度缓慢时，应考虑黄体功能不足。需要注意的是，单单测定基础体温对诊断黄体功能不足是不够的。

3. 孕酮测定

孕酮是黄体分泌的主要因素，因此孕酮水平可反映黄体功能。黄体中期血孕酮水平 < 10 ng/mL 时，可以诊断黄体功能不足。由于孕酮分泌变化很大，因此单靠一次孕酮测定进行诊断很不可靠。

4. B 超检查

可以从形态学上了解卵泡的发育、排卵情况和子宫内膜的情况，对判断黄体功能有一定的帮助。

（四）诊断和鉴别诊断

明确诊断需要子宫内膜活检。另外，根据常规检查很难明确诊断子宫内膜对孕激素的反应性下降。

（五）处理

目前的处理仅仅针对黄体功能不足。如果子宫内膜对孕激素的反应性下降，则没有有效的治疗方法。

1. 黄体支持

因为人绒毛膜促性腺激素（HCG）和 LH 的生物学作用相似，因此可用于黄体支持治疗。用法：黄体早期开始肌肉注射 HCG，1 000 IU/次，每天 1 次，连用 5 ~ 7 天；或 HCG 2 000 IU/次，每 2 天 1 次，连用 3 ~ 4 次。

在诱发排卵时，如果有发生卵巢过度刺激综合征（OHSS）的风险，则应禁用 HCG，因为 HCG 可以引起 OHSS 或使 OHSS 病情加重。

2. 补充孕酮

治疗不孕症时选用黄体酮制剂，因为天然孕激素对胎儿最安全。如果不考虑生育，而是因为月经紊乱来治疗，可以选择人工合成的口服孕激素，如醋酸甲羟孕酮和醋酸甲地孕酮等。

（1）黄体酮针剂：在自然周期或诱发排卵时，每日肌肉注射黄体酮 10 ~ 20 mg；在使用 GnRH 激动剂和拮抗剂的周期中，需要加大黄体酮剂量至 40 ~ 80 mg/d。

（2）微粒化黄体酮：口服利用度低，因此所需剂量大，根据情况每天口服 200 ~ 600 mg。

（3）醋酸甲羟孕酮：下次月经来潮前 7 ~ 10 天开始用药，每天 8 ~ 10 mg，连用 7 ~ 10 天。

（4）醋酸甲地孕酮：下次月经来潮前 7 ~ 10 天开始用药，每天 6 ~ 8 mg，连用 7 ~ 10 天。

3. 促进卵泡发育

首选氯米芬，从月经的第 3 ~ 5 天开始，每天口服 25 ~ 100 mg，连用 5 天，停药后监测卵泡发育情况。氯米芬疗效不佳者，可联合使用 HMG 和 HCG 治疗。

第四节　痛经

痛经（dysmenorrhea）是指伴随着月经的疼痛，疼痛可以出现在行经前后或经期，主要集中在下腹部，常呈痉挛性，通常还伴有其他症状，包括腰腿疼、头痛、头晕、乏力、恶心、呕吐、腹泻、腹胀等。痛经是育龄期妇女常见的疾病，发生率很高，文献报道为 30% ~ 80% 不等，每个人的疼痛阈值差异及临床上缺乏客观的评价指标使得人们对确切的发病率难以评估。我国 1980 年全国抽样调查结果表明：痛经发生率为 33.19%，其中原发性痛经占 36.06%，其余为继发性痛经。不同年龄段痛经发生率不同，初潮时发生率较低，随后逐渐升高，16 ~ 18 岁达顶峰，30 ~ 35 岁时下降，生育期稳定在 40% 左右，以后更低，50 岁时为 20% 左右。

痛经分为原发性和继发性两种。原发性痛经（primary dysmenorrhea）是指不伴有其他明显盆腔疾病的单纯性功能性痛经；继发性痛经（secondary dysmenorrhea）是指因盆腔器质性疾病导致的痛经。

一、原发性痛经

青春期和年轻的成年女性的痛经大多数是原发性痛经，是功能性的，与正常排卵有关，没有盆腔疾患；但有大约 10% 的严重痛经患者可能会查出有盆腔疾患，如子宫内膜异位症或先天性生殖道发育异常。原发性痛经的发病原因和机制尚不完全清楚，研究发现原发性痛经发作时有子宫收缩的异常，而造成收缩异常的原因有局部前列腺素、白三烯类物质、血管加压素、催产素的增高等。

（一）病因和病理生理

1. 子宫收缩异常

正常月经期子宫的基础张力 < 1.33 kPa，宫缩时可达 16 kPa，收缩频率为 3～4 次/分钟。痛经时宫腔的基础压力提高，收缩频率增高且不协调。因此原发性痛经可能是子宫肌肉活动增强、过渡收缩所致。

2. 前列腺素（PG）的合成和释放过多

子宫内膜是合成前列腺素的主要场所，子宫合成和释放前列腺素过多可能是导致痛经的主要原因。PG 的增多不仅可以刺激子宫肌肉过度收缩，导致子宫缺血，而且使神经末梢对痛觉刺激敏感化，使痛觉阈值降低。

3. 血管紧张素和催产素过高

原发性痛经患者体内的血管紧张素增高，血管紧张素可以引起子宫肌层和血管的平滑肌收缩加强，因此，被认为是引起痛经的另一重要因素。催产素是引起痛经的另一原因，临床上应用催产素拮抗剂可以缓解痛经。

4. 其他因素

主要是精神因素，紧张、压抑、焦虑、抑郁等都会影响对疼痛的反应和主观感受。

（二）临床表现

原发性痛经主要发生在年轻女性身上，初潮或初潮后数月开始，疼痛发生在月经来潮前或来潮后，在月经期的 48～72 小时持续存在，疼痛呈痉挛性，集中在下腹部，有时伴有腰痛，严重时伴有恶心、呕吐、面色苍白、出冷汗等，影响日常生活和工作。

（三）诊断与鉴别诊断

诊断原发性痛经，首先要排除器质性盆腔疾病的存在。全面采集病史，进行全面的体格检查，必要时结合辅助检查，如 B 超、腹腔镜、宫腔镜、子宫输卵管碘油造影等，排除子宫器质性疾病。鉴别诊断主要排除子宫内膜异位症、子宫腺肌症、盆腔炎等疾病，并区别于继发性痛经，还要与慢性盆腔痛相区别。

（四）治疗

1. 一般治疗

对痛经患者，尤其是青春期少女，必须进行有关月经的生理知识教育，消除其对月经的心理恐惧。痛经时可卧床休息，热敷下腹部，还可服用非特异性的止痛药。研究表明，对痛经患者施行精神心理干预可以有效减轻症状。

2. 药物治疗

（1）前列腺素合成酶抑制剂：非甾体类抗炎药是前列腺素合成酶抑制剂，通过阻断环氧化酶通路，抑制前列腺素合成，使子宫张力和收缩力下降，达到止痛的效果。有效率 60%～90%，服用简单，副作用小，还可以缓解其他相关症状，如恶心、呕吐、头痛、腹泻等。用法：一般于月经来潮、痛经出现前开始服用，连续服用 2～3 天，因为前列腺素在月经来潮的最初 48 小时释放最多，连续服药的目的是减少前列腺素的合成和释放。因此疼痛时临时间断给药效果不佳，难以控制疼痛。

（2）避孕药具：短效口服避孕药和含左炔诺孕酮的宫内节育器（曼月乐）适用于需要采用避孕措施的痛经患者，可以有效地治疗原发性痛经。口服避孕药可以使 50% 的患者疼痛完全缓解，40% 明显减轻。曼月乐对痛经的缓解的有效率也高达 90% 左右。避孕药的主要作用是抑制子宫内膜生长、抑制排卵、降低前列腺素和血管加压素的水平。各类雌、孕激素的复合避孕药均可以减少痛经的发生，它们减轻痛经的程度无显著差异。

（3）中药治疗：中医认为痛经是由气血运行不畅引起，因此一般以通调气血为主，治疗原发性痛经一般用当归、川芎、茯苓、白术、泽泻等组成的当归芍药散，效果明显。

3. 手术治疗

以往对原发性痛经药物治疗无效者的顽固性病例,可以采用骶前神经节切除术,效果良好,但有一定的并发症。近年来主要用子宫神经部分切除术。无生育要求者,可进行子宫切除术。

二、继发性痛经

继发性痛经是指与盆腔器官的器质性病变有关的周期性疼痛。常在初潮后数年发生。

(一)病因

有许多妇科疾病可能引起继发性痛经,它们包括:

1. 典型周期性痛经的原因

处女膜闭锁、阴道横膈、宫颈狭窄、子宫异常(先天畸形、双角子宫)、子宫腔粘连(Asherman综合征)、子宫内膜息肉、子宫平滑肌瘤、子宫腺肌病、盆腔瘀血综合征、子宫内膜异位症、IUD等。

2. 不典型的周期性痛经的原因

子宫内膜异位症、子宫腺肌病、残留卵巢综合征、慢性功能性囊肿形成、慢性盆腔炎等。

(二)病理生理

研究表明,子宫内膜异位症和子宫腺肌症患者体内产生过多的前列腺素,可能是痛经的主要原因之一。前列腺素合成抑制制剂可以缓解该类疾病的痛经症状。环氧化酶(COX)是前列腺素合成的限速酶,在子宫内膜异位症和子宫腺肌症患者体内表达量过度增高。这些均说明前列腺素合成代谢异常与继发性痛经的疼痛有关。

宫内节育器(IUD)的副作用主要是月经过多和继发痛经,其痛经的主要原因可能是子宫的局部损伤和IUD局部的白细胞浸润导致的前列腺素合成增加。

(三)临床表现

痛经一般发生在初潮后数年,生育年龄妇女较多见。疼痛多发生在月经来潮之前,月经前半期达到高峰,此后逐渐减轻,直到结束。继发性痛经症状常有不同,伴有腹胀、下腹坠痛、肛门坠痛等。但子宫内膜异位症的痛经也有可能发生在初潮后不久。

(四)诊断和鉴别诊断

诊断继发性痛经,除了详细询问病史,主要通过盆腔检查,相关的辅助检查,如B超、腹腔镜、宫腔镜及生化指标的化验等,找出相应的病因。

第五节 闭经

闭经(amenorrhea)为月经从未来潮或异常停止。闭经可分为生理性闭经和病理性闭经。本节仅介绍病理性闭经。

一、概述

闭经分为原发性和继发性闭经两种。

1. 原发性闭经(primary amenorrhea)

原发性闭经是指女性年满16岁尚无月经来潮,或14岁尚无第二性征发育,或第二性征发育已过两年而月经仍未来潮者为原发性闭经。此定义以正常青春期应出现第二性征发育和月经初潮的年龄退后两个标准差年龄为依据。

2. 继发性闭经(secondary amenorrhea)

继发性闭经是指月经建立后月经停止,停经持续时间相当于既往3个月经周期以上的总时间或月经停止六个月者。

二、诊断

闭经的原因很多,是许多疾病的一种表现,其诊断要根据病史、体格检查和相关的辅助检查找出导致闭经的原发病因,才能最终诊断其类型、发生部位。因此,详细了解闭经患者的发病史、月经史、生育史、个人史十分重要。

1. 病史

(1)现病史:了解末次月经时间,并区分是自然月经或激素治疗后的撤退性出血。了解发病前有无诱因,如环境改变、精神刺激、过度劳累、寒冷刺激等,精神心理因素、节制饮食或厌食所致的明显体重下降,消耗性疾病引起的严重营养不良等。

(2)月经史:原发性闭经患者应询问有无自然的乳房发育、性毛生长、身高增长;继发性闭经者应询问初潮年龄、周期、经期、经量等。闭经以来有无伴发症状,如早孕样反应、腹痛、溢乳、视力改变、体重增加、围绝经症状等。曾做过什么检查,用过哪些药物等。最近的两次月经日期要问清楚。

(3)婚育史:包括婚姻状况、结婚年龄、避孕方法、使用时间等。妊娠生育史包括妊娠次数、分娩次数,有无难产、大出血和手术产情况,有无产后并发症;流产次数、方法、有无并发症等;有无人流、取环等可能造成子宫内膜损伤的病史。

(4)既往史:幼年有无腮腺炎、结核、脑炎、脑部创伤史、生殖器官感染史;有无垂体肿瘤、垂体手术、垂体外伤等病史;有无其他内分泌疾病史,如甲状腺、肾上腺和胰腺等异常病史。

(5)个人史:个人生活习惯、学习工作压力、环境改变、运动强度、家庭关系等。

(6)家族史:母亲、姐妹有无早绝经的病史,父母是否近亲结婚等。

2. 临床表现和体格检查

(1)临床表现:16岁月经从未来潮,为原发闭经;原来月经正常,排除妊娠和哺乳,月经停止6个月以上,为继发闭经。

(2)体格检查:

①全身检查:包括全身发育状况、有无畸形;测量身高、体重、四肢与躯干的比例,五官特征,观察精神状态、智力发育、营养状况等,对毛发分布和浓密程度进行评分,评估乳房发育情况并检查是否溢乳,腹股沟和小腹部有无肿块等。

②妇科检查:观察外生殖器发育情况,有无先天性畸形;检查子宫和卵巢的大小,有无肿块和结节,输卵管有无增粗和肿块等。

3. 辅助检查

(1)激素试验:

①孕激素试验:根据孕激素试验将闭经分为Ⅰ度闭经和Ⅱ度闭经,反映闭经的严重程度。卵巢具有分泌雌激素功能,有一定雌激素水平,用孕激素有撤退出血,称Ⅰ度闭经;卵巢分泌雌激素功能缺陷或停止,雌激素水平低落,用孕激素无撤退出血,称Ⅱ度闭经。方法为黄体酮20 mg,肌注,共3~5天;或甲羟孕酮8~10 mg,每日一次,共5~7天;或达芙通10 mg,每日两次,5~7天。停药后2~7日内有撤退性出血为阳性,即Ⅰ度闭经,表示生殖道完整,体内有一定水平的内源性雌激素,但有排卵障碍;如本试验为阴性,则为Ⅱ度闭经。

②雌激素试验:孕激素试验阴性者行雌激素试验以排除子宫性闭经。口服雌激素(己烯雌酚1 mg,或炔雌醇0.05 mg,或倍美力0.625 mg,或补佳乐1 mg),每日一次,共20天,于用药第16天开始用孕激素制剂(黄体酮20 mg,肌注,每日一次;或甲羟孕酮8~10 mg,每日一次;或达芙通10 mg,每日两次),共5天。停药后2~7天内有撤退性出血者为阳性,表示子宫内膜正常,下生殖道无梗阻,病变系内源性雌激素缺乏引起;试验阴性表示病变在子宫,重复两个周期仍无出血,子宫或下生殖道梗阻可诊断。

③垂体兴奋试验:对于FSH低于正常者,需用此试验确定病变在垂体还是下丘脑。方法是静脉注射GnRH 50 μg,于注射前及注射后15、30、60、120分钟分别采血测定LH,峰值为注射前2倍以上为阳

性，说明病变可能在下丘脑。阴性者人工周期治疗1~3个月后重复试验仍无反应者表示病变在垂体。若FSH升高不明显，LH较基础值明显升高，伴有LH/FSH > 3，提示可能是PCOS。

（2）靶器官功能检查：

①子宫功能检查：诊断性刮宫或内膜活检适用于已婚妇女，用以了解宫腔深度、颈管和宫腔有无粘连。刮取内膜活检可以了解子宫内膜对卵巢激素的反应，诊断内膜结核、内膜息肉等疾病。

②卵巢功能检查：包括基础体温测定、宫颈评分、宫颈脱落细胞检查等。

基础体温测定：孕酮通过体温调节中枢使体温升高，正常有排卵的月经周期后半周期体温较前半周期升高0.3~0.5℃，因此体温呈双相型提示卵巢有排卵和黄体形成。

宫颈黏液检查：宫颈受雌、孕激素的影响会发生形态、宫颈黏液物理性状的改变，分为宫颈黏液评分和宫颈黏液结晶检查两种。前者是根据宫颈黏液的量、拉丝度、宫颈口张合的程度进行评分；后者根据黏液的结晶判断受雌激素影响的程度及是否受孕激素的影响。

阴道脱落细胞检查：通过观察阴道脱落中表、中、底层细胞的比例，判断雌激素水平，一般表层细胞的比例越高反映雌激素水平越高。卵巢早衰患者出现不同程度的雌激素低落状态。

（3）内分泌测定：

①生殖激素测定：促性腺激素FSH、LH测定适用于雌激素试验阳性者，以区别雌激素缺乏是卵巢性或中枢性。高促性腺激素性腺功能低落（hypergoadotropic hypogonadism）：FSH ≥ 30 IU/L，病变在卵巢；低促性腺激素性腺功能低落（hypogoadotropic hypogonadism）：FSH或LH < 5 IU/L，病变在中枢（下丘脑或垂体）。LH/FSH比值增大可能患有PCOS。E_2测定可反映卵巢激素的水平，E ≤ 50pg卵巢功能低下，P ≥ 15.9 mmol说明有排卵，T高提示有PCOS、卵巢男性化肿瘤、睾丸女性化疾病、肾上腺皮质疾病等可能。PRL测定要在上午9~11时，空腹、安静状态下，避免应激因素影响。PRL > 25~30 ng/mL为高泌乳素血症，要根据病史寻找相应的病因。

②其他激素：甲状腺激素、肾上腺激素、胰岛素等的测定可以确定闭经的原发病因。

（4）其他辅助检查：

①B超：可了解盆腔有无肿块，了解子宫大小、内膜情况、宫腔内有无占位病变，卵巢的大小形态、卵泡大小数目、有无肿块，有无腹腔积液等。

②子宫输卵管造影（HSG）：对于怀疑子宫疾病、结核、粘连者应行HSG检查，了解子宫是否有粘连、输卵管是否通畅等。

③宫腔镜检查：有助于明确子宫性闭经的病变性质，了解宫腔粘连的部位、程度、范围等，估计月经恢复的可能性；腹腔镜检查可以在直视下观察卵巢的外观、大小、形状等，明确闭经的病因，腔镜下可以行活检，卵巢活检有利于明确两性畸形的病因。

④电子计算机断层扫描（CT）或磁共振成像（MRI）：可用于头部蝶鞍区的检查，有利于分析肿瘤的大小和性质，诊断空蝶鞍、垂体瘤等疾病。

⑤染色体检查：对于原发性闭经应常规进行外周血染色体检查，对鉴别先天性性腺发育不全的病因、两性畸形的病因有重要意义。

⑥自身免疫性抗体检测：与闭经有关的自身免疫性抗体包括抗肾上腺抗体、抗甲状腺微粒体抗体、抗卵巢抗体、抗胰岛细胞抗体等。

⑦其他：疑为结核者测定血沉、结核菌素试验、胸片；怀疑妊娠或相关疾病者应查HCG。

三、治疗

引起闭经的原因复杂多样，有先天和后天因素，更有功能失调和器质性因素之分，因此治疗上要按照患病病因制定出不同的治疗方案，全身治疗和病因治疗相结合。

1. 一般治疗

月经正常来潮受神经内分泌调节，精神心理、社会环境、饮食营养对其有重大影响。另外闭经本身也会影响患者的身心健康。因此，全身治疗和心理调节对闭经患者十分必要。对于因精神创伤、学习和工作压力导致的精神应激性闭经要进行耐心的心理疏导；对于盲目节食减肥或服药减肥导致的闭经要指导其正确认识和利用适当途径进行体重控制，并告知过度节食减肥的弊端；对于偏食引起的营养不良要纠正饮食习惯；慢性疾病导致的营养不良要针对病因进行治疗，并适当增加营养。若闭经患者伴有自卑、消极的心理问题，要鼓励其树立信心，配合治疗，有助于月经早日恢复。

2. 激素治疗

对于原发性闭经患者，激素应用的目的是促进生长和第二性征发育，诱导人工月经来潮；对于继发性闭经患者，激素应用的目的是补充性激素，诱导正常月经，防止激素水平低下造成的生殖器官萎缩、骨质疏松等影响。

（1）单纯雌激素应用：

①促进身高生长：Turner综合征患者及性腺发育不良患者缺乏青春期雌激素刺激产生的身高突增阶段，因此，这类患者在骨龄达到13岁以后，可以开始小剂量应用雌激素，如孕马雌酮（倍美力）0.300～0.625 mg/d，戊酸雌二醇1 mg/d，可增快生长速度。也可使用生长激素，剂量为每周0.5～1.0 IU/kg，应用时间可早至5～6岁，但价格昂贵。

②促进第二性征和生殖器官发育：原发性闭经患者为低雌激素水平者，第二性征往往发育不良或完全不发育，应用小剂量雌激素模拟正常青春期水平，刺激女性第二性征和生殖器官发育，如孕马雌酮（倍美力）0.300～625 mg/d，戊酸雌二醇1 mg/d，使用过程中定期检测子宫内膜厚度，当子宫内膜厚度超过6 mm时，开始定期加用孕激素，造成撤退性出血——人工月经。

③激素替代：当患者雌激素水平低下，而缺乏子宫或子宫因手术切除时，可单纯应用雌激素进行激素替代治疗，如孕马雌酮（倍美力）0.625 mg/d、戊酸雌二醇1～2 mg/d、炔雌醇0.012 5 mg/d等。

（2）雌、孕激素联合。雌、孕激素序贯治疗：孕马雌酮（倍美力）0.625 mg/d，或戊酸雌二醇1～2 mg/d，从出血第5天开始应用，连续21～28天，最后10～14天加用孕激素，如甲羟孕酮8～10 mg/d，或地屈孕酮10～20 mg/d。

（3）单纯应用孕激素：对于有一定雌激素水平的Ⅰ度闭经，可以应用孕激素后半周期治疗，避免长期雌激素刺激缺乏孕激素抵抗造成子宫内膜过度增生。用药方法为甲羟孕酮8～10 mg/d，或地屈孕酮10～20 mg/d，从出血第16天开始，连续应用10～14天。

3. 促孕治疗

对于有生育要求的妇女，有些闭经患者在进行数个周期的激素治疗后，排卵恢复，可自然孕育；但有些患者无法恢复自发排卵，要在周期治疗诱导生殖器官发育正常后，进行促排卵治疗。

（1）小剂量雌激素：对于卵巢早衰患者，卵巢内尚有少量残余卵泡，这类患者不论对氯米芬或尿促性素都不敏感，可以用小剂量雌激素期待治疗，孕马雌酮（倍美力）0.625 mg/d，或戊酸雌二醇1 mg/d，定期监测卵泡生长情况，当卵泡成熟时可用hCG 5 000～10 000 IU促排卵。

（2）氯米芬（CC）：适应于有一定雌激素水平的闭经妇女。从撤退性出血第3～5天开始，50～200 mg/d，连续5天，从最低剂量开始试用，若无效，下一周期可逐步增加剂量。使用促排卵药物过程中要严密监测卵巢大小和卵泡生长情况。

（3）尿促性素（HMG）：适应于中枢性闭经。自撤退出血3～5天开始，每天75 IU，连续7天，若无反应可逐渐增加剂量，每次增加37.5～75 IU，用药期间必须利用B超、宫颈评分、雌激素水平监测卵泡发育情况，随时调整剂量。当宫颈评分>8，优势卵泡>18 mm时，可以注射hCG促排卵，hCG的注射剂量要根据卵泡的数量和卵巢的大小决定，以防引起卵巢过激反应。

（4）纯促卵泡激素（FSH）：每支含纯化的FSH 75 IU，该制剂主要适应于LH不低的患者，如PCOS患者，使用方法同HMG，在撤退性出血3～5天开始使用，每天75 IU，连续7天，之后通过定期监测卵泡发育情况调整用药量，直至卵泡成熟，停止应用FSH。

（5）hCG：促卵泡治疗过程中观察到卵泡直径>18 mm，或宫颈评分连续2天大于8分时，可以注射hCG 2 000～10 000 IU/d，诱使卵泡排出。hCG的使用量要根据成熟卵泡的数量、卵巢的大小慎重选用，避免剂量使用不当造成卵巢过度刺激。

4. 对因治疗

引起闭经的原因很多，因此治疗闭经要结合其病因诊断，针对发病原因进行治疗。

（1）子宫及下生殖道因素闭经：

①下生殖道因素闭经：无孔处女膜可手术切开处女膜，有经血者进行引流，并用抗生素预防感染；小阴唇粘连者一经确诊应立即行钝性分离术，术后抗感染、局部应用雌激素预防术后再次粘连；阴道闭锁和阴道完全横膈需手术打通阴道，术后适当应用阴道模具避免粘连；阴道不全横膈可在孕育成功分娩时予以切开；先天性无阴道无子宫者，可在婚前3个月进行阴道成形术，术后放置模具。

②宫腔粘连：宫腔粘连要根据粘连的部位、面积、程度、有无生育要求决定是否处理。宫腔完全粘连或虽部分粘连但不影响经血外流者，若患者无生育要求，无须处理；如有生育要求，宫腔部分粘连、或宫颈粘连影响经血流出有周期性腹痛，应分解粘连。方法有：用宫腔探针或宫颈扩张器分离粘连或在宫腔镜直视下分离粘连。粘连分离后放置IUD 3～6个月，同时应用雌孕激素序贯治疗支持内膜的修复和生长，预防再粘连。

（2）卵巢性闭经：不论是先天性卵巢发育不良，或是后天因素导致卵巢功能衰退、卵泡耗竭，均表现为促性腺激素增高，雌、孕激素水平低下。

①原发性卵巢性闭经：这类患者第二性征发育不良或不发育，因此，在骨龄达到13岁时应用小剂量雌激素促进生长和第二性征发育，当子宫内膜发育到一定程度开始使用雌、孕激素联合治疗诱发月经。该类患者由于卵巢内缺乏生殖细胞和卵泡，因此，不能孕育自己的孩子，如子宫发育正常，婚后可以借助他人供卵生育。

②继发性卵巢性闭经：这类闭经引起的原因不详，治疗上亦无法针对病因。对于无生育要求的，应进行雌孕激素联合替代治疗，维持月经、避免生殖器官萎缩、预防骨质疏松等疾病。对于有生育要求，而卵巢内又有残存卵泡者，雌孕激素序贯治疗数周期后，有部分患者可恢复排卵而受孕；若不能自发恢复可试用促排卵治疗，但这类患者的卵巢对促排卵药物的敏感性差，生育希望较小。继发性卵巢性闭经患者，闭经时间越短，治疗后排卵恢复率越高，反之，排卵恢复率极低。

（3）垂体性闭经：多为器质性原因引起的闭经，如垂体瘤、空蝶鞍综合征、希汉综合征，要针对病因治疗。

①垂体瘤：如前文所述，垂体瘤种类很多，各具不同的分泌功能，因此除瘤体增大时的神经压迫症状外，对健康产生的影响依据其分泌的激素而不同。一般而言，垂体肿瘤通过手术切除可以根治，但近年来的研究和医学发展使垂体肿瘤的药物治疗成为可能。垂体催乳素瘤是引起闭经的主要原因之一，该病可以手术治疗，如开颅术、经蝶鞍术等，但垂体催乳素瘤手术常常造成肿瘤切除不全或正常垂体组织损伤，近年来药物治疗获得了巨大的进展，逐渐替代手术成为首选治疗方法。目前垂体催乳素瘤的首选治疗药物是溴隐亭，为多巴胺受体激动剂，每片2.5 mg，可从1.25 mg开始给药，2次/d，餐时或餐后给药，3天无不适可逐渐加量，最大剂量10 mg/d。该药的主要副反应是胃肠道刺激症状，如不能适应，也可改用阴道给药，资料报道与口服生物利用度相似。另外，还有长效溴隐亭，每28天注射一次，一次50～100 mg，最大剂量200 mg，副作用小，疗效好，可用于对口服溴隐亭不能耐受的患者。还有一种是诺果宁，是非麦角碱类多巴胺受体D_2激动剂，为新一代高效抗PRL药，治疗初始剂量为25 μg/d，第二、第三天为50 μg/d，维持量为75～150 μg/d，该药副反应小、使用安全，但目前国内市场尚无销售。由于PRL降为正常后可以立即恢复自发排卵，因此对于已婚妇女，如不避孕可能很快怀孕，但建议如果是垂体瘤患者，最好是PRL控制正常一年后怀孕。尽管目前尚无任何资料证明溴隐亭对胚胎有害，但慎重起见，推荐妊娠期，特别是三个月以内停用溴隐亭。妊娠过程中定期观察PRL变化，有无头痛、视力下降等症状，如有催乳素瘤复发或加重，可立即使用溴隐亭，能迅速控制症状，控制不住可以立即手术。

②希汉综合征：由于希汉综合征通常造成垂体分泌促性腺激素、促甲状腺素、促肾上腺素功能的损伤，因此根据患者的具体情况，需进行雌、孕激素，甲状腺素和肾上腺皮质激素三方面的补充替代治疗。雌、孕激素采用序贯治疗；肾上腺皮质激素采用泼尼松5～10 mg/d或醋酸可的松25 mg/d，晨服

2/3，下午服 1/3；甲状腺素片 30 ~ 60 mg/d。该病如果没有子宫和输卵管的损伤，如有生育要求，轻型者可用 CC 促排卵，重者可以用 HMG/hCG 促排卵治疗，排卵后建议使用黄体酮维持黄体功能。

（4）中枢性闭经：中枢性闭经的病因多为精神心理、应激相关因素，因此针对诱因进行治疗十分重要；部分为先天性下丘脑神经元发育异常导致，主要是进行激素替代，有生育要求者进行促排卵助孕。

① Kallmann 综合征：由于这种先天性的中枢异常无法纠正，因此，需用激素替代方法补充治疗及诱导月经来潮。而卵巢本身并无异常，只是缺乏促性腺激素的刺激使其功能处于静止状态，给予外源性促性腺激素可以诱导卵巢内卵泡的发育和成熟。因此，该病的治疗分两个阶段，首先是激素替代治疗，用小剂量雌激素治疗促进第二性征的发育和生殖器官的发育，到生殖器官发育到一定阶段时，单纯雌激素治疗改为雌、孕激素联合治疗诱导月经来潮；当患者结婚有生育要求时，可用 HMG 和 hCG 诱导排卵，或用 GnRH 脉冲法诱导排卵，后者由于操作困难使用较少。

②特发性低促性腺素性腺功能低下（IHH）：治疗同 Kallmann 综合征，用激素替代方法补充治疗及诱导月经来潮，有生育要求时，给予外源性促性腺激素诱导卵巢内卵泡的发育成熟和排卵。

③继发性低促性腺素性腺功能低下：用周期性治疗诱导月经来潮，连续 3 ~ 6 个月。

第五章 子宫内膜异位症与子宫腺肌瘤

第一节 子宫内膜异位症

具有生长功能的子宫内膜组织（腺体和间质）出现在宫腔被黏膜覆盖以外的部位时称为子宫内膜异位症（EMT），简称内异症。

EMT以痛经、慢性盆腔痛、不孕为主要表现，是育龄妇女的常见病，该病的发病率近年有明显增高趋势，发病率占育龄妇女的10%～15%，占痛经妇女的40%～60%。在不孕患者中，30%～40%合并EMT，在EMT患者中不孕症的发病率为40%～60%。

该病一般仅见于生育年龄妇女，以25～45岁妇女多见。绝经后或切除双侧卵巢后异位内膜组织可逐渐萎缩吸收，妊娠或使用性激素抑制卵巢功能可暂时阻止此病的发展，故EMT是激素依赖性疾病。

EMT虽为良性病变，但具有类似恶性肿瘤远处转移、浸润和种植的生长能力。异位内膜可侵犯全身任何部位，最常见的种植部位是盆腔脏器和腹膜，以侵犯卵巢和宫底韧带最常见，其次为子宫、子宫直肠陷凹、腹膜脏层、阴道直肠膈等部位，故有盆腔EMT之称。

一、发病机制

本病的发病机制尚未完全阐明，关于异位子宫内膜的来源，目前有多种学说。

1. 种植学说

妇女在经期时子宫内膜碎片可随经血倒流，经输卵管进入盆腔，种植于卵巢和盆腔其他部位，并在该处继续生长和蔓延，形成盆腔EMT。但已证实90%以上的妇女可发生经血逆流，却只有10%～15%的妇女罹患EMT。剖宫产手术后所形成的腹壁瘢痕EMT，占腹壁瘢痕EMT的90%左右，是种植学说的典型例证。

2. 淋巴及静脉播散

子宫内膜可通过淋巴或静脉播散，远离盆腔部位的器官如肺、手或大腿的皮肤和肌肉发生自OEMT可能就是通过淋巴或静脉播散的结果。

3. 体腔上皮化生学说

卵巢表面上皮、盆腔腹膜都是由胚胎期具有高度化生潜能的体腔上皮分化而来，在反复经血逆流、炎症、机械性刺激、异位妊娠或长期持续的卵巢甾体激素刺激下，易发生化生而成为异位症的子宫内膜。

4. 免疫学说

免疫异常对异位内膜细胞的种植、黏附、增生具有直接和间接的作用，表现为免疫监视、免疫杀伤功能减弱，黏附分子作用增强，协同促进异位内膜的移植。以巨噬细胞为主的多种免疫细胞可释放多种细胞因子，促进异位内膜的种植、存活和增殖。EMT患者的细胞免疫和体液免疫功能均有明显变化，患者外周血和腹水中的自然杀伤细胞（NK）的细胞毒活性明显降低。病变越严重者，NK细胞活性降低亦越明显。雌激素水平越高，NK细胞活性则越低。血清及腹水中，免疫球蛋白IgG、IgA及补体C3、C4水平均增高，还出现抗子宫内膜抗体和抗卵巢抗体等多种自身抗体。因此，个体的自身免疫能力对异位内膜细胞的抑制作用，在本病的发生中起关键作用。

5. 在位内膜决定论

中国学者提出的"在位内膜决定论"揭示了在位子宫内膜在EMT发病中的重要作用，在位内膜的组织病理学、生物化学、分子生物学及遗传学等特质，与EMT的发生发展密切相关，其"黏附 – 侵袭 – 血管形成"过程，所谓的"三A程序"可以解释EMT的病理过程，又可以表达临床所见的不同病变。

二、病理

EMT最常见的发生部位为靠近卵巢的盆腔腹膜及盆腔器官的表面。根据其发生部位不同，可分为腹膜EMT、卵巢EMT、子宫腺肌病等。

1. 腹膜EMT

腹膜和脏器浆膜面的病灶呈多种形态。无色素沉着型为早期细微的病变，具有多种表现形式，呈斑点状或小泡状突起，单个或数个呈簇，有红色火焰样病灶，白色透明病变，黄褐色斑及圆形腹膜缺损。色素沉着型为典型的病灶，呈黑色或紫蓝色结节，肉眼容易辨认。病灶反复出血及纤维化后，与周围组织或器官发生粘连，子宫直肠陷凹常因粘连而变浅，甚至完全消失，使子宫后屈固定。

2. 卵巢子宫内膜异位症

卵巢EMT最多见，约80%的内异症位于卵巢。多数为一侧卵巢，部分波及双侧卵巢。初始病灶表浅，于卵巢表面可见红色或棕褐色斑点或小囊泡，随着病变发展，囊泡内因反复出血积血增多，而形成单个或多个囊肿，称为卵巢子宫内膜异位囊肿。因囊肿内含暗褐色黏糊状陈旧血，状似巧克力液体，故又称为卵巢巧克力囊肿，直径大多在10 cm以内。卵巢与周围器官或组织紧密粘连是卵巢子宫内膜异位囊肿的临床特征之一，并可借此与其他出血性卵巢囊肿相鉴别。

3. 子宫骶韧带、直肠子宫陷凹和子宫后壁下段的子宫内膜异位症

这些部位处于盆腔后部较低或最低处，与经血中的内膜碎屑接触机会最多，故为EMT的好发部位。在病变早期，子宫骶韧带、直肠子宫陷凹或子宫后壁下段有散在紫褐色出血点或颗粒状散在结节。由于病变伴有平滑肌和纤维组织增生，形成坚硬的结节。病变向阴道黏膜发展时，在阴道后穹窿形成多个息肉样赘生物或结节样疤痕。随着病变发展，子宫后壁与直肠前壁粘连，直肠子宫陷凹变浅，甚至完全消失。

4. 输卵管子宫内膜异位症

内异症直接累及黏膜较少，偶在其管壁浆膜层见到紫褐色斑点或小结节。输卵管常与周围病变组织粘连。

5. 子宫腺肌病

子宫腺肌病分为弥漫型与局限型两种类型。弥漫型的子宫呈均匀增大，质较硬，一般不超过妊娠3个月大小。剖面见肌层肥厚，增厚的肌壁间可见小的腔隙，直径多在5 mm以内。腔隙内常有暗红色陈旧积血。局限型的子宫内膜在肌层内呈灶性浸润生长，形成结节，但无包膜，故不能将结节从肌壁中剥出。结节内也可见陈旧出血的小腔隙，结节向宫腔突出颇似子宫肌瘤。偶见子宫内膜在肌瘤内生长，称之为子宫腺肌瘤。

6. 恶变

EMT是一种良性疾病，但少数可发生恶变，恶变率为0.7% ~ 1%，其恶变后的病理类型包括透明细胞癌、子宫内膜样癌、腺棘癌、浆液性乳头状癌、腺癌等。EMT恶变78%发生在卵巢，22%发生在卵巢外。卵巢外最常见的恶变部位是直肠阴道隔、阴道、结肠、盆腹膜、大网膜、脐部等。

三、临床表现

（一）症状

1. 痛经

痛经是常见而突出的症状，多为继发性，占EMT的60% ~ 70%。多于月经前1 ~ 2 d开始，经期

第 1～2 d 症状加重,月经净后疼痛逐渐缓解。疼痛多位于下腹深部及直肠区域,以盆腔中部为多,多随局部病变加重而逐渐加剧,但疼痛的程度与病灶的大小不成正比。

2. 性交痛

性交痛多见于直肠子宫陷凹有异位病灶或因病变导致子宫后倾固定的患者。当性交时由于受阴茎的撞动,可引起性交疼痛,以月经来潮前性交痛最明显。

3. 不孕

EMT 不孕率为 40%～60%,主要原因是腹水中的巨噬细胞影响卵巢的分泌功能和排卵功能,导致黄体功能不全(LPD)、未破裂卵泡黄素化综合征(LUFS)、早孕自然流产等。EMT 可使盆腔内组织和器官广泛粘连,输卵管变硬僵直,影响输卵管的蠕动,从而影响卵母细胞的拣拾和受精卵的输送;严重的卵巢周围粘连,可妨碍卵子的排出。

4. 月经异常

部分患者可因黄体功能不全或无排卵而出现月经期前后阴道少量出血、经期延长或月经紊乱。内在性 EMT 患者往往有经量增多、经期延长或经前点滴出血。

5. 慢性盆腔痛

71%～87% 的 EMT 患者有慢性盆腔痛,慢性盆腔痛患者中有 83% 活检确诊为 EMT;常表现为性交痛、大便痛、腰骶部酸胀及盆腔器官功能异常等。

6. 其他

肠道 EMT 可出现腹痛、腹泻或便秘。泌尿道 EMT 可出现尿路刺激症状等。肺部 EMT 可出现经前咯血、呼吸困难和(或)胸痛。

(二)体征

典型的盆腔 EMT 在盆腔检查时,可发现子宫后倾固定,直肠子宫陷凹、子宫骶韧带或子宫颈后壁等部位扪及 1～2 个或更多触痛性结节,如绿豆或黄豆大小,肛诊更明显。有卵巢 EMT 时,在子宫的一侧或双侧附件处扪到与子宫相连的囊性偏实不活动包块(巧克力囊肿),往往有轻压痛。若病变累及直肠阴道隔,病灶向后穹窿穿破时,可在阴道后穹窿处扪及甚至可看到隆起的紫蓝色出血点或结节,可随月经期出血。内在性 EMT 患者往往子宫胀大,但很少超过 3 个月妊娠,多为一致性胀大,也可能感到某部位比较突出犹如子宫肌瘤。如直肠有较多病变时,可触及一硬块,甚至误诊为直肠癌。

四、诊断

(一)病史

凡育龄妇女有继发性痛经进行性加重和不孕史、性交痛、月经紊乱等病史者,应仔细询问痛经出现的时间、程度、发展及持续时间等。

(二)体格检查

1. 妇科检查

(三合诊)扪及子宫后位固定、盆腔内有触痛性结节或子宫旁有不活动的囊性包块,阴道后穹窿有紫蓝色结节等。

2. 其他部位的病灶

如脐、腹壁瘢痕,会阴侧切瘢痕等处,可触及肿大的结节,经期明显。

临床上单纯根据典型症状和准确的妇检可以初步诊断 50% 左右的 EMT,但大约有 25% 的病例无任何临床症状,尚需借助下列辅助检查,特别是腹腔镜检查和活组织检查才能最后确诊。

(三)影像学检查

1. 超声检查

超声检查可应用于各型内异症,通常用于 Ⅲ～Ⅳ 期的患者,是鉴别卵巢子宫内膜异位囊肿、直肠阴道隔 EMT 和子宫腺肌症的重要手段。巧克力囊肿一般直径为 5～6 cm,直径 > 10 cm 者较少,其典型的声像图特征如下。

（1）均匀点状型：囊壁较厚，囊壁为结节状或粗糙回声，囊内布满均匀细小颗粒状的反光点。
（2）混合型：囊内大部分为无回声区，可见片状强回声或小光团，但均不伴声影。
（3）囊肿型：囊内呈无回声的液性暗区，多孤立分布，但与卵巢单纯性囊肿难以区分。
（4）多囊型：包块多不规则，其间可见隔反射，分成多个大小不等的囊腔，各囊腔内回声不一致。
（5）实体型：内呈均质性低回声或弱回声。

2. 磁共振（MRI）

MRI对卵巢型、深部浸润型、特殊部位内异症的诊断和评估有意义，但在诊断中的价值有限。

（四）CA125值测定

血清CA125浓度变化与病灶的大小和病变的严重程度呈正相关，CA125 ≥ 35 U/mL为诊断EMT的标准，临床上可以辅助诊断并可监测疾病的转归和评估疗效，由于CA125在不同的疾病间可发生交叉反应，使其特异性降低而不能单独作为诊断和鉴别诊断的指标。CA125在监测内异症方面较诊断内异症更有价值。

在Ⅰ～Ⅱ期患者中，血清CA125水平正常或略升高，与正常妇女有交叉，提示CA125阴性者亦不能排除内异症。而在Ⅲ～Ⅳ期有卵巢子宫内膜异位囊肿、病灶侵犯较深、盆腔广泛粘连者，CA125值多升高，但一般不超过200 U/mL。腹腔液CA125的浓度可直接反映EMT病情，其浓度较血清高出100多倍，临床意义比血清CA125大，CA125结合EMAb、B超、CT或MRI可提高诊断准确率。

（五）抗子宫内膜抗体（EMAb）

EMT是一种自身免疫性疾病，因为在许多患者体内可以测出抗子宫内膜的自身抗体。EMAb是EMT的标志抗体，其产生与异位子宫内膜的刺激及机体免疫内环境失衡有关。EMT患者血液中EMAb水平升高，经GnRH-a治疗后，EMAb水平明显降低。测定抗子宫内膜抗体对内异症的诊断与疗效观察有一定的帮助。

（六）腹腔镜检查

腹腔镜检查是诊断EMT的金标准，特别是对盆腔检查和B超检查均无阳性发现的不育或腹痛患者更是重要手段。在腹腔镜下对可疑病变进行活检，可以确诊和正确分期，对不孕的患者还可同时检查其他不孕的病因和进行必要的处理，如盆腔粘连分解术、输卵管通液及输卵管造口术等。

五、子宫内膜异位症的分期

（一）美国生殖学会子宫内膜异位症手术分期

目前，世界上公认并应用的子宫内膜异位症分期法是RAFS分期（表5-1），即按病变部位、大小、深浅、单侧或双侧、粘连程度及范围，计算分值，定出相应期别。

此评分法将子宫内膜异位症分为4期。Ⅰ期（微小），1～5分；Ⅱ期（轻度），6～15分；Ⅲ期（中度），16～40分；Ⅳ期（重度），40分以上。

以上分期方法均需经开腹或腹腔镜手术进行，不适用于无手术条件患者。

（二）子宫内膜异位症的临床分期

Ⅰ期：不孕症未能找到不孕原因而有痛经者，或为继发痛经严重者。妇科检查后穹隆粗糙不平滑感，或骶韧带有触痛。B超检查无卵巢肿大。

Ⅱ期：后穹隆可触及 < 1 cm 的结节，骶韧带增厚，有明显触痛。两侧或一侧可触及 < 5 cm 肿块或经B超确诊卵巢增大者，附件与子宫后壁粘连，子宫后倾尚活动。

Ⅲ期：后穹隆可触及 > 1 cm 结节，骶韧带增厚或阴道直肠可触及结节，触痛明显，两侧或一侧附件可触及 > 5 cm 肿块或经B超确诊附件肿物者。肿块与子宫后壁粘连较严重，子宫后倾活动受限。

Ⅳ期：后穹隆被块状硬结封闭，两侧或一侧附件可触及直径 > 5 cm 肿块与子宫后壁粘连，子宫后倾活动受限，直肠或输尿管受累。

对Ⅰ期、Ⅱ期患者选用药物治疗，如无效时再考虑手术治疗。对Ⅲ期、Ⅳ期患者首选手术治疗，对Ⅳ期患者行保守手术治疗预后较差。对此类不孕患者建议在术前药物治疗2～3个月后再行手术，以期手术容易施行，并可较彻底清除病灶。

表 5-1 美国生殖学会子宫内膜异位症评分分类修订表（RAFS 分期）

	内膜异位	< 1 cm	1 ~ 3 cm	> 3 cm
腹膜	表浅	1	2	4
	深层	2	4	6
卵巢	右：表浅	1	2	4
	深层	4	16	20
	左：表浅	1	2	4
	深层	4	16	20
		无	部分	完全
子宫直肠凹闭锁		0	4	40
	粘连	< 1/3 包裹	1/3 ~ 2/3 包裹	> 1/2 包裹
卵巢	右：疏松	1	2	4
	致密	4	8	16
	左：疏松	1	2	4
	致密	4	8	16
输卵管	右：疏松	1	2	4
	致密	4	8	16
	左：疏松	1	2	4
	致密	4	8	16

注：* 如输卵管伞端全包围改为 16 分；当卵巢、腹膜、输卵管和后穹隆同时存在两种病变时，如浅表和深部、疏松和致密，评分仅以较严重的病变为依据。

六、EMT 与不孕

在不孕患者中，30% ~ 58% 合并 EMT，在 EMT 患者中不孕症的发病率为 25% ~ 67%。EMT 合并不孕的患者治疗后 3 年累计妊娠率低于无 EMT 者；患内异症的妇女因男方无精子行人工授精，成功率明显低于无内异症的妇女。EMT 对生育的影响主要有以下因素。

（一）盆腔解剖结构改变

盆腔内 EMT 所产生的炎性反应以及其所诱发的多种细胞因子和免疫反应，均可损伤腹膜表面，造成血管通透性增加，导致水肿、纤维素和血清血液渗出，经过一段时间后，发生盆腔内组织、器官粘连。其粘连的特点是范围大而致密，容易使盆腔内器官的解剖功能异常；一般 EMT 很少侵犯输卵管的肌层和黏膜层，故输卵管多为通畅。但盆腔内广泛粘连可导致输卵管变硬僵直，影响输卵管的蠕动，或卵巢与输卵管伞部隔离，从而影响卵母细胞的拣拾和受精卵的输送，严重者可导致输卵管阻塞。如卵巢周围的严重粘连或卵巢子宫内膜异位囊肿破坏正常卵巢组织，可妨碍卵子的排出。

（二）腹水对生殖过程的干扰

内异症患者腹水中的巨噬细胞数量增多且活力增强，不仅吞噬精子，还可释放白细胞介素 –1（IL–1）、白细胞介素 –2（IL–2）、肿瘤坏死因子（TNF）等多种细胞因子，影响精子的功能和卵子的质量，不利于受精过程及胚胎着床。腹水中的巨噬细胞降低颗粒细胞分泌孕酮的功能，干扰卵巢局部的激素调节作用，使 LH 分泌异常、PRL 水平升高、前列腺素（PG）含量增加，影响排卵的正常进行，可能导致 LPD、LUFS、不排卵等。临床发现 EMT 患者 IVF-ET 的受精率降低。盆腔液中升高的 PG 可以干扰输卵管的运卵功能，并刺激子宫收缩，干扰着床和使自然流产率升高达 50%。

七、EMT 治疗

国际子宫内膜异位症学术会议（WEC）曾总结提出对于 EMT，腹腔镜、卵巢抑制、三期疗法、妊娠、助孕是最好的治疗。中国学者又明确提出内异症的规范化治疗应达到4个目的：减灭和去除病灶、缓解和消除疼痛、改善和促进生育、减少和避免复发。治疗时主要考虑的因素：①年龄。②生育要求。③症状的严重性。④既往治疗史。⑤病变范围。⑥患者的意愿。

（一）有生育要求的内异症治疗方案

对有生育要求的内异症患者，应首先行子宫输卵管造影（HSG），输卵管通畅者，可先采用抑制子宫内膜异位病灶有效的药物，如避孕药、内美通或GnRH-a等药物3~6个周期，然后给予促排卵治疗，对排卵正常但不能受孕者应行腹腔镜检查以明确有无盆腔粘连或引起不孕的其他盆腔因素。若HSG提示病变累及输卵管影响输卵管通畅性或功能，则应行腹腔镜检查确诊病因，在检查的同时完成盆腔粘连分离、异位病灶去除及输卵管矫正手术。EMT患者手术后半年为受孕的黄金时期，术后1年以上获得妊娠的机会大大下降。

有学者认为对EMT Ⅰ~Ⅱ期不孕患者，首选手术治疗，在无广泛病变或经手术重建盆腔解剖结构后，此时期盆腔内环境最有利于受精，子宫内膜的容受性也最高，应积极促排卵尽早妊娠或促排卵后行IUI 3个周期，仍未成功则行IVF。对Ⅲ~Ⅳ期内异症不孕患者手术后短期观察或促排卵治疗，如未妊娠，直接IVF或注射长效GnRH-a 2~3支后行IVF-ET。对病灶残留、内异症生育指数评分低者，术后可用GnRH-a治疗3周期后行IVF。

（二）无生育要求的治疗方案

对于无生育要求的内异症患者，治疗并控制病灶，以最简便、最小的代价来提高生活质量。治疗方法可分为手术治疗、药物治疗、介入治疗、中药治疗等。手术是第一选择，腹腔镜手术为首选。手术可以明确诊断，确定病变程度、类型、活动状态，进行切除、减灭病变，分离粘连，减轻症状，减少或预防复发。

子宫腺肌症症状较严重者，一般需行次全子宫切除或全子宫切除术。年轻且要求生育者，如病灶局限，可考虑单纯切除病灶，缓解症状，提高妊娠率，但子宫腺肌症的病灶边界不清又无包膜，故不宜将其全部切除，因此复发率较高。疼痛较轻者，可以药物治疗。

（三）手术治疗

手术的目的是切除病灶、恢复解剖。手术又分为保守性手术、根治性手术以及半保守性手术。

1. 保守性手术

保留患者的生育功能，手术尽量切除肉眼可见的病灶、剔除囊肿以及分离粘连。适合年龄较轻、病情较轻又有生育要求者。

2. 根治性手术

切除全子宫及双附件以及所有肉眼可见的病灶。适合年龄50岁以上、无生育要求、症状重或者内异症复发经保守手术或药物治疗无效者。

3. 半保守性手术

切除子宫，但保留卵巢。主要适合无生育要求、症状重或者复发经保守手术或药物治疗无效，但年龄较轻希望保留卵巢内分泌功能者。

手术后的复发率取决于病情的严重程度及手术的彻底性。彻底切除或剥除病灶后2年复发率大约为21.5%，5年复发率为40%~50%。手术后使用GnRH-a类药物可用于治疗切除不完全的内异症患者的疼痛，尤其是重度内异症者术后盆腔痛。对于术后想受孕的患者可以不使用该类药物，因为这并不能提高受孕率，而且还会因治疗耽搁怀孕。术后使用促排卵药物，争取术后早日怀孕。如果术后需要使用GnRH-a类药物，注射第3支后28 d复查CA125及CA19-9，CA125降至15 U/mL以下，CA19-9降至20 U/mL以下，待月经复潮后可行人工授精（IUI）或IVF-ET。

（四）药物治疗

药物治疗的目的是改善妊娠环境，获得妊娠和止痛。常用药物有以下几种。

1. 假孕疗法

长期持续口服高剂量的雌、孕激素，抑制垂体Gn及卵巢性激素的分泌，造成无周期性的低雌激素状态，使患者产生一种高雄激素性的闭经，其所发生的变化与正常妊娠相似，故称为假孕疗法。各种口服避孕药和孕激素均可用来诱发假孕。

（1）口服避孕药：低剂量高效孕激素和炔雌醇的复合片，抑制排卵，下调细胞增殖，加强在位子宫内膜细胞凋亡，可有效安全地治疗EMT患者的痛经。长期连续或循环地使用是可靠的手术后用药，可避免或减少复发。通过阴道环给予雌、孕激素的方式治疗EMT相关疼痛效果及依从性良好。近年国外研究认为，避孕药疗效不差于GnRH-a，且经济、便捷、不良反应小，可作为术后的一类用药。

用法：每天1片，连续服9~12个月或12个月以上。服药期间如发生阴道突破性出血，每天增加1片直至闭经。

（2）孕激素类。①地诺孕素：地诺孕素是一种睾酮衍生物，仅结合于孕激素受体以避免雌激素、雄激素或糖皮质激素活性带来的不良反应。在改善EMT相关疼痛方面，地诺孕素与GnRH-a疗效相当。每天日服2 mg，连续使用52周，对骨密度影响轻微。其安全耐受性很好，对血脂、凝血、糖代谢影响很小。给药方便，疗效优异，不良反应轻微，作为保守手术后的用药值得推荐。②炔诺酮5~7.5 mg/d（0.625 mg/片），或甲羟孕酮（MPA）20~30 mg/d（2 mg/片），连服6个月；如用药期间出现阴道突破性出血，可每天加服补佳乐1 mg，或已烯雌酚0.25~0.5 mg。

由于炔诺酮、甲羟孕酮类孕激素疗效短暂，妊娠率低，复发率高，现临床上已较少应用。

2. 假绝经疗法

使用药物阻断下丘脑GnRH-a和垂体Gn的合成和释放，直接抑制卵巢激素的合成，以及有可能与靶器官性激素受体相结合，导致FSH和LH值低下，从而使子宫内膜萎缩，导致短暂闭经。不像绝经期后FSH和LH升高，故名假绝经疗法。常用药物有达那唑、内美通等。

（1）达那唑：其是一种人工合成的17α-乙炔睾酮衍生物，抑制FSH和LH峰，产生闭经；并直接与子宫内膜的雄激素和孕激素的受体结合，导致异位内膜腺体和间质萎缩、吸收而痊愈。

用法：月经第1天开始口服，每天600~800 mg，分2次口服，连服6个月。或使用递减剂量，300 mg/d逐渐减至100 mg/d的维持剂量，作为GnRH-a治疗后的维持治疗1年，能有效维持盆腔疼痛的缓解。

达那唑宫内节育器能有效缓解EMT有关的疼痛症状，且无口服时的不良反应。达那唑阴道环给药系统有效治疗深部浸润型EMT的盆腔疼痛，不良反应非常少见，可以作为术后长期维持治疗。

（2）孕三烯酮（内美通）：其是19-去甲睾酮衍生物，有雄激素和抗雌孕激素作用，作用机制类似达那唑，疗效优于达那唑，不良反应较达那唑轻。其耐受性、安全性及疗效不如GnRH-a。

用法：月经第1天开始口服，每周2次，每次2.5 mg，连服6个月。

3. 其他药物

（1）三苯氧胺（他莫昔芬，TAM）：是一种非甾体类的雌激素拮抗剂，可与雌激素竞争雌激素受体，降低雌激素的净效应，并可刺激孕激素的合成，而起到抑制雌激素作用，能使异位的子宫内膜萎缩，造成闭经，并能缓解因内异症引起的疼痛等症状。但TAM治疗中又可出现雌激素样作用，长期应用可引起子宫内膜的增生，诱发卵巢内膜囊肿增大。

用法：每天20~30 mg，分2~3次口服，连服3~6个月。

（2）米非司酮：能与孕酮受体及糖皮质激素受体结合，下调异位和在位内膜的孕激素受体含量并抑制排卵，造成闭经，促进EMT病灶萎缩，疼痛缓解。

用法：月经第1天开始口服，每天10~50 mg，连服6个月。

（3）有前景的药物：芳香化酶抑制剂类，如来曲唑；GnRH-a-A类药物西曲瑞克；基质金属蛋白酶抑制剂及抗血管生成治疗药物等。

4. 免疫调节治疗

EMT是激素依赖性疾病，性激素抑制治疗已广泛应用于临床并取得了一定的短期疗效，包括达那唑、GnRH-a和口服避孕药等。但是高复发率以及长期使用产生的严重药物不良反应影响了后续治疗。研究表明EMT的形成和发展有免疫系统的参与，包括免疫监视的缺失，子宫内膜细胞对凋亡和吞噬作用的抵抗以及对子宫内膜细胞有细胞毒性作用的 NK 细胞活性的降低。因此，免疫调节为 EMT 治疗开辟了新的途径。目前，以下几种药物在 EMT 治疗研究中获得了初步疗效。

（1）己酮可可碱：己酮可可碱是一种磷酸二酯酶抑制剂，它既可以影响炎症调节因子的产生，也可以调节免疫活性细胞对炎症刺激的反应，近年来被认为可能对 EMT 有效而成为 EMT 免疫调节治疗的研究重点。己酮可可碱可以通过提高细胞内的环磷腺苷水平来减少炎症细胞因子的产生或降低其活性，如肿瘤坏死因子 α（TNF-α）。此外还具有抑制 T 淋巴细胞和 B 淋巴细胞活化、降低 NK 细胞活性、阻断白细胞对内皮细胞的黏附等作用。研究发现己酮可可碱可以调节 EMT 患者腹膜环境的免疫系统功能，减缓子宫内膜移植物的生长，逆转过度活化的巨噬细胞，有效改善 EMT 相关的不孕。己酮可可碱不抑制排卵，对孕妇是安全的，适用于治疗与 EMT 相关的不孕症。

手术后使用己酮可可碱治疗轻度 EMT，800 mg/d，12 个月的妊娠率从 18.5% 提高到 31%，可以明显减轻盆腔疼痛。但也有研究认为并不能明显改善轻度到重度 EMT 患者的妊娠率，不能降低术后复发率。

（2）抗 TNF-α 治疗药物：TNF-α 是一种促炎症反应因子，是活化的巨噬细胞的主要产物，与 EMT 的形成和发展有关。EMT 患者腹腔液中 TNF-α 水平增高，并且其水平与 EMT 的严重程度相关。抗 TNF-α 治疗除阻断 TNF-α 对靶细胞的作用外，还包括抑制 TNF-α 的产生。该类药物有己酮可可碱、英夫利昔单抗、依那西普、重组人工 TNF 结合蛋白 I 等。

（3）干扰素 α2b：干扰素 α 能刺激 NK 细胞毒活性，并可促使 CD8 细胞表达。无论在体外实验或动物模型中，干扰素仅 2b 对于 EMT 的疗效均得以证实。

（4）白细胞介素 12（IL-12）：IL-12 的主要作用是调节免疫反应的可适应性。IL-12 可以作用于 T 淋巴细胞和 NK 细胞，从而诱导其他细胞因子的产生。其中产生的干扰素 -γ 可以进一步增强 NK 细胞对子宫内膜细胞的细胞毒性作用，以及促进辅助性 T 淋巴细胞反应的产生。小鼠腹腔内注射 IL-12 明显减小异位子宫内膜病灶的表面积和总重量。但目前缺乏临床试验证实其疗效。

（5）中药：中医认为扶正固本类中药多有免疫促进作用，有促肾上腺皮质功能及增强网状内皮系统的吞噬作用，增加 T 淋巴细胞的比值。活血化瘀类中药对体液免疫与细胞免疫均有一定的抑制作用，不仅能减少已生成的抗体，而且还抑制抗体形成，对已沉积的抗原抗体复合物有促进吸收和消除的作用，还有抗炎、降低毛细血管通透性等作用。由丹参、莪术、三七、赤芍等组方的丹莪妇康煎具有增强细胞免疫和降低体液免疫的双向调节作用，疗效与达那唑相似。由柴胡、丹参、赤芍、莪术、五灵脂组方的丹赤坎使 33% 的 EMT 患者局部体征基本消失，NK 细胞活性升高。但是中药的具体免疫调节作用尚缺乏实验室证据的支持，且报道的临床疗效可重复性不强。

5. 左炔诺孕酮宫内缓释系统（LNG-IUS，商品名曼月乐）

LNG-IUS 直接减少病灶中的 E_2 受体，使 E_2 的作用减弱导致异位的内膜萎缩，子宫动脉阻力增加，减少子宫血流量，减少子宫内膜中前列腺素的产生，明显减少月经量，改善 EMT 患者的盆腔疼痛，缓解痛经症状。与 GnRH-a 相比，LNG-IUS 缓解 EMT 患者痛经疗效相当，减少术后痛经复发，不增加心血管疾病风险，且降低血脂，不引起低雌激素症状，没有减少骨密度的严重不良反应，可长期应用。不规则阴道流血发生率高于 GnRH-a。如果 EMT 患者需要长期治疗，可优先选择 LNG-IUS，在提供避孕的同时，是治疗子宫内膜异位症、子宫腺肌病和慢性盆腔痛的有效、安全、便捷的治疗手段之一，尤其适用于合并有子宫腺肌症的 EMT 患者长期维持治疗。

曼月乐含 52 mg 左炔诺孕酮，每天释放 20 μg，可有效使用 5 年。

放置曼月乐一般选择在月经的 7 d 以内；如果更换新的曼月乐可以在月经周期的任何时间。早孕流产后可以立即放置，产后放置应推迟到分娩后 6 周。

6. 促性腺激素释放激素激动剂（GnRH-a）

GnRH-a 是目前最受推崇、最有效的子宫内膜异位症治疗药物。连续使用 GnRH-a 可下调垂体功能，造成药物暂时性去势及体内 Gn 水平下降、低雌激素状态，由于卵巢功能受抑制，产生相应低雌激素环境，使内异症病灶消退。目前常用的有长效制剂如进口的曲普瑞林、戈舍瑞林、布舍瑞林等；国产的长效制剂有亮丙瑞林，短效制剂如丙氨瑞林。

（1）用法：长效制剂于月经第1天开始注射，每28 d注射1/2～1支，注射3～6支，最多不超过6支。

（2）不良反应：主要为雌激素水平降低所引起的类似围绝经期综合征的表现，如潮热、多汗、血管舒缩不稳定、乳房缩小、阴道干燥等反应，占90%左右，一般不影响继续用药。严重雌激素减少，$E_2 < 734$ pmol/L，可增加骨中钙的吸收，而发生骨质疏松。

（3）反向添加疗法（Add-back）：指联合应用GnRH-a及雌、孕激素，使体内雌激素水平达到所谓"窗口剂量"既不影响内异症的治疗，又可最大限度地减轻低雌激素的影响。其目的是减少血管收缩症状以及长期使用GnRH-a对于骨密度的损害。可以用雌、孕激素的联合或序贯方法。

用药方法：应用GnRH-a 3个月后，联合应用以下药物。

GnRH-a + 补佳乐1～2 mg/d + 甲羟孕酮2～4 mg/d。

GnRH-a + 补佳乐1～2 mg/d + 炔诺N5 mg/d。

GnRH-a + 利维爱2.5 mg/d。

雌二醇阈值窗口概念：血清E_2在110～146 pmol/L为阈值窗口，在窗口期内可不刺激EMT病灶生长，亦能满足骨代谢和血管神经系统对雌激素的需求，故可适当添加激素维持雌激素阈值水平，减少不良反应。适当的反应不影响GnRH-a疗效，且有效减少不良反应，延长用药时间。

（4）GnRH-a反减治疗：以往采用GnRH-a先足量再减量方法，近年有更合理的长间歇疗法，延长GnRH-a用药间隔时间至6周1次，共用4次，亦能达到和维持有效低雌激素水平，是经济有效且减少不良反应的给药策略，但其远期复发率有待进一步研究。

（五）药物与手术联合治疗

手术治疗可恢复正常解剖关系，去除病灶并同时分离粘连，但严重的粘连使病灶不能彻底清除，显微镜下和深层的病灶无法看到，术后的并发症有时难以避免；手术后的粘连是影响手术效果、导致不孕的主要原因。药物治疗虽有较好的疗效，但停药后短期内病变可能复发，致密的粘连妨碍药物到达病灶内而影响疗效。根据病情程度在手术前后药物治疗。术前应用GnRH-a，在低雌激素作用下，腹腔内充血减轻，毛细血管充血和扩张均不明显，使粘连易于分离，卵巢异位瘤易于剥离，有利于手术的摘除，还可预防术后粘连形成。术后用1～2个月的药物，可以抑制手术漏掉的病灶，预防手术后的复发。

八、EMT的复发与处理

内异症复发指手术和规范药物治疗，病灶缩小或消失以及症状缓解后，再次出现临床症状且恢复至治疗前水平或加重，或再次出现子宫内膜异位病灶。内异症总体的复发率高达50%以上，作为一种慢性活动疾病，无论给予什么治疗，患者总处于复发的危险之中，特别是年轻的、保守性手术者。实际上，难以区分疾病的再现或复发，还是再发展或持续存在，更难界定治疗后多长时间再出现复发。无论何种治疗很难将异位灶清除干净，尤其是药物治疗。复发的生物学基础是异位内膜细胞可以存活并有激素的维持。这种异位灶可以很"顽强"，在经过全期妊娠已经萎缩的异位种植可能在产后1个月复发。亦有报道在经过卵巢抑制后3个星期，仅在激素3 d即可再现病灶。复发的主要表现是疼痛以及结节或包块的出现，80%于盆腔检查即可得知，超声扫描、血清CA125检查可助诊，最准确的复发诊断是腹腔镜检查。一般以药物治疗的复发率为高，1年的复发率是51.6%。保守性手术的每年复发率是13.6%，5年复发率是40%～50%。

EMT复发的治疗基本遵循初治原则，但应个体化。如药物治疗后痛经复发，应手术治疗。手术后内异症复发可先用药物治疗，仍无效者应考虑手术治疗。如年龄较大、无生育要求且症状严重者，可行根治性手术。对于有生育要求者，未合并卵巢子宫内膜异位囊肿者，给予GnRH-a 3个月后进行IVF-ET。卵巢子宫内膜异位囊肿复发可进行手术或超声引导下穿刺，术后给予GnRH-a 3个月后进行IVF-ET。

第二节 子宫腺肌病

子宫腺肌病是指子宫内膜向肌层良性浸润并在其中弥漫性生长，其特征是在子宫肌层中出现异位的内膜和腺体，伴有周围肌层细胞的代偿性肥大和增生。本病20%~50%合并子宫内膜异位症，约30%合并子宫肌瘤。

目前子宫腺肌病的发病有逐渐增加的趋势，其治疗的方法日趋多样化，治疗方法的选择应在考虑患者年龄、生育要求、临床症状的严重程度、病变部位与范围、患者的意愿等的基础上确定。

一、临床特征

（一）病史特点

（1）详细询问相关的临床症状，如经量增多和进行性痛经。

（2）家族中有无相同病史。

（3）医源性因素所致子宫内膜创伤，如多次分娩、习惯性流产、人工流产、宫腔操作史。

（二）症状

子宫腺肌病的症状不典型，表现多种多样，没有特异性。约35%的子宫腺肌病无临床症状，临床症状与病变的范围有关。

（1）月经过多：占40%~50%，一般出血与病灶的深度呈正相关，偶尔也有小病变月经过多者。

（2）痛经：逐渐加剧的进行性痛经，痛经常在月经来潮的前一周就开始，至月经结束。15%~30%的患者有痛经，疼痛的程度与病灶的多少有关，约80%痛经者为子宫肌层深部病变。

（3）其他症状：部分患者可有未明原因的月经中期阴道流血及性欲减退，子宫腺肌病不伴有其他不孕疾病时，一般对生育无影响，伴有子宫肌瘤时可出现肌瘤的各种症状。

（三）体征

妇科检查可发现子宫呈均匀性增大或有局限性结节隆起，质地变硬，一般不超过孕12周子宫的大小。近月经期检查，子宫有触痛。月经期，由于病灶充血、水肿及出血，子宫可增大，质地变软，压痛较平时更为明显；月经期后再次妇科检查发现子宫有缩小，这种周期性出现的体征改变为诊断本病的重要依据之一。合并盆腔子宫内膜异位症时，子宫增大、后倾、固定、骶骨韧带增粗，或子宫直肠陷凹处有痛性结节等。

二、辅助检查

（一）实验室检查

（1）血常规：明确有无贫血。

（2）CA125：子宫腺肌病患者血CA125水平明显升高，阳性率达80%，CA125在监测疗效上有一定价值。

（二）影像学检查

（1）B超：为子宫腺肌病的常规诊断手段。B超的图像特点为：①子宫呈均匀性增大，轮廓尚清晰。②子宫内膜线可无改变，或稍弯曲。③子宫切面回声不均匀，有时可见大小不等的无回声区。

（2）MRI：为目前诊断子宫腺肌病最可靠的无创伤性诊断方法，可以区别子宫肌瘤和子宫腺肌病，并可诊断两者同时并存，对决定处理方法有较大帮助，在发达国家中广泛应用。图像表现为：①子宫增大，外缘尚光滑。② T_2WI 显示子宫的正常解剖形态扭曲或消失。③子宫后壁明显增厚，结合带厚度 > 8 mm。④ T_2WI 显示子宫壁内可见一类似结合带的低信号肿物，与稍高信号的子宫肌层边界不清，类似于结合带的局灶性或广泛性增宽，其中可见局灶性的大小不等斑点状高信号区，即为异位的陈旧性出血灶或未出血的内膜岛。

(三) 其他

(1) 宫腔镜检查子宫腔增大，有时可见异常腺体开口，并可除外子宫内膜病变。

(2) 腹腔镜检查见子宫均匀增大，前后径增大更明显，子宫较硬，外观灰白或暗紫色，有时浆膜面见突出紫蓝色结节。

(3) 肌层针刺活检：诊断的准确性依赖于取材部位的选择、取材次数以及病灶的深度和广度，特异性较高，但敏感性较低，而且操作困难，在临床上少用。

三、诊断

子宫腺肌病的诊断一般并不难，最主要的困难在于与子宫肌瘤等疾病的鉴别诊断。子宫腺肌病与子宫肌瘤均是常见的妇科疾病，两种病变均发生在子宫，发病年龄相仿，多见于30～50岁的育龄妇女，临床上容易互相混淆。一般来说子宫腺肌病突出症状是继发性逐渐加重的痛经，子宫肌瘤的突出症状却为月经过多及不规则出血，子宫腺肌病时子宫也有增大，但很少超过妊娠3月子宫大小。

四、治疗

(一) 治疗原则

由于子宫腺肌病的难治性，目前尚不能使每一位患者均获得满意的疗效，应根据患者的年龄、生育要求和症状，实施个体化的多种手段的联合治疗策略。

(二) 药物治疗

药物治疗子宫腺肌病近期疗效明显，但只是暂时性的，停药后症状体征常很快复发，对年轻有生育要求，近绝经期者或不接受手术治疗者可试用达那唑、孕三烯酮或促性腺激素释放激素类似物（GnRH-a）等。

1. 达那唑

达那唑适用于轻度及中度子宫腺肌病痛经患者。

用法：月经第1天开始口服200 mg，2～3次/天，持续用药6个月。若痛经不缓解或未闭经，可加至4次/天。疗程结束后约90%症状消失。停药后4～6周恢复月经及排卵。

不良反应：有恶心、头痛、潮热、乳房缩小、体重增加、性欲减退、多毛、痤疮、声音改变、皮脂增加、肌痛性痉挛等。但发生率低，且症状多不严重。

2. 孕三烯酮

19-去甲睾酮的衍生物，有抗雌激素和抗孕激素作用，不良反应发生率同达那唑，但程度略轻。

用法：每周用药2次，每次2.5 mg，于月经第1天开始服用，6个月为一疗程。因为用药量小，用药次数少，其应用近年来增多。孕三烯酮治疗轻症子宫肌腺症具有很好的效果，可达治愈目的，从而可防止其发展为重症子宫肌腺病，减少手术及术后并发症，提高患者生活质量。

3. 促性腺激素释放激素激动剂（GnRH-a）

其为人工合成的十肽类化合物，能促进垂体细胞分泌黄体生成激素（LH）和尿促卵泡素（FSH），长期应用对垂体产生降调作用，可使LH和FSH分泌急剧减少。有研究表明子宫腺肌病导致不孕与化学和免疫等因素有关，而GnRH-a有调节免疫活性的作用，且使子宫大小形态恢复正常，从而改善了妊娠率。但GnRH-a作用是可逆性的，故对子宫腺肌病合并不孕的治疗在停药后短期内不能自行受孕者，应选择辅助生殖技术。

4. 其他药物

(1) 孕激素受体拮抗剂：米非司酮为人工合成19-去甲基睾酮衍生物，具有抗孕激素及抗皮质激素的活性，用法：米非司酮10 mg口服1次/天，连续3个月，治疗后患者停经，痛经消失，子宫体积明显缩小，不良反应少见。年轻患者停药后复发率高于围绝经期患者，复发者进行长期治疗仍有效。

(2) 左旋18炔诺孕酮：Norplant为左旋18炔诺孕酮皮下埋植剂，可治疗围绝经期子宫腺肌病，治疗后虽子宫体积无明显缩小，但痛经缓解率达100%。缓释左旋18炔诺孕酮宫内节育器（LNG-IUS，曼月乐），国内外报道用 LNG-IUS 治疗子宫腺肌病痛经及月经过多有一定效果。

（3）短效口服避孕药：临床研究显示，长期服用短效避孕药可使子宫内膜和异位内膜萎缩，缓解痛经，减少经量，降低子宫内膜异位症的复发率。但是复方口服避孕药存在不良反应，服用后患者可出现点滴出血或突破性出血、乳房触痛、头痛、体重改变、恶心和呕吐等胃肠道反应以及情绪改变等不良反应，长期应用有血栓性疾病和心血管疾病风险。因此，复方口服避孕药的使用应综合各方面情况进行个体化用药，以使患者获得最大益处。目前国内外还没有关于该疗法用于子宫腺肌病治疗效果大样本的评价。

（4）孕激素：孕激素作用基于子宫内膜局部高剂量的孕酮，可引起蜕膜样变、上皮萎缩及产生直接的血管改变，使月经减少，甚至闭经。目前国外研究显示地屈孕酮是分子结构最接近天然孕酮的一种孕激素，并具有更高的口服生物利用度。地屈孕酮是一种口服孕激素，可使子宫内膜进入完全的分泌相，从而可防止由雌激素引起的子宫内膜增生和癌变风险。地屈孕酮可用于内源性孕激素不足的各种疾病，它不产热，且对脂代谢无影响。极少数患者可出现突破性出血，一般增加剂量即可防止。地屈孕酮也可能发生其他发生在孕激素治疗中的不良反应，如轻微出血、乳房疼痛，肝功能损害极为少见。目前国内外尚无使用地屈孕酮治疗子宫腺肌病的大型随机对照试验。

（三）手术治疗

药物治疗无效或长期剧烈痛经时，应行手术治疗。手术治疗包括根治手术（子宫切除术）和保守手术。

1. 子宫切除术

子宫切除术是主要的治疗方法，也是唯一循证医学证实有效的方法，可以根治痛经和（或）月经过多，适用于年龄较大、无生育要求者。近年来，阴式子宫切除术应用日趋增多，单纯子宫腺肌病子宫体积多小于 12 孕周子宫大小，行阴式子宫切除多无困难。若合并有内异症，有卵巢子宫内膜异位囊肿或估计有明显粘连，可行腹腔镜子宫切除术。虽然有研究表明腺肌病的子宫有稍多于 10% 病变可累及宫颈，但也有研究表明腺肌病主要见于子宫体部，罕见于宫颈部位，只要保证切除全部子宫下段，仍可考虑行子宫次全切除术。

2. 保守性手术

子宫腺肌病病灶挖除术、子宫内膜去除术和子宫动脉栓塞术都属于保留生育功能的方法。腹腔镜下子宫动脉阻断术和病灶消融术（使用电、射频和超声等能减少子宫腺肌病量），近年来的报道逐渐增多，但这些手术的效果均有待于循证医学研究证实。

（1）子宫腺肌病病灶挖除术：适用于年轻、要求保留生育功能的患者。子宫腺肌瘤一般能挖除干净，可以明显地改善症状、增加妊娠机会。对局限型子宫腺肌病可以切除大部分病灶，缓解症状。虽然弥漫型子宫腺肌病作病灶大部切除术后妊娠率较低，仍有一定的治疗价值。术前使用 GnRH-a 治疗 3 个月，可以缩小病灶利于手术。做病灶挖除术的同时还可做子宫神经去除术或子宫动脉阻断术以提高疗效。

（2）子宫内膜去除术：近年来，有报道在宫腔镜下行子宫内膜去除术治疗子宫腺肌病，术后患者月经量明显减少，甚至闭经，痛经好转或消失，对伴有月经过多的轻度子宫腺肌病可试用。子宫内膜切除术虽有效控制月经过多及痛经症状，但对深部病灶治疗效果较差。远期并发症常见的为宫腔粘连、宫腔积血、不孕、流产、早产等。

（3）子宫动脉栓塞术：近期效果明显，月经量减少约 50%，痛经缓解率达 90% 以上，子宫及病灶体积缩小显著，彩色超声显示子宫肌层及病灶内血流信号明显减少，该疗法对要求保留子宫和生育功能的患者具有重大意义。但 UAE 治疗某些并发症尚未解决，远期疗效尚待观察，对日后生育功能的影响还不清楚，临床应用仍未普及，还有待于进一步积累经验。

（4）子宫病灶电凝术：通过子宫病灶电凝可引起子宫肌层内病灶坏死，以达到治疗的目的。但病灶电凝术中很难判断电凝是否完全，因此不如手术切除准确，子宫肌壁电凝术后病灶被瘢痕组织所代替，子宫壁的瘢痕宽大，弹性及强度降低，故术后子宫破裂风险增加。

（5）盆腔去神经支配治疗：近年来国外学者采用开腹或腹腔镜下骶前神经切除术及子宫神经切除术

治疗原发及继发性痛经，取得了较好效果。

（6）腹腔镜下子宫动脉阻断术：子宫动脉结扎治疗子宫腺肌病的灵感来源于子宫动脉栓塞治疗子宫腺肌病的成功经验，但该术式目前应用的病例不多。由于疼痛不能得到完全缓解，多数患者对手术效果并不满意。

五、预后与随访

随访内容：通常包括患者主诉、疼痛评价、妇科检查、超声检查、血清 CA125 检测，如果是药物治疗者，需要检查与药物治疗相关的内容，如肝功能、骨密度等。

预后：除非实施了子宫切除术，子宫腺肌病容易复发。因残留的内膜腺体而发生恶变的较少见，与子宫腺肌病类似的疾病子宫内膜异位症，其恶变率国内报道为 1.5%，国外报道为 0.7%~1.0%，相比之下，子宫腺肌病发生恶变更为少见。

第六章 妇科急腹症

第一节 出血性输卵管炎

出血性输卵管炎是急性输卵管炎的一种特殊类型,在输卵管间质层发生出血,突破黏膜上皮进入管腔,甚至由伞端流入腹腔,引起剧烈腹痛和腹腔内出血为主要症状的妇科急腹症,其发病率占妇科急腹症的 3.0% ~ 5.0%,近年来有上升趋势。

(一)病因

暂未明确。可能与妇科手术后,特别是人工流产、宫腔镜检查及分段诊刮等宫腔操作术后引起的亚临床感染有关。

(二)临床表现

1. 症状

多数患者有宫腔操作、近期分娩或盆腔检查病史。发病前有性生活史,发病多为青壮年已婚者,仅少数为未婚。主要表现为下腹痛伴肛门坠胀感,阴道不规则出血,无明确停经史,多数腹腔内出血不超过 200 mL。严重者可表现为头晕、心悸等休克症状。

2. 体征

发热、脉率快、下腹痛、反跳痛,严重者表现为腹部移动性浊音阳性,低血压。妇科检查:宫颈举痛,后穹隆触痛,附件区压痛。

(三)诊断与鉴别诊断

下列化验及辅助检查方法可协助诊断。

1. 血常规

血红蛋白基本正常,白细胞及中性粒细胞升高。

2. 妊娠试验

阴性。

3. B 型超声波检查

附件包块及腹腔积液。

4. 后穹隆穿刺

多可抽出不凝固的血性液体。

5. 腹腔镜检查

腹腔积血,一侧或双侧输卵管增粗、充血、水肿或周围粘连等。

出血性输卵管炎与输卵管妊娠症状十分相似,主要鉴别总结于表 6-1。

表 6-1 出血性输卵管炎与输卵管妊娠鉴别表

鉴别项	出血性输卵管炎	输卵管妊娠
病史	有宫腔操作史	有性生活史
附件炎史	无	有

续 表

鉴别项	出血性输卵管炎	输卵管妊娠
休克	炎性病变为主，很少发生休克	常发生休克
发热	发病一开始即发热	发病2~3天后发热
妊娠试验	阴性	阳性
病程	发病缓慢	急性发作
B超检查	输卵管增粗，内径扩张	宫旁边界不清，回声不均混合性包块，部分可见妊娠囊

（四）治疗

出血性输卵管的治疗以抗炎止血治疗为主，抗生素宜选用广谱抗生素，同时予抗厌氧菌治疗。对有大量出血休克者，经非手术治疗无显著效果者以及炎症重伴高热、可疑脓肿形成者，可行剖腹探查或腹腔镜探查，手术方式以保守治疗为宜。

第二节 卵巢破裂

卵巢破裂（ovariorrhexis）是指卵巢的成熟卵泡、黄体、黄体囊肿、子宫内膜异位囊肿或肿瘤在某些因素作用下发生破裂，导致卵巢血管破裂出血或卵巢囊内液溢出等，严重者可造成腹腔内大量出血。其发生率为3%左右。最常见的是卵巢黄体破裂，约占卵巢破裂的80%，其他还可见滤泡囊肿、卵巢巧克力囊肿及卵巢肿瘤破裂等。

卵巢破裂多为外界诱因所致，也可为自发性，还有一部分为医源性损伤。常见的诱因主要是外力因素，如腹部遭重击（拳打、脚踢、撞击等）、妇科检查、性交、B超检查、穿刺抽吸、腹部针刺治疗等均可引起卵巢破裂。卵巢黄体囊肿、巧克力囊肿、肿瘤及卵巢过度刺激综合征患者增大的卵巢等可因囊内压增大、肿瘤侵蚀囊壁等发生自发性破裂。医源性卵巢破裂多见于子宫附件手术时引起卵巢损伤和不同程度的卵巢破裂；辅助生殖治疗中的卵泡穿刺、取卵均可致卵巢破裂。

一、卵巢黄体囊肿破裂

卵巢黄体囊肿破裂（rupture of ovarian corpus luteum cyst）是临床上最为常见的卵巢破裂疾病。卵巢在排卵后形成黄体，正常成熟黄体直径2~3 cm，若黄体腔内有大量的积液，使腔的直径超过3 cm形成黄体囊肿，在外力作用或其他因素影响下可引起囊肿破裂、出血，甚至引起急腹症。

（一）病因

在卵巢黄体血管化时期，容易破裂，一般先在内部出血，使囊内压增加，继而引起破裂出血。原有基础性疾病如血液病者，凝血机制异常，易出血且不易止血。此外，外伤、性交、妇检、卵巢受直接或间接外力作用、盆腔炎症等其他因素均可导致黄体囊肿破裂。

（二）临床表现

1. 症状

可发生于已婚或未婚妇女，以育龄期妇女最常见。一般在黄体期，常有性交、外伤等诱因，突然出现下腹疼痛，一侧开始，逐渐蔓延至整个腹腔，伴恶心、呕吐、大小便频繁感。重者可出现口干、心悸、头晕、眼花、晕厥等休克症状。亦有少数患者无明显诱因，腹痛发生于月经中期。

2. 体征

痛苦面容，腹肌轻度紧张，压痛反跳痛，宫颈举痛，后穹隆饱满、触痛，子宫一侧可扪及界限不清的包块，早期如嫩豆腐感，晚期质硬、不活动、触痛明显。出血多者可出现贫血貌，脉率快、四肢湿冷、血压下降等休克表现，腹部叩诊移动性浊音阳性。

（三）诊断与鉴别诊断

1. 一般根据病史、症状、体征能明确诊断

下列化验和辅助检查有助于诊断和鉴别诊断。

（1）血常规：血红蛋白下降。

（2）血或尿 hCG 测定：阴性，但妊娠黄体破裂为阳性。
（3）B 超：患侧卵巢增大或包块形成，盆腹腔积液。
（4）阴道后穹隆穿刺：抽出不凝的暗红色血液。
（5）腹腔镜检查：是确诊的金标准，可见腹腔内积血，卵巢破裂有血块附着或活动性出血。

2. 鉴别诊断

主要与以下疾病相鉴别。

（1）异位妊娠破裂或流产：腹痛、少许阴道流血、腹腔内出血体征与卵巢黄体囊肿破裂相似，但该病有停经史、早孕反应，做妊娠试验即可鉴别。

（2）急性阑尾炎：有转移性右下腹痛，体温升高，腹膜刺激征明显，白细胞升高；但无腹腔内出血症状体征，妇科检查宫颈无举痛或轻微举痛可以鉴别。

（3）卵巢巧克力囊肿破裂：一侧腹痛开始，常发生于月经后半期与本病相似，但其有痛经、盆腔包块史或明确的子宫内膜异位症病史，腹腔内出血的症状体征不明显，阴道后穹隆穿刺出淡咖啡色液体有助鉴别。腹腔镜检查可见卵巢巧克力囊肿及其他子宫内膜异位病灶。

（四）治疗

1. 保守治疗

适用于出血少者，主要措施是卧床休息和应用止血药物。

2. 手术治疗

适用于出血多者，若并发休克，应在积极纠正休克的同时手术治疗。现首选腹腔镜手术，吸尽积血，电凝或缝合止血，术式选择的原则是尽量保留卵巢功能，尤其是有生育要求的患者。若出血迅猛或无腹腔镜手术条件者，也可行开腹手术。术后纠正贫血。

二、卵巢巧克力囊肿破裂

卵巢巧克力囊肿破裂（rupture chocolate cyst of ovary）是常见的妇科急腹症之一，据文献报道发生率在 4.2% ~ 7.3%，是由于卵巢巧克力囊肿即子宫内膜异位囊肿在外力作用下或自发破裂，囊液溢入盆腔刺激腹膜所致。常引起剧烈腹痛、恶心呕吐，甚至血压下降和休克表现，需急诊手术处理。

（一）病因和发病机制

子宫内膜异位症患者，卵巢最易被异位内膜侵犯，约 80% 病变累及一侧，累及双侧占 50%。随病变发展，异位内膜侵犯卵巢皮质并在其内生长，反复周期性出血，长期形成子宫内膜异位囊肿，在月经期内出血增多，腔内压力增大，整个囊肿迅速增大，囊液为褐色黏稠血液。囊肿可自发破裂，多在月经期前后囊内反复出血囊内压急剧增高所致；也可在外力作用下发生破裂，常见于妇科检查、性交及腹部撞击等；少数情况下，卵巢巧克力囊肿恶变，囊壁血供不足，侵蚀、穿破囊壁发生自发性破裂。

卵巢巧克力囊肿破裂时，若破口小，仅少许囊液溢出，刺激局部腹膜发生局部炎性反应和组织纤维化，使裂口自行封闭，但也造成卵巢与邻近脏器紧密粘连，致使卵巢固定在盆腔内，活动度差，可借此与其他出血性卵巢囊肿鉴别。若破口较大，囊液流出多，则引起严重腹膜刺激征，出现剧烈腹痛、恶心呕吐及肛门坠胀等症状。若破裂时累及囊壁血管，还可并发内出血，也是形成急腹症的因素之一。

（二）临床症状

1. 症状

（1）多发生在月经前和月经周期后半期（黄体期），常有性交、妇科检查或外力撞击等诱因，也可无明显诱因而自发发生。

（2）突发下腹剧痛，开始于一侧，继之整个腹部疼痛，伴恶心、呕吐和肛门坠胀。

（3）偶有血压下降和休克症状。

2. 体征

（1）腹部有明显的腹膜刺激症状，有明显压痛、反跳痛及肌紧张。

（2）偶有移动性浊音。

（3）妇科检查于盆腔一侧或双侧可触及边界不清的包块，常与子宫后壁紧贴，不活动，有触痛。

（三）诊断与鉴别诊断

1. 诊断

根据有痛经和盆腔包块史或明确的子宫内膜异位症病史，结合症状与体征，一般不难诊断。若在直肠子宫陷凹扪及触痛结节，B超提示卵巢囊肿，囊壁厚，囊液内见反光增强的细点或分隔状，阴道后穹隆穿刺出咖啡色样液体可以确诊。腹腔镜检查是目前诊断的最佳方法，可同时手术治疗。

2. 鉴别诊断

主要与以下疾病鉴别。

（1）异位妊娠破裂：一侧下腹剧烈腹痛后累及全腹，腹部明显压痛反跳痛，妇科检查附件扪及边界不清的包块等表现与卵巢巧克力囊肿破裂相似，但有停经史、早孕反应，阴道后穹隆穿刺出不凝血，妊娠试验阳性可鉴别。

（2）卵巢黄体破裂：均由一侧腹痛开始，常发生于月经后半期，但腹腔内出血的症状体征较明显，阴道后穹隆穿刺出不凝血有助鉴别。

（3）卵巢囊肿扭转：常发生于体位、腹压剧变后或孕中期、产后，腹膜刺激征不明显，B超提示盆腔无积液或少许积液可以鉴别。

（4）急性阑尾炎：有转移性右下腹痛，腹膜刺激征明显，麦氏点压痛反跳痛，常伴体温升高、白细胞升高，B超提示无盆腔积液，不难鉴别。

（四）治疗

（1）确诊后宜立即手术，因流出的囊液可引起盆腔粘连、不孕或异位的内膜再次播散和种植。首选腹腔镜手术，术中彻底冲洗吸引溢入盆腔内的囊液，做囊肿剥除术，尽量减少正常卵巢组织损伤，维持卵巢功能，减少不孕机会。

（2）若囊肿与周围组织致密粘连，原则上应尽量剥除囊肿。有文献报道，当卵巢周围粘连严重，强行剥除易损伤脏器时，则可切开放液，并反复冲洗囊腔，行囊壁电凝术，并使用防粘剂，术后辅以药物治疗。

（3）对年龄较大且已有子女者，若疑有卵巢巧克力囊肿恶变，可考虑做患侧附件切除。

（4）术后一般宜服用治疗子宫内膜异位症的药物，以防止肉眼未能检出的病灶或囊液污染盆腔引起新的播散和种植。常用药物包括促性腺激素释放激素激动剂（GnRH-a）、达那唑和内美通、口服避孕药、米非司酮、含孕激素的宫内节育器等。

三、卵巢肿瘤破裂

卵巢肿瘤破裂（rupture of ovarian tumor）是卵巢肿瘤常见并发症之一，约3%卵巢肿瘤会发生破裂。

（一）病因

1. 自发性卵巢肿瘤破裂

肿瘤迅速侵蚀性生长，囊壁血供不足，侵蚀、穿破囊壁薄弱部分导致。

2. 外伤性卵巢囊肿破裂

常由外力，如腹部重击（拳打、脚踢、撞击等）、分娩、性交、妇科检查、B超检查及穿刺等引起肿瘤壁破裂。

（二）临床表现

1. 症状

症状轻重取决于破裂口大小、流入腹腔的囊液性质和量。小囊肿或单纯性浆液性囊腺瘤破裂时，仅感轻微或中等度腹痛；大囊肿或成熟型畸胎瘤破裂后，常致剧烈腹痛、恶心呕吐，有时导致内出血、腹膜炎或休克。

2. 体征

腹膨隆，压痛反跳痛，腹肌紧张，有时有移动性浊音；妇科检查和腹部检查发现原有肿瘤消失或缩小，子宫和肿块有漂浮感。不同卵巢肿瘤破裂后，溢入盆腔的囊液性质不同可产生不同的后果和症状体征。如卵巢黏液性囊腺瘤或癌的黏液性物质，可形成腹膜黏液瘤及肠粘连；囊性畸胎瘤的皮脂、角蛋白溢入盆腔，可造成腹膜油脂肉芽肿等，更主要是恶性卵巢肿瘤破裂易致盆腹腔转移。

（三）诊断

原有卵巢肿瘤者，在腹部重压、妇科检查、性交、B超检查或穿刺等诱因后，突然出现腹痛、腹膜刺激征，妇科和腹部检查肿块消失或缩小，甚至腹部膨隆、休克等症状，应考虑是否有卵巢肿瘤破裂。B超提示有液性暗区，阴道后穹隆穿刺出囊内容物或血性液体有助于诊断。腹腔镜检查是确诊手段。

（四）治疗

凡疑有或确诊卵巢治疗破裂者，应立即手术治疗。可选择腹腔镜或直接开腹手术。术中应尽量吸净囊液，清洗盆腹腔，并涂片行细胞学检查，切除标本送病理学检查，尤其注意破口边缘有无恶性病变。若疑为卵巢恶性肿瘤破裂需做冷冻切片检查，确定为卵巢恶性肿瘤后按恶性肿瘤处理原则处理。

第三节　卵巢囊肿或肿瘤扭转

卵巢囊肿或肿瘤扭转是常见的妇科急腹症之一，居妇科急腹症第五位，也是卵巢囊肿最常见的一种并发症，约10%卵巢囊肿或肿瘤发生蒂扭转。卵巢囊肿或肿瘤的蒂由骨盆漏斗韧带、卵巢固有韧带和输卵管组成。当蒂沿一个方向旋转时，供应卵巢囊肿或肿瘤的血管发生扭曲，使卵巢囊肿缺血，甚至坏死破裂，引起剧烈腹痛。蒂扭转好发于瘤蒂长、中等大小、活动度良好、重心偏于一侧的肿瘤（如囊性畸胎瘤、黏液性及浆液性囊腺瘤等），多发生在体位突然变动时、妊娠期或产褥期子宫位置发生改变时。青年女性比较常见，但也可以发生于绝经后妇女及少年儿童，甚至新生儿。

卵巢扭转是指卵巢因各种原因导致扭转的一种疾病，多见于10岁左右的女孩。卵巢扭转轻者于短时间内可自行缓解，但易反复发作，重症卵巢扭转不易恢复，卵巢扭转后血管梗死，组织缺血，进一步发展也可发生破裂。

（一）病因

卵巢囊肿或肿瘤扭转的原因多与腹压的突然改变有关。卵巢囊肿或卵巢肿瘤若蒂部较长，囊实部位不一，重心和极性改变，在体位突然改变时，如跳跃、转身、翻滚、倒立等动作或从事某一劳动突然停止时，身体的运动停止而引起瘤蒂的扭转。此外膀胱充盈、排空、咳嗽或肠蠕动，也可引起扭转。妊娠期，卵巢囊肿或肿瘤随增大的空间升入腹腔，有较大的活动空间，或产后子宫骤然缩小，腹壁松弛，子宫的推移和牵引也可发生蒂扭转。卵巢扭转多由于先天性异常，如输卵管或卵巢系膜过长，常呈螺旋形而发生；其次是先天性生殖器官异常，如单角子宫、两侧不对称可能是卵巢扭转的诱因。因右侧盲肠蠕动较多，盆腔有较大的活动空间，卵巢扭转以右侧多见。近年来随着辅助生殖技术的开展，卵巢过度刺激造成卵巢扭转的发生率有所上升。

（二）病理变化

卵巢肿瘤扭转沿着蒂的方向发生，为顺时针或为逆时针。发生蒂扭转可有不同程度，可有扭转轻微、90°、180°、360°或扭转数圈不等。扭转不足360°时称不全扭转，有自然松解回复的可能；如扭转360°以上则称完全扭转，此时不能恢复。卵巢肿瘤蒂或卵巢发生急性扭转后，瘤体的血液循环发生障碍，可压迫瘤蒂中的静脉，静脉回流受阻，而动脉继续供血，瘤内高度充血或血管破裂，致使瘤体急剧增大，瘤内出血，肿瘤呈紫褐色，蒂部进一步扭转可使动脉血流闭塞受阻，肿瘤发生缺血、坏死变为紫黑色，易破裂和继发感染。

（三）临床表现

典型症状是突然发生一侧下腹剧痛，常伴恶心、呕吐甚至休克，系腹膜牵引绞窄引起。一般无放射性疼痛。若是不全扭转，则出现轻微疼痛或间歇性疼痛，有时扭转自行复位，则疼痛随之缓解。部分患者既往自己曾扪及下腹可活动的包块，或既往妇科检查发现有附件包块，并可有类似疼痛发作的历史。若在体位改变后发生下腹部剧痛，或原有附件包块在体位改变后出现剧烈腹痛，应考虑扭转的可能。

腹部检查时，下腹一侧可有不同程度的压痛、反跳痛或肌紧张，但不一定在腹部触及肿块。盆腔检查时可触及包块，位于子宫旁，子宫与肿块连接处即蒂扭转处触痛明显。扭转发生数小时后有体温升高、白细胞计数增高和血沉略增快等。B型超声检查可发现盆腔包块，结合临床也有助于诊断。

（四）诊断及鉴别诊断

本病的典型症状与体征：既往有附件肿块病史的患者突发性一侧下腹剧痛，呈持续性、阵发性加剧，常伴恶心、呕吐甚至休克。妇科检查扪及附件区肿块张力大，压痛，以瘤蒂部最明显。超声检查可以探及附件区肿物回声。典型病例诊断多无困难。但并非所有的病例都有明显的触痛点，因为扭转的蒂部可能位置较深，有时不全扭转可以自然复位，腹痛可随之缓解。此外，一些患者延迟就诊，或者误以为外科疾患，是临床漏诊或误诊的原因。为了提高诊断符合率，及早诊断和治疗，应仔细询问病史，详细查体，结合辅助检查，做出正确诊断。

超声对卵巢扭转的诊断除了二维超声所提供的卵巢形态学改变，主要依靠对扭转血管蒂的识别。超声图像显示，不完全性蒂扭转时，囊性肿块的壁因水肿而增厚；完全蒂扭转时，囊性肿块的无回声区内可因出血坏死有光团出现，扭转的蒂部回声杂乱，蒂长者扭转时同侧附件区出现双肿块图像，即近子宫的"实性肿块"系肿块的蒂将输卵管、阔韧带、血管或肠管扭转而成，形态不规则，轮廓欠清晰。彩色多普勒超声可显示扭转血管蒂所形成的低回声包块，不全性扭转的血管蒂直径较完全性扭转的血管蒂直径小，临床症状轻，有时可自行缓解，CDFI于扭转的蒂内、囊肿的周边或肿瘤内实性区仍可检出少量动、静脉血流信号，超声确诊相对较难。完全性扭转因动脉血流受阻而易发生卵巢坏死或肿瘤坏死破裂或继发感染，盆腔有炎性渗出液，且CDFI在扭转的蒂部、卵巢周边及内部均未见动、静脉血流，因此诊断较为容易。

该疾病在临床表现上需与卵巢囊肿破裂、黄体破裂、异位妊娠破裂、急性阑尾炎、急性盆腔炎及输尿管结石相鉴别（表6-2）。

表6-2 鉴别表

	输卵管妊娠破裂	卵巢黄体破裂	卵巢囊肿扭转	卵巢巧克力囊肿破裂	急性阑尾炎
既往史	不育、慢性盆腔炎、绝育或宫内避孕器	无特殊	下腹肿块	子宫内膜异位症或盆腔肿块	慢性阑尾炎
发病诱因	无特殊	无特殊	常发生于体位、腹压剧变后或孕中期、产后	无特殊	无特殊
发病时间和月经变化	常有闭经，继之少量出血	多发生于月经周期后半期	（-）	多发生于经期或月经后半期	（-）
腹痛	下腹一侧→全下腹→全腹	下腹一侧→全下腹→全腹	下腹一侧	下腹一侧→全下腹	上腹或脐周→右下腹
休克	多见	部分病人有	（-）	（-）	（-）
腹部体征	饱满、压痛、反跳痛	饱满、压痛、反跳痛	一侧压痛，有时触及包块	下腹明显压痛及反跳痛	麦氏点压痛及反跳痛
肌紧张	轻度，全腹	轻度，全腹	（-）	下腹	右下腹
移动浊音	常有	常有	（-）	常无	（-）
盆腔检查	宫颈举痛，后穹隆饱满，附件包块边缘不清	宫颈举痛，后穹隆饱满，一般无肿块	附件肿块，蒂部压痛	宫旁压痛、包块，子宫、直肠窝结节	常无变化
穿刺	不凝血	不凝血	（-）	淡咖啡样液	（-）
体温	多正常	多正常	多正常，24~48h后可略升	稍高	稍高，一般不超过38℃
白细胞	正常或稍高	正常或稍高	正常或稍高	略升高	升高
贫血	常有	偶有	（-）	（-）	（-）
妊娠试验	常阳性	（-）	（-）	（-）	（-）

（五）治疗

扭转一经确诊，应尽快处理。选择何种手术方式与囊肿性质、扭转时间、扭转的程度以及患者的年龄有关。传统的手术方法是行患侧附件切除术，不采取患侧附件松解，目的是避免卵巢静脉内已形成的血栓脱落发生肺动脉栓塞的危险。术时在蒂根下方钳夹后再将肿瘤和扭转的瘤蒂一并切除，钳夹前不可将扭转组织复位。

由于卵巢囊肿或肿瘤扭转多发生于年轻女性，此年龄段的女性多有生育要求，且随着生活水平的提高，年轻妇女保护卵巢内分泌功能的意识增强，因此，保留卵巢的保守性手术已受到日益关注。近20年国内外均有对卵巢肿瘤蒂扭转患者实行保守手术成功的报道。有研究认为卵巢囊肿蒂扭转发生卵巢静脉栓塞的概率为0.2%，与是否复位无关。国外有学者报道27例妊娠并发卵巢肿瘤蒂扭转患者22例接受保守手术（附件松解、囊肿剥除）后，无一例发生术后血栓栓塞。国内有报道采用高位结扎卵巢动、静脉后将扭转的附件复位，剔除卵巢囊肿，既切除了卵巢病变，保留了卵巢功能，又防止了肺动脉栓塞，术后随访患者卵巢均有卵泡发育，血供正常，且均无卵巢功能减退的症状。该术式的理论依据是卵巢具有双重血液循环（卵巢动静脉和子宫动静脉的分支）的解剖特点。采用近端结扎卵巢动静脉的方法阻断了血栓脱落的通道，避免了肺动脉栓塞的发生，而子宫动脉上行的卵巢支及其后形成的侧支循环可提供卵巢血供。但该术式对卵巢正常功能的影响尚存在争议。

目前多主张对于年轻的患者，良性肿瘤轻度扭转无坏死者，血运良好，可行单纯囊肿剥除术；对良性肿瘤坏死或年龄>45岁且无生育要求者行患侧附件切除术，酌情行对侧卵巢探查术；对于术前查体及超声提示恶性可能的患者，应做好充分的术前准备，术中行冷冻切片，避免二次手术。若病理证实为交界性或恶性肿瘤者则需根据患者年龄、生育要求、病理类型制订相应的手术方案。

（六）特殊类型的卵巢囊肿蒂扭转

妊娠并发卵巢囊肿的发生率为0.05%。由于妊娠时盆腔充血，骨盆漏斗韧带变软、变长，随着子宫增大，卵巢囊肿位置随之改变，进入腹腔，活动空间变大，卵巢囊肿扭转在孕期发生率较非孕期高3倍，最常发生于孕6~16周。妊娠并发卵巢囊肿扭转比非孕期危害大，因孕期临床表现缺乏特异性，易导致误诊。如果诊治不及时，可导致母亲卵巢坏死、功能丧失、胎儿流产、早产，甚至危及母儿生命。如果是恶性卵巢囊肿，妊娠期盆腔充血，可使肿瘤迅速增大，促使肿瘤扩散。目前国内多采用B超作为主要的辅助检查手段，而国外学者认为磁共振更适用于妊娠期妇女，是诊断卵巢囊肿扭转的有效的辅助检查方法，可以与阑尾炎、盆腔脓肿鉴别。在排除恶性或者交界性肿瘤后，妊娠期可严密观察。如果密切观察过程中腹痛进行性加重或者不除外恶性肿瘤时需要及时行探查术。

老年女性妇科急腹症以卵巢囊肿扭转和破裂为多见，占86.1%，卵巢囊肿蒂扭转的发生率为6.0%，病理类型以卵巢黏液性及浆液性囊腺瘤多见。由于老年人生理功能减退，反应迟钝，大多腹痛及腹部体征不明显；此外，内科并发症多，易掩盖急症症状和体征，加之对疾病认识不够，不愿就诊而延误就诊时间，致使病情复杂，容易误诊，如不及时处理，会造成严重后果。及时手术对老年妇女非常重要，应根据患者的全身情况及肿块的性质制订适当的手术方案。因老年患者并发症多，机体防御功能薄弱，如为良性肿瘤可行患侧附件切除术；如果术中冷冻病理检查为恶性肿瘤，应酌情制订相应的手术方案，必要时术后化疗；要加强围术期的管理，减少并发症的发生。

（七）预后及防治

绝大多数患者手术后即可顺利恢复。因肿瘤多为良性，预后一般良好。如扭转严重或时间过长，肿瘤已有继发感染，或已破裂，内容物溢入腹腔，则有可能引起继发性腹膜炎。

卵巢囊肿或肿瘤扭转主要的预防措施是定期行妇科检查，做到卵巢囊肿或肿瘤的早发现、早诊断、早治疗。生育年龄女性应常规进行妇科检查，必要时配合超声和肿瘤标志物检查；孕前加强优生优育教育，进行妇科检查，减少妊娠并发卵巢囊肿扭转的发生，避免发生流产、早产，降低围生儿的发病率和死亡率；对腹痛的幼女或女童，不能忽略盆腔的检查，并结合超声，力争早期诊断和治疗，以免延误病情，造成永久性的一侧卵巢功能的丧失。对老年妇女要加强宣教，及时就诊和治疗，减少手术并发症的发生。有卵巢囊肿病史的妇女，一旦出现腹痛症状，应及时就诊。在内外科就诊的急腹症患者，要重视科室间的协作，对于女性患者进行必要的妇科检查，以免误诊。

第四节　子宫或子宫肌瘤扭转

子宫扭转罕见，可分为非孕期子宫扭转、孕期子宫扭转、子宫肌瘤子宫扭转和畸形子宫扭转等。子宫结构异常是重要原因之一，曾有报道称占87.77%，国外报道为66%，值得注意其中部分为医源性子宫结构异常，如剖宫产后峡部愈合不良会导致宫颈长度异常而引起子宫扭转。子宫扭转症状急剧，不及时处理后果严重，应及时诊断和处理。

非孕期子宫扭转，多发生在盆腔病理情况，如子宫发育异常的双子宫，双角子宫的一侧子宫有肌瘤存在时，因两侧重量不一，重心偏移；或子宫一侧附件缺如、圆韧带缺如，致子宫两侧拉力不等；或卵巢肿瘤较大，均可因肠蠕动的推动或突然改变体位而导致子宫扭转。也有因脊柱、骨盆畸形发生子宫扭转者，盆腔无病理改变而在体位变更时也可能发生子宫扭转。

妊娠子宫，尤其在妊娠晚期，多伴有不同程度的右旋，但旋转角度不超过30°，如果妊娠子宫向左或右旋转超过90°，同时伴有腹痛等症状者称妊娠子宫扭转。妊娠并发子宫肿瘤、双角子宫、胎儿横位、卵巢肿瘤并发妊娠、盆腔粘连、脊柱畸形及其他类型的胎位不正等病理改变均可使妊娠子宫的左右两侧的重量不均衡发生扭转。突然的体位改变、不良姿势以及胎动等，是引起妊娠子宫扭转的常见诱因。

子宫扭转甚罕见，缺乏典型临床表现，易误诊，常突然发病，表现为突发性、持续性腹痛，伴恶心、呕吐、腹胀或排尿困难等，有时可伴内出血症状。查体腹部压痛反跳痛，肌紧张，妇科检查子宫有剧痛，阴道检查时因阴道扭转而使顶部成一盲端，宫颈上缩至耻骨联合上，尿道也可随扭转呈螺旋弯曲，或闭塞不通，致导尿困难，若妊娠子宫扭转，子宫缺血导致胎儿宫内窘迫而死亡，子宫淤血浸润卒中，查其阴道上段及宫颈可呈螺旋状扭转，故妊娠子宫扭转是产科最严重的并发症之一。B超、腹腔镜可协助诊断，但以腹腔镜检查更为明确，扭转时间长者，子宫呈紫褐色。

妊娠子宫扭转，不论胎儿存亡，均应手术，尽可能先将子宫复位再行剖宫产，以求抢救母儿生命，尽量保留子宫。若扭转时间长，子宫已经坏死，血管内血栓形成者，或胎盘早剥子宫完全卒中者，处理常须作子宫切除或次全切除，如仅轻度扭转可考虑复位。

第五节　子宫肌瘤红色变性

子宫肌瘤的血液供应障碍可引起营养不良，则会发生变性，红色变性是其中之一。自1899年Gebhard最早报道这种变性后，逐渐被妇产科临床医师和病理医生所重视。

子宫肌瘤红色变性系子宫肌瘤的一种特殊类型的坏死，多发生在妊娠期及产褥期，也可见绝经妇女或其他时期。变性绝大多数发生在最大肌瘤，部位在非妊娠期以肌壁间最多，在妊娠期则多以浆膜下肌瘤为主，病理改变大体表现为囊腔形成，典型半熟的牛肉样改变，质地变软，旋涡状结构消失。若发生在妊娠期及产褥期者，症状较非孕期严重。

（一）病因

发生原因尚不十分清楚，可能是子宫肌瘤的血管退行性变，引起血栓或溶血，坏死区域的血红蛋白自血管壁渗出，进入组织内所致，但无细菌侵袭现象。亦有认为子宫肌瘤红色变性发生在透明变性的基础上，原发透明变性的肌瘤发生出血坏死所致，常继发于静脉阻塞，间质血管内可见血栓形成。其他尚有盆腔手术、多次分娩、应用激素、肌瘤生长迅速、宫内节育环、并发高血压、糖尿病等引起肌瘤供血不足或血流障碍，也可能诱发变性。

一般最初变化可能是因血供受损，引起脂肪变性，切面先呈灰黄色，以后发生出血性梗死，特别在妊娠期血量增加，肌瘤生长迅速，压迫假包膜内的静脉，或其他原因使静脉回流障碍，肌瘤发生淤血，进而水肿与渗血，最后导致壁薄的小动脉血管破裂出血及红细胞溶解，此时肌纤维隐约可见，有较多脂肪小球沉积，但细胞核均消失，周围血管内可见血栓形成。

（二）临床表现

1. 症状

患者可有腹痛和月经改变，常伴有发热、白细胞总数增高、贫血。剧烈腹痛呈持续性并伴有呕吐及腹膜刺激症状等全身不适的急腹症表现。症状严重时可类似卵巢囊肿蒂扭转。临床上也有出现可耐受的不同程度的腹痛或中度、低度发热。

2. 体征

子宫张力增加，有压痛。

（三）诊断与鉴别诊断

（1）子宫肌瘤病史者出现腹痛、发热、白细胞总数增加者应考虑本病。

（2）妊娠期和产褥期出现腹痛者伴有相应症状和体征，应考虑或除外本病。

（3）B超检查可协助诊断本病或作鉴别诊断。

（4）报道提出子宫肌瘤红色变性在磁共振成像上有典型表现，有一定的诊断价值。

（5）确诊须有病理学依据。

（四）治疗

妊娠期和产褥期子宫肌瘤红色变性大多采用保守治疗，以抗感染、对症、预防流产及早产为主，通常经上述处理均能好转和缓解，有报道证实肝素治疗妊娠期子宫肌瘤红色变性可取得良好临床效果。仅极少数红色变性肌瘤甚大或以上述处理仍无效者可予手术治疗。

子宫肌瘤红色变性率在国内外分别为2.5%～3.5%、7%～8%不等，其中与妊娠有关的占20.3%～38.4%，而孕期肌瘤切除者40%有红色变性。一般而言，妊娠期需作肌瘤处理者不多，原则上不做肌瘤剔除术，原因如下：

（1）孕期血运丰富，充血、切除后易引起术后出血、感染等。

（2）孕期肌瘤水肿、充血、变软，常致肌瘤界限不清，有时难以清楚剔除。

（3）孕期肌瘤因激素变化增大迅速，并不代表肌瘤真实大小，产后肌瘤会缩小。

（4）孕期作红色变性的肌瘤剔除术易干扰妊娠，导致流产或早产。

（5）产褥期处理也易出血、感染。

（6）子宫后壁切口增加孕晚期子宫破裂风险。

非孕期子宫肌瘤红色变性者，若肌瘤较大，结合症状，有手术指征者，则按子宫肌瘤手术指征原则处理。对年轻或未生育者，则在保守治疗病情稳定后，可作肌瘤剔除术，保留子宫和生育功能。

（五）预防

子宫肌瘤在妊娠期迅速增大，对母儿均可造成不良影响，从预防角度出发，对于年轻有生育要求女性，如孕前发现子宫肌瘤应根据肌瘤大小及部位决定是否需要治疗。

第六节　非产科因素的子宫破裂

可分为在诊断操作过程中因医疗器械所致子宫穿孔及损伤性子宫破裂和各种疾病以及不明原因引起的自发性子宫破裂，本节主要概述后者。

（一）病因

常见于侵蚀性葡萄胎或绒毛膜癌侵蚀子宫肌层，穿破宫壁进入阔韧带可引起广泛阔韧带内出血、血肿，进入腹腔引起腹腔内出血。其他疾病如宫腔积脓伴宫颈管狭窄及肌瘤感染，此外尚有原因不明者。

（二）临床表现

根据原发病，子宫破裂的部位、大小而不同。子宫破裂口小，引起少量腹腔内出血时，仅表现为突发性腹痛伴肛门坠胀，严重者可有头昏、眼花、恶心、呕吐等休克症状。若子宫破裂形成阔韧带血肿可能仅表现为下腹痛。有侵蚀性葡萄胎、绒毛膜癌或其他原发病的症状体征；腹部有移动性浊音、压痛及反跳痛、休克体征。宫体触痛，可在盆腔触及包块，有侵蚀性葡萄胎、绒毛膜癌体征。

（三）诊断及鉴别诊断

侵蚀性葡萄胎或绒毛膜癌或其他子宫病变者有急腹症伴腹腔内出血、腹膜炎体征需考虑自发性子宫破裂可能。

（四）治疗

侵蚀性葡萄胎或绒毛膜癌引起子宫破裂，破裂口小，腹腔内出血少，可抗炎、止血治疗，同时全身化疗，以便在化疗后选择性行子宫切除或病灶挖出术。若子宫破裂引起腹腔内大出血、休克时，可在积极抗休克治疗同时行剖腹探查，根据破裂口大小、部位，病灶部位、大小选择子宫切除或病灶挖出、子宫修补术，术后即行化疗。若为宫腔积脓或肌瘤感染等引起子宫破裂，应积极抗感染治疗，腹腔引流，合适时行子宫切除。

第七节　盆腔脓肿

输卵管积脓、卵巢积脓、输卵管卵巢积脓以及由急性盆腔腹膜炎与急性盆腔结缔组织炎所致的脓肿均属盆腔脓肿的范畴。

（一）病因

输卵管积脓是由急性输卵管炎发展而成，当输卵管的伞部及峡部因炎症粘连而封闭后，管腔的脓液即愈积愈多，可以形成较大的腊肠块状物。卵巢排卵时如输卵管有急性炎症并有分泌物，则可经卵巢的排卵裂口处进入卵巢而逐渐形成脓肿。输卵管炎症时若伞端未封闭，管腔内的炎症、脓性分泌物可流入盆腔及其器官周围，并在其间积聚，如脓液下沉在直肠子宫陷凹处，或严重的盆腔腹膜所渗出的脓液大量流入盆底，则可形成盆底脓肿。其上方可为输卵管、卵巢、肠曲覆盖。急性盆腔结缔组织炎，如未得到及时治疗，也可化脓形成脓肿，可局限于子宫一侧，且脓液可流入阴道直肠隔中，形成肿块。

盆腔脓肿常是急性输卵管炎治疗延迟或反复发作及长期应用宫内节育器等后发生。体质指数偏低、贫血、低胆固醇、血清前白蛋白减低的患者更易导致盆腔脓肿的发生。

盆腔脓肿的病原体以需氧菌、厌氧菌及衣原体、支原体以及大肠埃希菌、脆弱杆菌等为主。通常是混合感染，但以厌氧菌为主，某些条件，如失血、长期应用广谱抗生素、机体功能紊乱或组织器官发生病理改变等均有利于厌氧菌的入侵和繁殖。

（二）临床表现

脓肿形成后大多有高热和下腹痛，急性腹痛占89%，慢性疼痛占19%，其他为阴道分泌物增多、子宫异常出血、发热、寒战、恶心、呕吐、白细胞可增高或正常、血沉多增高。

盆腔检查可示明显下腹压痛和宫颈举痛，也常见子宫附件硬结，有时子宫一侧可扪及明显包块或子宫直肠隔上端扪及包块，可有波动感，并有明显触痛。急性盆腔结缔组织炎所致盆腔脓肿偶有自发穿破阴道后穹隆而排出积液，也可能破入直肠，脓液由肛门排出。

（三）诊断

根据病史及症状，对大而低位、有波动触痛的盆腔脓肿一般无困难，必要时穿刺抽吸得脓肿即可确诊。超声诊断是常见方法之一，见有包块、壁不规则厚，内回声杂乱，见有反光增强不规则光点等有助诊断。必要时可行 CT 协助诊断。病原体培养可明确诊断。

（四）治疗

未破裂的盆腔脓肿先予保守治疗，采用广谱抗生素，若有效，常规治疗 3～5 天即有临床改善，疼痛、发热好转，白细胞下降，腹膜刺激症状缓解，否则应迅速手术治疗，不必消极等待。对于急性盆腔炎导致的脓肿，目前主张控制感染后积极手术，有学者认为3天炎症卡他期内进行手术为宜，因手术可恢复解剖结构、切除感染灶、减少术后复发、提高生育概率。在盆腔内未形成致密粘连之前手术分离相对简单安全，损伤小，恢复快；且能减少炎症的慢性作用影响，尤其对年轻有生育要求者，可最大限度地减少盆腔粘连，增加日后受孕机会。腹腔镜手术曾被认为是盆腔脓肿的禁忌，认为手术操作尤其是头低脚高位以及水冲洗会引起炎症扩散。但新观点认为无论开腹手术或腹腔镜探查手术，都可以解决患者的症状，且腹腔镜手术操作时间、术中出血量、术后发热天数、术后平均住院天数比剖腹探查术少，伤口愈合不良发生率低，术后抗生素使用天数少。对比开腹手术，腹腔镜有其独特的优点：腹腔镜有放大的作用，有利于清除盆腔粘连尤其是细小的粘连带，减少术后复发。Ahrenhole等报道，盆腔炎患者的粘连带中含有一定数量的细菌，这可能是日后症状反复的原因。腹腔镜腹部伤口较少，愈合不良的发生率较低。腹腔镜手术患者恢复快。对比剖腹探查，腹腔镜手术操作时间及术中出血、术后发热、术后抗感染天数明显比剖腹探查术少。因此，腹腔镜治疗盆腔脓肿是一种安全、有效、可行的方法。但盆腔脓肿患者腹腔粘连及充血情况比较严重，要求术者对腹腔镜技术掌握得比较好，操作比较熟练。对于考虑肠管与子宫附件粘连较严重、手术难度较大的手术，最好还是选择开腹手术。因为开腹手术对分离肠管的粘连更为安全，必要时可请外科协助分离粘连。

急性炎症期进行腹腔镜手术应注意：

（1）炎症急性期组织水肿、质脆，容易出血及损伤，分离粘连时动作要轻柔，特别是行输卵管及伞端的分离时，注意勿医源性损坏管腔。

（2）选择双极电凝止血，避免损伤邻近脏器，按照间隙分离粘连，靠近肠管时选择低热量器械，预防肠穿孔。

（3）盆腹腔彻底冲洗，充分引流，甲硝唑溶液浸泡，预防术后复发。

（4）根据药敏结果调整敏感抗生素，加强术后抗感染治疗。

附件脓肿理想的手术是全子宫和双侧附件切除术，可避免再次手术，消除隐匿的显微镜下感染病灶。若年轻患者，尚无子女，可仅切除患侧附件，如对侧外观尚可，应予保留，争取日后生育机会。随新型抗生素问世，显微手术以及体外受精、胚胎移植的应用，目前倾向予保留生育功能手术而行单侧附件切除，保留子宫和一侧卵巢即可提供IVF-ET的条件。

单纯经腹引流脓液不是理想的处理方式，只有当患者全身状况差，不能耐受手术或技术因素等才考虑，因单纯经腹引流而不切除病灶，术后仍有感染灶存在，可形成残余或复发脓肿。

后穹隆切开引流适用于盆腔低位脓肿。腹腔镜下抽吸脓液，并辅助抗生素治疗也由欧洲妇科医师所推荐，也有先抽脓液，控制感染，日后再次手术切除。

对盆腔脓肿者，若其放置宫内节育器，也宜及时取出，因为宫内节育器可引起子宫内膜压迫性坏死，造成局限性子宫内膜炎、子宫肌炎和淋巴管炎，并可因此而导致输卵管卵巢脓肿或影响治疗效果。

盆腔脓肿不论手术是否，抗生素应用必须足量，常在体温控制正常后，再需应用两周，以防复发。

第七章 妊娠合并症

第一节 妊娠合并风湿性心瓣膜病

风湿性心脏病简称风心病。据统计，风湿性心脏病是妊娠妇女获得性心脏病中最常见的一种。妊娠后对血流动力学改变的耐受性与瓣膜性心脏病的分型有显著的关系。临床的处理也因瓣膜病变本身的严重程度而需小心地个体化处理。同样患者的耐受性也与妊娠的时期相关。药物及介入性治疗的风险性需谨慎考虑母亲及胎儿的并发症。

近十年，西方国家由于风湿热发病率的显著下降使慢性风湿性瓣膜病的流行情况也同步地减少。然而，在很多发展中国家风湿热仍然是地方性的主要流行性疾病。2004年报道的一项巴基斯坦农村调查其发病率为5.7‰，而在生育期妇女其发病率在8‰~12‰。在西方国家，瓣膜性心脏病是继先天性心脏病居第二位的最常见的妊娠合并心脏病，而在大多数发展中国家为位居第一的最常见的妊娠合并心脏病。在中国，已有一些发达地区的医院报道先天性心脏病已跃居妊娠合并心脏病的首位。

一、二尖瓣狭窄

（一）病理生理

妊娠血流动力学的改变使狭窄瓣膜的血流增加，心输出量增加，妊娠后心动过速使舒张充盈期缩短，跨瓣压差显著增加，狭窄瓣膜上方的房室腔压力负荷增加。因此，二尖瓣狭窄患者对妊娠期血流动力学改变的耐受性较差。特别自妊娠的中期（第二个孕季）开始，妊娠生理的改变可使心输出量增加30%~50%。分娩后下腔静脉压力的减低，继发性的胎盘血流改变和子宫的收缩，均使心脏的前负荷增加。在妊娠期，二尖瓣狭窄的患者在瓣膜性疾病中耐受性最差。

（二）临床表现

1. 症状

（1）呼吸困难：妊娠期间最常出现的早期症状为劳力性呼吸困难、端坐呼吸和阵发性夜间呼吸困难，甚至出现肺水肿。

（2）咯血：二尖瓣狭窄妊娠患者的常见症状，咯血后肺静脉压减低，咯血可自止。

（3）咳嗽：平卧时干咳较常见，妊娠中、晚期症状明显。

2. 体征

重度二尖瓣狭窄的妊娠患者常有"二尖瓣面容"，心尖冲动点和心界向左上外移，心率增快，心尖区可闻第一心音亢进和开瓣音，心尖区有低调的"隆隆"样舒张中晚期杂音。

（三）超声心动图检查

二尖瓣狭窄严重程度的参考值采用二维超声心动图平面法测量二尖瓣的面积。多普勒二尖瓣面积测量采用的压力半时间法容易受负荷的情况影响，因此，在妊娠期特别容易受到影响。新近的临床报道提示压力半时间法仍可在妊娠妇女中应用。

超声心动图检查中应同时关注其他瓣膜的损害。功能性的三尖瓣反流、主动脉瓣关闭不全是二尖瓣狭窄常合并的病变，通常不需特殊的处理。相反风湿性的主动脉狭窄会加重血流动力学的影响，降低患者的耐受性。

经食管心脏超声心动图检查应避免作为妊娠患者的首选方法，而主要应用在经皮二尖瓣成形术前的评估，判别有否左房反流和血栓的存在。

（四）治疗原则

1. 药物治疗

已出现症状或根据超声多普勒检查收缩期肺动脉压 > 50 mmHg 的重度二尖瓣狭窄的女性建议使用 β-受体阻滞药。选择性的 β-受体阻滞药例如阿替洛尔或美托洛尔应优先选择使用，因其更能降低因子宫收缩作用造成的危险。β-受体阻滞药的剂量应根据心率、心功能及超声多普勒二尖瓣平均跨瓣压差、收缩期肺动脉压而进行调节。通常胎儿对 β-受体阻滞药的耐受性较好，然而产科和儿科的人员应了解在分娩期间使用 β-受体阻滞药具有新生儿心动过缓危险的可能性。β-受体阻滞药同时具有降低房性心律失常的危险性。电转复可作为选择性的治疗措施，对胎儿也是安全的。

地高辛对仍然为窦性心律的二尖瓣狭窄患者无益处，除非合并左室或右室心功能不全。重度二尖瓣狭窄的患者可突发急性肺水肿和快速心房纤颤，特别在妊娠的中、晚期更易发生。静脉使用洋地黄（地高辛）可以减慢房室结的传导作用。如果 β-受体阻滞药或钙拮抗剂使用受限制可选择静脉或口服胺碘酮。

对阵发性或持续性的房颤患者，不论二尖瓣狭窄的严重程度，抗凝治疗都是需要的。维生素 K 拮抗剂在妊娠中、晚期的使用是安全的。在孕 36 周或计划终止妊娠（分娩）期应给予肝素作为替代，在第一孕季使用维生素 K 拮抗剂可致胚胎病理改变或胎儿出血。

β-受体阻滞药使用后仍出现气促和充血性心力衰竭时，应加用襻利尿剂。剂量应逐渐增加以避免血容量的过度减少。

对二尖瓣狭窄耐受性较好，心功能在 NYHA Ⅰ~Ⅱ 级，收缩期肺动脉压持续低于 50 mmHg 的孕妇，经阴道分娩通常是安全的。硬膜外麻醉通常可减轻分娩时固有的血流动力学负荷。β-受体阻滞药的剂量应根据分娩和产后早期的心率合理地调整。在分娩期间，最好选择半衰期短的 β-受体阻滞药。心脏病学专家，产科医生和麻醉师应共同紧密合作为患者设定一个安全的分娩模式。

2. 瓣膜的介入治疗

尽管已进行了药物的治疗仍持续明显气促，有充血性心力衰竭的体征和伴有肺水肿高度危险的患者，在分娩过程中或产后早期，存在对母亲和新生儿生命的威胁；根据国外的报道和指南应考虑在妊娠期间对瓣膜做介入性的干预，在分娩前减轻二尖瓣狭窄的程度。在行经皮二尖瓣成型术的过程中，胎儿的心脏监测无胎儿宫内窘迫的体征，放射量保持在非常低的水平，不可能对胎儿造成短期甚至长期的后果。

经皮二尖瓣成形术存在血栓性栓塞的风险，但罕有发生；瓣叶撕裂的创伤性二尖瓣反流是最严重的并发症，发生率约为 5%，其后果对妊娠患者特别严重。重度的、急性的二尖瓣关闭不全造成血容量和心输出量的增加，患者不能耐受，需行紧急的瓣膜外科手术，但又必然对胎儿造成很大的风险。经药物治疗后症状不能缓解的妊娠患者的预后不良，但经皮二尖瓣成型术对妊娠患者带来的益处超越了它的风险。

二、主动脉瓣狭窄

（一）临床表现

1. 症状

呼吸困难、心绞痛和昏厥为典型主动脉瓣狭窄常见的三联征。①呼吸困难：劳力性呼吸困难为常见首发症状；进而可发生阵发性夜间呼吸困难、端坐呼吸和急性肺水肿。②心绞痛：常由运动诱发，休息后缓解。③昏厥：多发生于直立、运动中或运动后。

2. 体征

在主动脉瓣区可听到响亮粗糙的收缩期杂音,向颈动脉及锁骨下动脉传导,主动脉瓣区第二音减弱。重度的风湿性主动脉瓣狭窄在年轻的患者中不多见。妊娠前没有症状的患者在妊娠中发生严重症状的情况也不多。相反,伴有症状的重度主动脉瓣狭窄患者则面临母亲与胎儿的高风险。

(二)超声心动图检查

主动脉瓣狭窄的严重程度可使用连续多普勒测定方式计算主动脉瓣的面积。瓣膜的面积 < 1.0 cm^2 为重度或最好采用 < 0.6 cm^2/m^2 体表面积。用主动脉瓣平均跨瓣压差判断主动脉瓣狭窄程度不太可靠,因为容易受心输出量的影响。在妊娠的特殊情况下,用主动脉瓣平均跨瓣压差容易过高估计主动脉瓣狭窄的程度。然而平均跨瓣压差的估算是非常重要的,因为它与预后的评价相关。

(三)治疗原则

平均主动脉跨瓣压差持续 < 50 mmHg 妊娠期无症状的患者通常预后较好,只需密切随访。无论主动脉瓣狭窄的病因是什么,通常在经阴道分娩的过程中需要密切的监护。因为周围血管阻力减低对患者存在危害,硬膜下麻醉必须小心,诱导麻醉过程要慢,应避免行蛛网膜下隙阻滞麻醉。有些学者建议,对重度主动脉瓣狭窄的病例实施剖宫产以避免突然增加动脉压和心输出量,并缩短分娩的间期。

对严重呼吸困难的患者应给予利尿剂,重度主动脉瓣狭窄的患者尽管经积极的药物治疗,但症状显著(心功能在 NYHA Ⅲ 至 Ⅳ 级)或存在充血性心力衰竭的体征,在妊娠期间应考虑介入治疗以减轻主动脉狭窄。PBAV 可以使主动脉瓣的功能获得暂时的改善,使患者安全地度过围生期,把主动脉瓣置换的时间延迟至分娩以后。如果在妊娠期间必须行主动脉瓣球囊成型术,应参照妊娠期经皮二尖瓣成形术采取保护措施以减少放射线的影响。这个手术应严格限制在有丰富经验的医学中心进行。

三、左室反流性心瓣膜病

(一)病理生理

妊娠期间血容量和心排血量进行性地增加,使主动脉瓣或二尖瓣关闭不全患者瓣膜的反流量增加。然而,由于其他的生理性改变,例如,心动过速和系统动脉阻力的减少都可以增加前向的射血容积,是部分地代偿瓣膜反流的后果。

能较好耐受妊娠的重度瓣膜反流的患者证实多为慢性、左心室扩张但仍保留左心室功能的患者,但急性的反流患者不能耐受。但风湿性瓣膜病的患者很少发生急性的反流。(除外风湿性瓣膜病并感染性心内膜炎,或经皮二尖瓣成型术瓣叶撕裂的创伤性二尖瓣反流。)

(二)临床表现

应注意慢性主动脉或二尖瓣关闭不全妊娠患者的充血性心力衰竭症状或体征。既往已发现反流性杂音的妊娠患者在产前的随访中最常见。二尖瓣关闭不全患者在妊娠期间房性期前收缩会增加,每搏输出量增加使脉搏波增大,主动脉瓣反流的体征不典型。

(三)超声心动图检查

超声心动图检查原理在各种反流性心脏瓣膜病都是一样的。由于妊娠期间的血流动力学的特殊性,应用定量多普勒超声心动图评估瓣膜反流量和有效反流面积优于其他的定量方法。妊娠期间血容量的增加使左心室轻度扩大,要计算左心室的直径时应给予考虑。

(四)治疗原则

大多数无症状的重度二尖瓣或主动脉关闭不全者可不需使用药物治疗。当出现严重充血性心力衰竭的症状或体征时,特别在妊娠的晚期,使用利尿剂和血管扩张药可以改善患者在妊娠期间的耐受性。但血管紧张素转换酶抑制药和血管紧张素受体拮抗剂在整个妊娠期间都是禁用的。妊娠期间最常用的血管扩张药是硝酸酯类。

有进行性气促或心力衰竭症状体征的患者,应给予药物治疗。但是妊娠期间应尽量避免外科治疗。人工心肺体外循环对胎儿有高度的风险性。在妊娠期间,包括产后的围生期,反流性心瓣膜病患者的预后是良好的,心脏外科对患者显然是不合适的。

大多数合并反流性瓣膜病甚至出现过心脏衰竭症状的患者都可以行阴道分娩。治疗的方法同样适用于产后的患者。分娩后如需要行瓣膜的置换术，瓣膜物质的选择应重点衡量机械瓣的使用年限而不需考虑抗凝治疗对妊娠结果的风险。

极少数瓣膜反流合并重度左室功能不全（EF < 40%）且不能耐受妊娠的患者，应尽早考虑终止妊娠。

四、三尖瓣疾病

（一）病理生理

风湿性三尖瓣疾病不会独立存在，通常合并二尖瓣狭窄。根据反流本身的程度和肺动脉压的水平，三尖瓣的反流可导致右房及静脉压的增加。据统计，三尖瓣关闭不全的患者较三尖瓣狭窄多见。三尖瓣狭窄可形成三尖瓣的跨瓣压差，使右房压力增加，心输出量减少。

（二）临床表现

三尖瓣反流性收缩期杂音通常可在二尖瓣狭窄的患者中同时听到，但大多数的患者是功能性的相对性的反流。依靠听诊做出三尖瓣狭窄的诊断通常较困难。具有右心衰竭的典型体征而左心衰竭的体征相对较轻的患者应高度警惕三尖瓣疾病的存在。

（三）超声心动图检查

二维超声心动图可以显示瓣叶增厚，通常还伴有运动减弱，腱索增粗。根据这些改变，可以使风湿性的三尖瓣与功能性的三尖瓣反流相鉴别，功能性的三尖瓣反流通常更加常见。其瓣叶与腱索都是正常的。

反流或狭窄的程度依据心脏的负荷情况，如果平均跨瓣压差超过 5 mmHg，三尖瓣狭窄的程度被认为是显著的。如果血容量和心输出量增加，三尖瓣反流的程度可能会被过度估计，因此在妊娠期间要准确评估右心瓣膜病的程度会比较困难。血流动力学的评估只能根据右心衰竭的临床特征表现。

（四）治疗的原则

利尿剂适用于具有充血性心力衰竭临床体征的患者。与二尖瓣狭窄相同，β-受体阻滞药对三尖瓣狭窄的患者同样有效。然而，在充分的药物治疗下，心力衰竭的症状体征仍然存在的患者应考虑行瓣膜介入治疗，其处理与单纯二尖瓣狭窄的治疗方法相同。

对于非妊娠的伴有重度风湿性三尖瓣疾病的患者，不宜单行经皮穿刺二尖瓣成形术，而应行二尖瓣及三尖瓣联合瓣膜外科手术。然而，在这些妊娠特殊患者，相对外科手术期间心肺体外循环对胎儿的风险，经皮穿刺瓣膜成形术可给予考虑。当合并重度三尖瓣狭窄时，可以考虑行单纯二尖瓣或联合二尖瓣和三尖瓣经皮球束成形术。

五、胎儿的预后

妊娠合并风湿性心脏病已有大量的报道，发病率相对较高的新生儿并发症有：胎儿发育迟缓，早产，低体重儿。母亲心功能分级在新生儿并发症的风险中有决定性的意义。这些并发症主要见于心功能（NY-HA）Ⅲ级或Ⅳ级的妊娠患者。

第二节　妊娠合并先天性心脏病

妊娠妇女合并先天性心脏病的发病率和绝对数都在增加。在我国发达地区，风湿性心脏疾病在年轻人逐渐减少，更多伴有复杂性先天性心脏病的婴儿和儿童在外科手术后能存活至生育年龄。据北京某医院报道，1973—2002 年，妊娠期心脏病主要为先天性心脏病和心脏瓣膜病，风湿性心脏病与先天性心脏病之比在前后 3 个 10 年组分别为 4∶1、1∶2 和 1∶2.24。大多数简单的非发绀的心脏缺损患者在妊娠期间可无特殊症状。许多来自缺乏医疗检查手段地区的妇女既往没有被疑诊为心脏的缺损，通常都在妊娠期间首次被发现。先天性心脏病修复手术后的问题往往也在妊娠期间发生。

房间隔缺损修补术后仍可以发生心律失常，非限制性的室间隔缺损修复术后，肺动脉血管病变仍然进展。

妊娠期间的血流动力学改变可以使先天性心脏病患者的心脏情况恶化，患者的预后与心脏功能级别相关（NYHA 分级），与疾病的特点和原先的心脏外科手术相关。

最高危的情况包括如下：①肺动脉高压。②重度左室流出道梗阻。③发绀的心脏病，血栓栓塞又是高危妊娠的风险之一。

高危患者的处理：先天性心脏病的高危患者不推荐妊娠，如果发现妊娠应劝告终止，因为母亲的风险非常高，死亡率为 8%～35%。高危患者应严格限制体力活动，如果发生症状应卧床休息。如被证实存在低氧血症应给予氧疗。患者应在第 2 个孕季末住院，给予低分子肝素皮下注射，以预防血栓栓塞。发绀性的先天性心脏病患者，血氧饱和度的监测十分重要。血细胞比容和血红蛋白的水平影响血氧饱和度的指标，妊娠期间血液的稀释使低氧血症的指示不可靠。

低危患者的处理：只有轻或中度分流而没有肺动脉高压或只有轻或中度瓣膜反流，轻或中度左室流出道梗阻的患者能较好地耐受妊娠。即使中重度的右室流出道梗阻（肺动脉狭窄），妊娠也能很好地耐受，妊娠期间很少需要介入的治疗。

大多数早期已行外科纠正手术但仍然有固定心脏缺损的患者需要使用超声心动图做临床评估。低危的患者需在每个孕季做心脏评估的随访，胎儿先天性心脏病的评估需要使用胎儿超声心动图。

妊娠合并先天性心脏病患者的心律失常：大多数先天性心脏病患者右心房和（或）心室的压力、容积增加，使 10%～60% 的患者发生心律失常，特别是室上性心律失常。妊娠期间由于生理的改变，可以影响抗心律失常药物的吸收、排泄和血浆的有效浓度。

当需要使用抗心律失常治疗时，地高辛通常是被首选的药物，但实际并不真正有效。奎尼丁、维拉帕米和 β-阻滞药曾被长期用于母亲和胎儿室上性和室性心律失常的治疗，且无致畸影响的证据。胺碘酮是有效的抗心律失常药物，只限于其他抗心律失常药物失败时使用，并在最低的有效剂量范围内应用。所有抗心律失常药物都有心肌收缩抑制的作用，左或右心功能不全患者应谨慎使用。持续快速的心律失常可使胎儿发生低灌注，如母亲胎儿的耐受较差，可使用直流电转复为窦性心律。如心动过速发生时血流动力学的耐受性较好，可尝试使用药物治疗。

胎儿的评估：患有先天性心脏病的每一个妊娠母亲都应接受胎儿心脏评估。因为胎儿先天心脏病的发生率为 2%～16%。早期的胎儿心脏缺陷诊断（孕 24 周前）很重要，可以使终止妊娠成为可能，以保证优生优育的利益。确定胎儿预后的两个主要的因素是母亲的心功能级别和发绀的程度。当母亲的心功能为 Ⅲ～Ⅳ 级或属高危的疾病分类，尽早分娩通常是理想的选择。发绀的妊娠患者必须做胎儿生长的监测，胎儿通常在足月妊娠前发育迟缓或停止发育，新生儿的存活率在孕 32 周后较高（95%），后遗症的风险较低。因此如果妊娠 ≥ 32 周患者的分娩应尽快给予处理。在孕 28 周前胎儿的存活率较低（<75%），存活新生儿颅脑损伤的风险较高（10%～14%），应尽可能地推迟分娩。

分娩的时间和方式：孕 28～32 周患者分娩方式的选择需慎重，必须实施个体化。

大多数患者适宜在硬膜外麻醉下自行分娩，以避免疼痛的影响。高危的患者应施行剖宫产，使血流动力学保持较稳定。常规和硬膜下麻醉心排血量增加不多（30%），低于自行分娩的过程（50%）。然而，孕龄较短的引产常失败或时间很长。需行心脏外科手术的患者，应在心脏外科前即先行剖宫产。分娩过程应给予血流动力学和血气的监测。

一、房间隔缺损

房间隔缺损（简称 ASD）根据解剖病变的不同，可分为以下类型：继发孔（第二孔）未闭和原发孔（第一孔）未闭。

继发孔（第二孔）未闭的缺损位于房间隔中部的卵圆窝为中央型，又称卵圆孔缺损型，缺损位置靠近上腔静脉入口处为上腔型又称静脉窦型；缺损位置较低，下缘阙如，与下腔静脉入口无明显分界，称下腔型。继发孔未闭是 ASD 中最多见的类型，其中卵圆孔缺损在临床上最常见。

原发孔（第一孔）未闭又可分为单纯型、部分性房室隔缺损、完全性房室隔缺损和单心房四型。

ASD 是最常见的先天性心脏缺损，而且不少患者到成年才被发现，女性发病是男性的 2～3 倍。部分患者在妊娠期间因肺动脉血流杂音增强并经心脏超声检查后被发现。

大多数无房性心律失常或肺动脉高压的 ASD 患者都能耐受妊娠。妊娠期间心输出量增加对左向右分流患者右心容量负荷的影响可由周围血管阻力的下降而得到平衡。妊娠期间，存在显著左向右分流的患者发生充血性心力衰竭的也不多。

ASD 患者对急性失血的耐受性较差。如果发生急性失血，周围的血管收缩，外周静脉回到右房的血容量减少，从而使大量的血液从左房向右房转流。这种情况可以在产后出血期间发生。

逆行性栓塞是 ASD 罕见的并发症。大多数 ASD 患者通过静脉对比剂超声心动图检查可见到右向左的细小分流，但仍然以左向右分流的特殊形式进入循环。偶然，ASD 患者妊娠期间会出现卒中症状。卵圆孔未闭（PFO）可见于大约 1/4 的正常心脏。经 PFO 逆行的栓塞作为卒中病因的报道逐渐增多。经验性使用阿司匹林可以预防血栓形成，而且对胎儿无害。ASD 的患者应长期接受静脉血栓的预防治疗。

ASD 的年轻女性患者很少发生肺血管阻力升高和肺动脉压升高。据近 30 年的报道，ASD 患者中肺动脉压力大于 50 mmHg 的患者仅占 7%。原发性肺动脉高压年轻女性患者有时会合并继发孔缺损的 ASD，这些患者在出生后肺动脉血管阻力一直保持很高，因此从不会发生左向右的分流，右心室腔也没有扩张。这些患者的体征、症状和预后与原发性的肺动脉高压患者相同。由于心房的缺损为右心室提供另一个排出通道，从而维持系统的心输出量。虽然降低了系统的血氧含量，但是，相对原发性肺动脉高压而不伴有房间隔缺损的患者，发绀和猝死的发生率较低而预后会较好。

继发孔 ASD 患者在牙科治疗或分娩前不需使用抗生素预防性治疗，除非合并了瓣膜性疾病。

继发孔 ASD 患者子代再发生 ASD 的风险大约为 2.5%。大多呈散发性，家族性的 ASD 患者有两个类型，两者都为常染色体的显性遗传。最常见的是继发孔 ASD 和房室传导延缓，另一种类型为 Holt-Oram 综合征，其特点是上肢发育异常和房间隔缺损。

缺损大的 ASD 在妊娠前应尽可能先行选择性的外科或介入封堵治疗。

二、室间隔缺损

室间隔缺损（简称 VSD）的患者中缺损小的通常能很好耐受妊娠。肺动脉血管阻力正常患者左向右分流的程度较轻。分娩期间系统血管阻力增加的情况下，左向右分流的程度会增加。缺损小的 VSD 在胸骨左缘第 3、4 肋间可听到响亮粗糙的全收缩期杂音，患者在妊娠前通常已被确诊。有少数缺损小的 VSD 在妊娠期间首次被发现。

未行外科纠正手术的非限制性 VSD 伴肺动脉高压、左向右分流，无发绀和症状的患者在妊娠期间偶然可被发现。患者通常一般状况良好，婴幼儿期无心功能衰竭病史或发育不良的情况。这些患者通常能较好地耐受妊娠。但如果患者在妊娠前已被确诊，应劝告患者避免妊娠。因为这些患者妊娠期间心脏事件发病和死亡的风险较高。妊娠期间肺血管的病变可加速恶化，虽然并不是不可避免，但可使患者风险增大。心力衰竭的风险性不大，因为分流通常较小，妊娠前心脏没有容量超载的情况。如果患者在分娩时急性失血或使用血管扩张药，可能会导致分流逆转。这种情况可通过补充血容量和限制使用血管扩张药而避免，患者对血管收缩性的催产药物耐受性良好。

VSD 缺损修补术后妊娠患者的风险与无心脏疾病患者之间无显著的差异性。除非患者合并持续的肺动脉高压。婴幼儿期已行修补术的大型 VSD 缺损仍可遗留肺高压的情况，特别是外科纠正手术施行的时间超过 2 周岁以后。这些患者需个体化区别对待。有些肺动脉高压情况稳定，无自觉症状的患者，可顺利妊娠。其他临床表现与原发性肺动脉高压相似。伴进展性右心功能失代偿的患者妊娠期间心血管事件发生和死亡的风险很高。如果患者的肺动脉压力大于系统血压的 3/4，患者会有妊娠的高风险。这些患者应劝告避免妊娠，估计死亡率为 30%～50%。

偶然，当肺动脉高压的孕妇拒绝终止妊娠时，患者妊娠期间心血管的处理十分重要。必须对心脏的情况密切随访，注意患者的左、右心功能情况。曾经行外科介入治疗患者的心功能容易受到损害，特别是右心功能。心功能的损害与持续的肺动脉高血压使心脏的贮备功能受到严重的损害。妊娠期间，肺动脉高压的患者应尽可能休息,并通过临床观察和超声心动图的监测评估心功能。严重肺血管疾病的患者应住院观察,并在常规麻醉下行剖宫产。产后仍然是最危险的阶段,即使患者能够耐受妊娠和顺利分娩,建议产前给予使用硝酸酯类或前列环素气雾剂,以预防产后肺血管阻力的增高。

VSD 母亲的子代发生 VSD 的情况已见报道,发生率为 4%~11%。分娩方式较复杂的 VSD 患者,应给予心内膜炎的预防措施。

三、主动脉缩窄

大多数主动脉缩窄的患者在到达孕龄的时候都已接受过外科介入的治疗。虽然主动脉缩窄的外科修复通过纠正高血压或使高血压的治疗更有效从而使妊娠有良好的预后和结局,但是主动脉缩窄的远期风险仍然存在。主动脉缩窄的妊娠结局主要依据缩窄的严重程度和合并心脏的损害情况。例如,二叶主动脉瓣和主动脉病变的情况。通常主动脉缩窄的母亲和胎儿的结局良好。重度高血压、充血性心力衰竭、主动脉撕裂、颅内动脉瘤破裂、感染性心内膜炎已见于报道。早期的报道提示,由主动脉缩窄并发症导致的死亡率约为 17%,但新近的报道为小于 3%。

主动脉缩窄纠正术后的远期并发症不常见,但对已行主动脉缩窄纠正术后准备妊娠的女性患者应密切注意。全面的妊前评估包括:主动脉缩窄修复术的完整性,保留的或复发的梗阻情况或动脉瘤的情况,检查的范围包括修复的部位和升主动脉。另外要同时评估主动脉瓣和左室的功能。如果主动脉缩窄或已行纠正术后的患者在妊娠过程怀疑主动脉的并发症,应选择磁共振成像检查。

未行纠正术的主动脉缩窄患者,高血压的治疗往往不满意。未经治疗的主动脉缩窄患者的静息血压如同正常人一样会轻微下降,但患者的收缩压和脉压在运动后会显著提高。降压药如盐酸肼屈嗪、甲基多巴、Labetalol 或美托洛尔可用于降压治疗。但过于积极的降压治疗将会减少胎盘的灌注并造成胎儿发育的不良影响。因此,患者应在妊娠前先行主动脉缩窄的介入治疗。但临床上,遇到未行纠正术的主动脉缩窄妊娠患者,应该避免劳力性的运动,尽可能减少主动脉壁的压力,因为运动后血压和脉压造成的血管损害不能通过降压药物完全得到预防。

主动脉缩窄患者的主动脉壁常伴异常,易于造成主动脉撕裂。由于妊娠期间生理的、血流动力学和激素水平的改变,主动脉撕裂的风险增加。妊娠和分娩期间使用 β 受体阻滞药可减少主动脉撕裂的风险。大多数主动脉缩窄的患者可采用经阴道分娩,但应注意尽量缩短第二产程,以减少动脉的压力。但如果存在可疑的产科情况或不稳定的主动脉损伤,应考虑给予剖宫产。胎儿发育通常正常,说明通过侧支循环使子宫胎盘的血流得到合理的维持。主动脉缩窄患者先兆子痫的发生率增加,但恶性高血压或视盘水肿的情况罕见。

妊娠期间主动脉缩窄的外科修复术应限于主动脉撕裂或严重的难以控制的高血压或心力衰竭的患者。经皮穿刺主动脉缩窄扩张术后主动脉扩张的机制是主动脉壁的伸展和撕裂。妊娠是主动脉撕裂的易患因素。因此对已妊娠或准备妊娠的患者,应尽量避免行缩窄部经皮血管成型术或支架植入术。

主动脉缩窄的患者在围生期应注意预防细菌性心内膜炎,二叶主动脉瓣的患者心内膜炎的风险增加,如发生心内膜炎的部位几乎都在二叶主动脉瓣而不是在缩窄部。

四、动脉导管未闭

动脉导管未闭(PDA)狭窄的动脉导管通常分流量少,肺动脉压正常,妊娠期间不会产生显著的血流动力学障碍。分流量大的患者可发展为充血性心力衰竭,妊娠前应考虑先行封闭。

大多数 PDA 可产生典型的机械样连续性杂音,连续脉冲多普勒可检测到持续的血流。PDA 的患者应接受抗生素的预防性治疗。

伴肺动脉高压且未纠正的粗大动脉导管可以并发肺动脉瘤(PDA 是常见的独立诱因),并可发展为肺主动脉瘤撕裂,妊娠期间或产后可自行破裂。肺动脉血管中层可见坏死和动脉粥样硬化,两者均与严重的肺动脉高压相关。妊娠期间外周或肺动脉撕裂的发病率可见增加。可能是结缔组织转多糖酶的作用使水分摄取增加造成的后果。所以 PDA 伴肺动脉高压的患者应建议避免妊娠。

五、肺动脉口狭窄

肺动脉口狭窄轻或中度的肺动脉瓣狭窄较常见，妊娠期间患者多无症状，也无死亡或相关并发症发生的报道。有些患者虽然可以耐受重度的肺动脉狭窄，然而妊娠期间容量的超载加重了患者肥厚和僵硬右室心肌的负荷，充血性心力衰竭的情况仍可发生。极少数重度肺动脉瓣狭窄患者在妊娠期间首先出现症状。右室压力达到或超过系统压力的患者可考虑行经皮穿刺瓣膜成型术，但需最大限度地遮盖子宫，做好胎儿辐射的防护。据报道，低血压、心律失常、短阵的右束支传导阻滞等一系列的并发症可带来不大的风险。如情况允许经皮穿刺瓣膜成型术应安排在第二孕季后进行，尽可能在胎儿的组织器官发育完全后。肺动脉球体扩张瓣膜成型术是肺动脉口狭窄的治疗选择措施，目前常在儿童期进行。

漏斗部肺动脉狭窄伴或不伴限制性 VSD 或右心室双腔畸形患者能较好地耐受妊娠的不多。妊娠患者的治疗要根据心功能的级别和狭窄的程度。这些类型的梗阻不适宜行经皮穿刺介入性的治疗，妊娠期间如果症状变坏，建议行外科手术修复。

肺动脉瓣狭窄或右室流出道梗阻患者在行外科治疗或复杂性分娩前应接受抗生素预防治疗。

六、法洛四联征

法洛四联征包括室间隔缺损、肺动脉口狭窄、主动脉骑跨和右心室肥厚。具有上述典型改变者属典型四联症或狭义的四联症。轻度法洛四联征患者可存活至成年而没有持续的症状。肺动脉狭窄严重者，可增加右向左的分流并导致严重发绀。正常妊娠期间血容量增加，静脉回流到右心房的血量也增加。伴随系统血管阻力的下降，可使右向左分流量增加，发绀加重。妊娠期间即使为轻度的发绀都可使患者的情况恶化。如果血氧饱和度 < 85%，风险会很高。分娩期间是特别危险的时间，因为分娩时大量的血液丢失导致系统低血压，从而加重了右向左的分流。

妊娠期间，右心衰竭或左心衰竭的情况都可以发生，特别是当合并了主动脉反流时。妊娠期间随着房性心律失常的出现，临床的问题会进一步出现。Presbitero 等作者报道了 21 例法洛四联征或肺动脉闭锁合并主动脉反流患者 46 次妊娠的结果：共有 15 例新生儿出生后存活，占 33%；9 例早产，26 例流产和 5 例死产。8 例母亲发生心血管的并发症，包括 2 例围生期细菌性心内膜炎。

法洛四联征成功外科修复术后，妊娠的结果可大大地改善。Singh 等共报道 27 例法洛四联征已行外科修复手术患者共 40 次妊娠，每次妊娠均无严重并发症的发生，流产的发生率不高于正常妊娠者。在 31 例妊娠的有效记录中，30 例为正常的婴儿，1 例为肺动脉闭锁的畸形婴儿。

来自 Mayo 临床小组关于 43 例法洛四联征女性患者共 112 次妊娠结果报道，6 例患者伴有肺动脉高压，其中 3 例为中或重度右心功能不全，13 例重度肺动脉反流并重度右室扩张。6 例患者妊娠期间至少合并如下其中一种心血管的并发症：重度右心室扩张，右心功能不全，继发于右室流出道梗阻或肺动脉高压的右心室高压。并发症包括室上性心动过速 2 例，心力衰竭 2 例，肺栓塞伴肺动脉高压 1 例，伴肺动脉反流右心室进展性扩张 1 例。另外，16 例患者共 30 次流产（27%）和 1 例死产的记录。新生儿平均出生体重为 3.2 kg。8 例未经修复的法洛四联征患者共 20 次妊娠，其中 5 例发绀患者共 12 次妊娠。未经修复的法洛四联征患者按预期都为低体重儿，其中一例有形态学改变的肺动脉畸形。在这个报道中，5 例子代（占 6%）有先天性的畸形。这些资料提示，虽然许多已行法洛四联征修复的患者都有成功的妊娠结果，然而那些伴有严重结构和血流动力学问题的患者妊娠期间心血管并发症发生的可能性更大。来自荷兰的一个研究证实了这一点：26 例已行法洛四联征修复后的患者有 50 次成功的妊娠，5 例患者（19%）发生的并发症包括：伴有症状的心力衰竭，心律失常或两者均存在。两个发生症状性心力衰竭的患者伴有严重的肺动脉反流，重度的肺动脉反流是目前法洛四联征患者修复术后遗留的最常见的血流动力学后果。法洛四联征患者修复术后的这种情况容易在超声心动图检查中被忽略，因为肺动脉的反流是层流而不是湍流。

法洛四联征修复术后的患者受孕前应做好评估，做好病史采集、心脏功能和运动功能的评估，了解是否还存在其他的心脏缺损。使用荧光原位杂交法诊断 22q11 基因缺失综合征，检测阴性胎儿发生缺损的可能性很低（约4%）。新近的报道提示，在成人中发现典型的临床特征较困难，应对有潜在风险的父母多加注意，必要时应做pros和cons的筛查，如果有阳性提示，有必要做遗传学的咨询。超声心动图可以评估患者的血流动力学情况，发现是否存在任何右室流出道的梗阻、肺动脉的反流或心功能不全，发现任何遗留的缺损，例如室间隔缺损或主动脉反流；另外评估左室的功能。如有需要，可行运动试验以评估运动能力。如证实无任何重要的遗传性缺损，妊娠和分娩将不会发生相应的并发症。

据报道，法洛四联征双亲子代获得先天性心脏缺损的风险为2.5%~8.3%。一份较大型的系列报道，包括127例双亲（62例女性，65例男性）共253个子女，先天性心脏缺损三例，占1.2%，其中一例为法洛四联征，一例为室间隔缺损，另一例为永存动脉干。风险发生不一致的原因来自很多因素，包括遗传学查证法的偏倚、环境因素和具有先天性心脏病发病优势患者子代的追踪方法。

七、艾森曼格综合征

艾森曼格综合征包括了室间隔缺损、动脉导管未闭或房间隔缺损等左向右分流型先天性心脏病伴显著肺动脉高压产生双向分流或右向左分流出现发绀的患者。许多艾森曼格综合征的女性可以存活至生育年龄，但通常在30岁后症状逐渐加重。伴肺动脉血管病变的患者在妊娠期间会有很高的风险，因为肺动脉高压会使右心输出量受到限制，使肺循环血容量减少；以及周围血管扩张可增加右向左的分流，从而加重了发绀的程度。

Gleiche等对44个艾森曼格综合征病例共有70次妊娠的资料进行分析，其中52%的死亡与其中的一次妊娠相关。母亲有特别高的死亡事件，主要与低血容量、血栓栓塞的并发症和先兆子痫有关。在全部的分娩中，34%经阴道分娩，3/4采用剖宫产，约1/14因为母亲的死亡而终止妊娠。剖宫产的数量不多，可能与这些患者都是血流动力学代偿阶段的高危患者有关。只有25.6%的妊娠为足月，54.9%的分娩为早产；围生期的死亡率为28.3%，而且与早产强烈相关。这个研究得出的结论是艾森曼格综合征女性妊娠的预后特别严重，选择性的流产与其他分娩形式比较有较大的安全性。分娩期间是特别危险的时期，即使母亲已成功分娩，由于血流动力学的恶化或肺梗死，母亲仍可在以后的数天内死亡。

一份自1978—1996年包括多个国家伴肺动脉血管疾病妊娠患者的综述提示，73例伴艾森曼格综合征患者中，母亲的死亡率高达36%；26例死亡，其中23例于分娩后30天内死亡，死亡的原因为难治性心衰和持续的肺动脉高压（13例）；猝死7例，动脉血栓性栓塞（经尸解后确诊）1例。来自巴西的一个研究中心报道的妊娠结果略为乐观，共12例患者，13次妊娠，2例死于妊娠28周前，只有2例妊娠能达到第二孕季的末期。患者收治入院，卧床休息，密切监护。所有患者接受预防性肝素治疗，在常规麻醉下行剖宫产，一例患者在产后30天死亡。因此，应强烈地建议艾森曼格综合征的患者避免妊娠。

妊娠患者如没有服从医学的建议而受孕，应建议患者终止妊娠。在第一孕季内扩宫和刮宫术是终止妊娠的合理选择。

患者仍坚持继续妊娠，可依据Carole A Warnes的建议做好以下的管理措施。

（1）心脏科医生和产科医生要密切合作做好患者的随诊。

（2）卧床休息以减少心脏的负荷，应保持侧卧位避免子宫对下腔静脉的压迫，保障静脉回流。第三孕季的患者需要绝对卧床。

（3）患者如有气促应给予面罩吸氧。

（4）应密切监测雌三醇的水平和胎儿超声心动图，以评估胎儿的成熟度。

（5）如发生充血性心力衰竭，可以使用地高辛、利尿剂，注意小心使用利尿剂避免血液浓缩。肺动脉血管扩张药的应用：据报道，经静脉使用肺动脉扩张药例如依前列醇和吸入一氧化氮可改善母亲的预后。一氧化氮能够通过鼻道吸入使用，但更常见的是通过面罩给药或气管内插管给药。肺动脉压的下降可使一些患者能成功地经阴道或剖宫产分娩。如果使用一氧化氮，母亲在用药期间必须进行高铁血红蛋白的监测。

（6）在患者的风险极高必须住院卧床休息期间，应给予肝素预防性治疗，但目前仍未有相关对比性研究的报道，已有常规麻醉下剖宫产分娩前使用肝素抗凝及分娩后开始使用华法林抗凝治疗的单个中心的病例报道。

（7）剖宫产的出血量大于经阴道分娩：艾森曼格综合征患者在周围循环阻力突然丢失的情况下，不能够有效地调整肺循环的灌注，因此，血液的丢失应及时补足。

（8）分娩期间应给予持续的心脏监护：建立静脉通道和用于动脉血气监测的动脉通道。中心静脉压监测导管可以迅速地确定分流量的改变和血流动力学的评估，也可通过应用指套脉搏血氧监测评估分流量的改变。

（9）近几年，在常规麻醉或联合腰麻下行选择性剖宫产已成为常见的、备受偏爱的分娩方式。但麻醉管理应选择有经验的熟悉心脏病学的麻醉师。硬膜外麻醉显然是安全的，不会发生低血压，血压如有下降应马上给予去甲肾上腺素对抗，补充丢失的血容量。应用腰麻时，只能给予低剂量，并且需格外小心，因为有低血压发生的风险，禁止应用单剂量给药的腰麻方法。

（10）如果选择经阴道分娩，分娩的第二产程应尽量缩短，可给予选择性的钳产或真空吸引产辅助分娩。

（11）患者分娩后的第一天应绝对卧床和给予持续的监护，然后逐渐增加活动。使用血栓预防加压泵有助预防下肢静脉血流瘀滞和血栓形成。

（12）产后患者应至少在医院观察14天，因为产后仍存在猝死的风险。

八、妊娠与肺动脉高压

肺动脉高压（PAH）是一种由于肺循环的血流受阻，使得肺血管阻力持续增高，最终导致右心衰竭的综合征。正常的平均肺动脉压（mPAP）的中间值是 12～16 mmHg，但平均肺动脉压的轻微升高不会有显著的临床意义。按我国的标准，在静息情况下 mPAP > 20 mmHg 通常被认为是肺动脉高压（PH），或者肺动脉收缩压 > 30 mmHg 也提示存在肺动脉高压。

（一）肺动脉高压的分类

目前，肺动脉高压的分类依然沿用 2003 年威尼斯 WHO 会议分类（表 7-1）。依据病理学特点、临床表现、血流动力学改变以及对药物干预反应等的联合因素，这个分类系统抛弃了"原发性肺动脉高压"的提法，逐渐认识和明确了 PH 可具有相同组织病理学的改变但可有不同的临床血流动力学和遗传发生学的联合因素。"特发性肺动脉高压"目前归类为不明原因的肺动脉高压。新的分类同时删除了"继发性肺动脉高压"的常用概念，根据发病机制和基础，倾向于使用更具特征性描述的命名法。

（二）肺动脉高压合并妊娠的血流动力学影响

肺动脉血管疾病的患者正常妊娠产生的血流动力学改变都可增加母亲的死亡率。妊娠期血浆容积进行性增加使已容量负荷过度的肺动脉血管疾病患者造成容量压力超负荷、右心功能受损并可突发右心衰竭。由于慢性压力超负荷，加上左室舒张功能的损伤，左心室质量增加，室间隔向左室移位造成右心室扩大。

肺动脉血管的病理改变限制了妊娠后对血流增加的反应能力，增加右心室的负荷，减低了心输出量，从而导致系统低血压，使重要器官和胎儿的灌注压不足。当心脏存在左向右分流时，例如，发生在先天性心脏病和 Eisenmenger 综合征的患者，妊娠减低系统血管阻力的作用、加重右向左的分流（减低 Qp/Qs 比值）、加重低氧血症，并加重肺动脉血管的收缩作用。与左心室不同，在正常情况下，右心室心肌冠状动脉大部分的血流灌注发生在收缩期，因为在收缩期，心内膜和大动脉之间形成一定的压力阶差，在肺动脉高压时，压力阶差缩小，冠状动脉血流灌注压不足，导致收缩功能不全，进一步减少胎儿和重要器官的血流供应。

在阵痛和分娩期间，由于失血，血管迷走神经对疼痛的反应都可以加重系统低血压和右室心肌缺血，导致低血容量、心动过速和低血压。这些迅速发生的改变可使患者发生室性心律失常和右室心肌梗死，而致患者发生心源性猝死。在分娩的第二产程如发生代谢性酸中毒，使肺动脉血管阻力增加。另外，妊娠继发的高凝状态可诱发肺动脉血栓栓塞或血栓形成而进一步使肺动脉压增高或发生肺动脉梗死。

表 7-1 世界卫生组织（WHO）肺动脉高压（PAH）分类

2003 年威尼斯会议制定的肺循环高压诊断分类标准
1. 肺动脉高压
    （1）特发性肺动脉高压
    （2）家族性肺动脉高压
    （3）相关因素所致
        （a）胶原性血管病
        （b）分流行先天性心内畸形
        （c）门静脉高压
        （d）HIV 感染
        （e）药物/毒性物质：①食欲抑制药；② BMPR-Ⅱ
        （f）其他：Ⅰ型糖原过多症、Gaucher 病、甲状腺疾病、遗传性出血性毛细血管扩张症、血红蛋白病
    （4）新生儿持续性肺动脉高压
    （5）因肺静脉和（或）毛细血管病变所导致的肺动脉高压
        （a）肺静脉闭塞病
        （b）肺毛细血管瘤
2. 肺静脉高压
    （1）主要累及左房或左室的心脏疾病
    （2）二尖瓣或主动脉瓣疾病
3. 与呼吸系统疾病或缺氧相关的肺动脉高压
    （1）慢性阻塞性肺疾病
    （2）间质性肺疾病
    （3）睡眠呼吸障碍
    （4）肺泡低通气综合征
    （5）慢性高原病
    （6）新生儿肺病
    （7）肺泡–毛细血管发育不良
4. 慢性血栓和（或）栓塞性肺动脉高压
    （1）血栓栓塞近端/远端肺动脉
    （2）远端肺动脉梗阻
        （a）肺栓塞[血栓，肿瘤，虫卵和（或）寄生虫，外源性物质]
        （b）原位血栓形成
5. 混合性肺动脉高压
    （1）类肉瘤样病
    （2）组织细胞增多症
    （3）纤维素性纵隔炎
    （4）淋巴结增大/肿瘤
    （5）淋巴管瘤病

肺动脉高压和妊娠情况下正常的血流动力学调节之间的相互作用，可以使患者处于不断恶化的高危状况，患者的病情可以突然恶化以至很难或不可能逆转。

（三）肺动脉高压和妊娠的临床并发症

肺动脉高压对妊娠女性和胎儿都存在实质性的风险。据 Weiss BM 等 1998 年的报道，在药物学治疗的年代以前，Eisenmenger 综合征并肺动脉高压患者母亲的死亡率为 36%，特发性肺动脉高压为 30% 和

不同病因相关的肺动脉高压为56%。在血流动力学显著异常的患者中，73名Eisenmenger综合征患者肺动脉收缩压为(108 ± 26)mmHg，27名特发性肺动脉高压患者肺动脉收缩压为(85 ± 20)mmHg，在25名继发性肺动脉高压患者肺动脉收缩压为(83 ± 18)mmHg。这些来自1998年的数据与1979年Gleicher G等报道的70位患者中死亡率为52%的死亡风险比较，并没有反映出任何显著的改进。早期成功妊娠的生活状况并不保证最终的妊娠不会出现并发症。

据已发表的资料统计，大部分母亲的死亡发生在分娩后的30天内，而不是在妊娠、待产或分娩期间。母亲死亡的主要原因为肺动脉高压所致的顽固性右心衰竭和心源性休克。其他明确的死亡原因包括：恶性心律失常、肺动脉血栓性栓塞、脑血栓栓塞、肺动脉撕裂和破裂。较早的资料报道，Eisenmenger综合征患者的死亡大多数合并血栓性栓塞或低血容量。Eisenmenger综合征或特发性肺动脉高压的患者有较高的死亡率，不论是经阴道分娩（29%或20%）或手术分娩（38%或42%）。临床终点报道和系列观察报道提示常规麻醉下的选择性剖宫产与经阴道分娩比较，血流动力学能获得较好的控制，患者的预后较好。根据目前的资料，专家的共识提示终止妊娠仍然是安全的选择。肺动脉高压患者受到妊娠的干预使母亲的死亡风险提高。如终止妊娠是患者的愿望，在妊娠的早期选用宫颈扩张术和清宫术应是理想的选择，最好能在常规麻醉下进行。

Eisenmenger综合征患者胎儿预后的资料不多。小规模的研究提示，超过一半的分娩为早产，其中1/3的婴儿为宫内发育迟缓。然而在这种情况下，新生儿的生存率仍高于母亲的生存率（分别为90%和50%~70%）。

（四）处理

近十年来，肺动脉高压的治疗手段已获得显著的进展，患者的症状更稳定，活动的耐受力增强，预期寿命也获得改善。有效的治疗仍保留基础的姑息疗法。由于PH患者临床情况复杂，治疗牵涉多学科从事肺动脉高压治疗的中心或专科，由他们给予随访，包括对病情的再评估和治疗措施的调整。治疗可受到多种因素的支配和影响，如：疾病和症状的严重程度，肺动脉高压的特殊类型，使用贵重药物和联合用药的能力，患者对使用血管扩张药的快速反应。

1. 治疗策略

美国ACCF/AHA 2009肺动脉高压治疗指南已经公布。

2. 药物治疗

自1996年以来已经有五种药物被美国食品和药品管理局（FDA）批准用于肺动脉高压的患者。

（1）依前列醇是一个潜在性的内源性血管扩张药和血小板功能抑制药。

（2）曲前列环素是前列环素的类似物。

（3）依诺前列素Iloprost是第三代的前列环素类似物，可以作为气道吸入剂使用。吸入治疗可以使药物释放到通气的肺泡单位，使局部肺小动脉血管扩张，增加通气血流比值。

（4）Bosentan是一个非选择性内皮受体拮抗剂，阻断内皮素（ET-1）的作用。ET-1是一个潜在的血管收缩物和平滑肌细胞的分裂素。

（5）Sildenatil是一个磷酸二酯酶抑制药，可以增加一氧化氮（NO）途径的扩张血管作用。NO是一个内源性的血管扩张药。

肺动脉高压患者使用血管扩张药治疗的预后仍未有系统的研究报道。使用肺动脉血管扩张药包括成功分娩的病例报道显示其预后不一。但通常母亲的死亡多发生在数天至数周内。未见与药物相关的新生儿和婴儿并发症的报道。

3. 避孕

肺动脉高压合并妊娠的母亲和胎儿有较高的风险，在风险管理中，避免妊娠是很重要的。肺动脉高压的程度与妊娠风险的关系还不清楚。虽然重度的肺动脉高压，如有右心功能不全的体征和临床症状，可能发生的风险越高。在这些患者中，有效的避孕是重要的。即使给予理想的治疗，肺动脉高压也难以完全逆转。因此，妊娠存在风险的观点已成共识。永久的伴侣应考虑女方行永久的绝育。另外，建议行双重保险的避孕方法，以最大限度地减少妊娠的机会。口服避孕药虽不被作为禁忌证，但相对妊娠而言可使患者增加血栓栓塞事件的潜在风险。非选择性内皮受体拮抗剂 Bosentan 与口服避孕药相互作用，可降低避孕药的可靠性。肺动脉高压患者尽管已给予警告仍然妊娠或妊娠后才发现肺动脉高压的患者应告知妊娠的风险极高，应选择终止妊娠。然而，选择终止妊娠的风险只有 4% ~ 6%。

4. 产前的处理

由于肺动脉高压患者妊娠后的高死亡率以及妊娠致使原有的肺动脉高压加重，因此，肺动脉血管扩张药应尝试在有症状的患者中使用，尽管目前对各种有效治疗肺动脉高压的药物还缺乏设计完善的安全性试验。这些药物应由具有肺动脉高压、成人先天性心脏病、高危产科专家的治疗中心开始小心使用并细心地监测。对肺动脉高压的妊娠患者应慎重地使用抗凝治疗，因为妊娠可以诱导高凝的状态并使患者存在肺动脉血栓形成的风险。华法林可以达到抗凝的目的，在国际正常比值（INR）不高于 2.0 的情况下，对胎儿的风险比较小。使用脉搏血氧定量监测外周血氧饱和度，使用经鼻道氧疗以促进氧的输送和促进肺动脉的扩张。

5. 分娩的处理

胎儿的生长减慢或母亲的病情恶化，提前分娩都是必要的。选择性剖宫产优于经阴道自然分娩，因为可缩短产程，避免疼痛和消耗体力，从而可以保护胎儿以免发生低氧血症，保护母亲的肺循环，避免在第二产程发生酸中毒而产生不利的影响。硬膜外镇痛可在合并心脏病患者的分娩中应用，常规麻醉对合并低心排的患者较合适，低心排的患者使用血管扩张药可以加剧血压的下降，增加右向左的分流和低氧血症。另外，许多肺动脉高压患者抗凝治疗和硬膜外麻醉可以增加脊髓血肿的风险性。在硬膜外麻醉下，患者仍然清醒和感到焦虑。麻醉药是静脉的扩张药，可进一步减低已经不足的静脉血流，大多数硬膜外使用的麻醉药都是外周血管扩张药，这些因素联合作用导致回心血量进一步减少而扩布在周围循环，再加上其他非正常的血液丢失可加剧血压下降或导致心搏骤停。

另一方面，常规麻醉可使患者得到休息，降低代谢的需求，维持最大的氧合作用，减少对机体的干扰以保存体力，维持已脆弱的循环储备。根据大量麻醉记录的资料，血管扩张和血容量的分布转移也能被减轻。在麻醉诱导期，引起负性收缩作用的药物应避免使用，保证足够的血容量，失血情况应迅速纠正以保证有效的右心室充盈压以维持心排血量。

分娩后，患者应留在 ICU 持续监护，包括：血压，中心静脉压，动脉血氧饱和度，限制过度活动，恢复抗凝治疗。Swan-Ganz 导管和动脉留置管通常不一定需要，因为系统血压和中心静脉压是最好的监护指标，分娩后，右心功能不全的情况可迅速缓解。

第三节 妊娠合并心肌病

一、肥厚性心肌病和妊娠

肥厚性心肌病（HCM）是一个以心室肌呈非对称性肥厚、心室内腔变小为特征，以心肌细胞和心肌纤维排列紊乱为基本改变的心肌疾病。肥厚性心肌病与遗传的因素相关。成人中发病的比例约为 1/500。发病原因主要是心肌的肌小节蛋白质编码的 10 个基因中至少一个发生错义突变。

过去认为，肥厚性心肌病是罕见的病例且伴恶性的预后。新近来自非相关多中心的研究显示，肥厚性心肌病并非不常见，大量的患者总预后相对良性。然而，有一些亚型的患者，有较高的猝死或心力衰竭的风险，需要做进一步的危险分层。虽然肥厚性心肌病的大多数患者能够安全地经历妊娠，但重要的是，当我们处理这些患者的时候要了解 HCM 这个疾病并能确定妊娠过程中出现的风险。

（一）解剖和病理生理

肥厚性心肌病必须具备的条件是排除了继发性因素如高血压，浸润性或糖原积累异常的心肌肥厚。虽然，早年认为心肌肥厚多开始于室间隔，然而肥厚的心肌也可以位于室间隔的基底部、游离壁或心室的心尖部。在肥厚性心肌病中，中央型的肥厚可影响所有的心室壁。目前有证据表明伴家族性肥厚性心肌病的某些患者中可有基因的突变，为不完全性的外显率，在初期筛查的患者中不一定具有肥厚的表现。肥厚可以为后期疾病的表现，可能在生命的最后十年才具有临床表现。

虽然大部分患者无症状，但仍有一部分患者因为肥厚性心肌病而有显著的症状，左室流出道梗阻的患者运动后可出现胸痛、气促、疲倦、心悸和昏厥。猝死可以是患者疾病的首次表现。病理生理主要由流出道梗阻造成血流动力学改变的联合作用所构成，包括舒张功能不全、心肌缺血、二尖瓣反流和心律失常。舒张功能不全是由于心室的松弛减慢和心室顺应性减低的结果。由于氧供需失衡，动脉血管床内的管腔增厚，冠状动脉血流储备减少而造成心肌缺血，可产生缺血性的症状。

左室流出道梗阻是由于基底间隔部的心肌严重肥厚并突向左室流出道，二尖瓣于收缩期相继产生前向运动而形成。二尖瓣异常运动的产生一方面是由于流出道血流速度加快吸引二尖瓣叶移向流出道的流速效应或由于牵引力的作用推动冗余的二尖瓣叶移向流出道。二尖瓣关闭不全可继发于二尖瓣附属结构的异常。如乳头肌前移进一步加重流出道的梗阻。重度流出道梗阻的患者妊娠期间可由于血流动力学的后果而处于极高的风险。

（二）孕龄妇女肥厚性心肌病的诊断

肥厚性心肌病的临床诊断依据是显著非对称性左心室肥厚的二维超声心动图表现，以排除其他疾病继发的心肌肥厚。

肥厚性心肌病的年轻患者通常无症状，患者主要通过家族的筛查或听诊发现心脏杂音或异常心电图表现并通过常规医学检查而做出初步的诊断。肥厚性心肌病患者有时在妊娠期间可因收缩期杂音而受到关注。左室流出道梗阻的杂音可有变化，应建议患者分别做下蹲、站立的姿势。患者采用站立位时，收缩后期喷射性杂音的持续时间和响度都可显著增加。

肥厚性心肌病患者通常的心电图特征是：心房扩大，心室肥厚，心电图改变伴继发性的 ST 和 T 波异常。具异常心电图的患者应给予超声心动图检查，以了解左心室壁增厚的情况。超声心动图被认为是肥厚性心肌病诊断的"金标准"。如果心电图的异常表现不能够被通常的诊断方法所解析，应采用对比剂增强超声心动图和磁共振成像（MRI）检查协助诊断。

二尖瓣收缩期前向运动伴左室流出道多普勒信号峰值延迟、速率增高是诊断动力性左室流出道梗阻的诊断标准。梗阻的程度可通过多普勒速率峰值确定，并应在休息和激发状态下分别进行测量（一个室性期前收缩后，Valsava 的紧张期或在吸入亚硝酸异戊酯期间）。

（三）遗传学和家族的筛查

肥厚性心肌病通常是肌节蛋白基因错义突变的结果，并以常染色体显性遗传的方式传递。目前已确定 10 个不同的肌节蛋白基因有超过 200 个错义突变。一旦诊断肥厚性心肌病，即使完全无症状，所有的患者都应进行遗传咨询和家族筛查。最先被诊断的先证者第一级亲属应给予体格检查、心电图和超声心动图的筛查。青少年应在生长发育的全过程每年筛查一次。成年人应每 5 年筛查一次，因为有些基因突变致心肌肥厚的表现会出现较晚。将来对已证实肥厚性心肌病患者一级亲属的筛查应增加遗传学的分析以进一步筛查肥厚性心肌病的存在或阙如。

准备妊娠的患者必须进行遗传咨询，因为其后代获得肥厚性心肌病的机会是 50%。如果肥厚性心肌病的表现在非常早的儿童期出现，患者的病情严重，预后不良。围生期超声筛查的应用价值仍有争论。将来，分子学的诊断将会在围生期的筛查中应用。

（四）妊娠的风险

妊娠的风险与血流动力学的恶化、心律失常和猝死相关。大多数肥厚性心肌病的年轻女性，能顺利经历妊娠。妊娠期血容量和射血容积的增加均有利于改善动力性左室流出道梗阻。大多数妊娠前无症状或只有轻微症状的女性患者在妊娠期症状不会加重。有些患者可因血容量的增加而气促加重，但症状可经使用低剂量的利尿剂而改善。

妊娠前已有中至重度症状的患者有 10%～30% 症状会加重，特别是已存在左室流出道梗阻的患者。左室流出道压力梯度越高，症状越有恶化的可能。重度左室流出道梗阻的患者（压力梯度 > 100 mmHg）在妊娠和分娩期间血流动力学恶化的风险最高。

妊娠期间，肥厚性心肌病患者发生猝死和心室颤动心肺复苏的情况不常见，但也可见于报道。

(五) 妊娠的处理

虽然妊娠的结果通常良好，但有些患者在妊娠期间可首次出现症状或原已存在的症状会加重。当症状出现后，β-受体阻滞药应开始应用。β-受体阻滞药的剂量应调整到心率小于70次/分。β-受体阻滞药具有潜在致胎儿发育迟缓、Apgar新生儿评分降低，或新生儿低血糖的可能，但都非常罕见。母乳喂养无禁忌证，但atenolol，nadolol和sotalol经乳汁分泌的量要大于其他的β-受体阻滞药。如果β-受体阻滞药不能耐受，维拉帕米在妊娠中使用也是安全的，但如果用于重度左室流出道梗阻的患者，可能会引起血流动力学的恶化和猝死，患者应住院并给予密切监护。

妊娠期间由于容量超负荷而发生肺动脉充血症状时可使用低剂量的利尿剂。然而，应注意不要导致前负荷过低而加重左室流出道的梗阻，所有肥厚性心肌病的妊娠患者，即使症状很轻也应建议患者卧床休息时周期性地保持左侧卧位。

伴严重症状和重度流出道梗阻的患者，在计划妊娠前应建议行室间隔肥厚心肌减缓性治疗。妊娠期间施行外科部分心肌切除术较罕见，只限于症状严重、难治性的压力梯度显著增高的患者（表7-2）。

表7-2 妊娠期间肥厚性心肌病的治疗建议

确定左室流出道梗阻的程度和危险分层	避免使用正性收缩性药物（多巴胺或多巴酚丁胺）和血管扩张药（硝苯地平）
猝死的危险分层	
有症状者要使用β受体阻滞药	低血压的患者，保持体液平衡和使用血管收缩性药物
避免减少前负荷（脱水，多度利尿）	

室间隔的射频治疗已被考虑用于替代肥厚性心肌病伴左室流出道梗阻患者室间隔心肌成形切除术。重症患者也可考虑植入双腔DDD型起搏器。

妊娠的肥厚性心肌病患者如常发生心房颤动或心房扑动伴快速心室率，应考虑心脏复律。β-受体阻滞药常用于预防进一步的心脏事件。如果反复发生恶性心律失常事件，应考虑使用低剂量的胺碘酮。妊娠期间使用胺碘酮通常是安全的，新生儿甲状腺功能低下偶可发生。因此，分娩后应给予新生儿甲状腺功能评估。目前没有先天性致畸的报道。

所有肥厚性心肌病的患者都应进行猝死风险的危险分层，预测猝死等主要危险因素，包括既往有院外心搏骤停发生的历史或已被证实有持续性的室性心动过速的发生，有强烈的肥厚性心肌病猝死的家族史。其他轻微的致猝死的危险因素包括重度的肥厚（心室厚度>3 cm）、在24 h动态心电图无持续性室速的发生、运动后血压下降、MRI心肌灌注缺损。如果存在多个危险因子，应推荐患者接受植入自动除颤器。

（六）分娩

分娩应在有经验的高危妊产妇中心进行，并给予持续的心电和血压的监测。有动力学流出道梗阻表现的患者必须给予持续的β-受体阻滞药和补充液体。常规阴道分娩是安全的。剖宫产通常只适用于产科的目的。因为前列腺素有扩张血管的作用，故不推荐用于分娩的诱导，但能较好耐受催产性药物。应避免应用硬膜外麻醉，因可产生低血压。如丢失血液，应迅速补充。完成第三产程后，患者应保持坐立的位置，以避免肺动脉充血或可能需要静脉内应用呋塞米（表7-3）。

表7-3 肥厚性心肌病患者分娩的处理

分娩过程必须在医院给予心电和血压的检测	迅速补充丢失的血液
常规可经阴道分娩	第三产程结束后应保持坐位姿势
不能使用前列腺素引产	预防性使用抗生素

分娩后如果有左室流出道梗阻伴血流动力学恶化的证据，应推荐使用补液和血管收缩性药物——脱羟肾上腺素。应避免使用β-肾上腺素，例如多巴胺或多巴酚丁胺，以避免增强心脏收缩力，加重流出

道的压力梯度，加重低血压。对某些合适的患者需要给予右心导管的持续监测和经食管超声心动图做血流动力学的评价。妊娠期间如需要做牙科的处理或行外科分娩，应给予预防性使用抗生素。

二、围生期心肌病

围生期心肌病是指原无器质性心脏病的孕产妇于妊娠最后 3 个月或产后 6 个月内首次发生以气急、心悸、咳嗽、心前区不适，心脏增大、肝大、下肢水肿等一系列原因不明的以扩张型心肌病为主要表现的心力衰竭症状。发病率在不同国家存在巨大差异，占活产婴儿孕产妇的 0.01% ~ 0.3%，死亡率在 18.0% ~ 56.0%，可见本病是产科和内科领域里的重要问题，不可忽视。

围生期的心肌病病因、发病机制尚不明，诊断仍是以排除为方法，治疗方面采用纠正心力衰竭的方法，用血管扩张药、抗凝治疗。

（一）病因和发病机制

围生期心肌病的病因和发病机制迄今未明，可能是下面多种因素作用的结果。

1. 感染

（1）病毒及原虫的感染，Silwa 等在对围生期心肌病者的众多研究中检测出其血液中的炎性细胞肿瘤坏死因子 a（TNFa）、C 炎性细胞因子、C 反应蛋白（CRP）、白细胞介素 -6（IL-6）和表面 Fas/APO-1（抗细胞凋亡标志物）的浓度不断升高，C 反应蛋白的浓度与左心室舒张末期和收缩末期的直径成正比和左室的射血分数成反比，C 反应蛋白的浓度在不同种族间差异大，高达 40% 的变异是由遗传因素决定的。白细胞介素 -6，表面 Fas/APO-1 柯萨奇病毒 B 在 Bultman 及 Kuhl 研究组的围生期心肌患者心内膜心肌活检组织中测出病毒遗传物质，诸俊仁等认为心肌炎亦可能同原虫的感染有关，非洲冈比亚 29 例围生期心肌病统计中 100% 孕妇有感染疟疾史，疟原虫寄生在红细胞内，大量红细胞被破坏引起进行性贫血及缺氧，疟原虫的裂殖体增殖在内脏的血管进行，使内皮增厚可致栓塞，疟原虫可能导致心肌炎的一系列改变。故可假想炎症反应强度的增加是诱发围生期心肌病的众多因素之一。

（2）与持久性肺衣原体感染可能有关。

2. 心肌细胞的凋亡

新近研究围生期心肌病的血浆细胞凋亡标志物 Fas/APO-1 的浓度不断升高，显著高于健康对照组，也是死亡率的一个预测指标。已有报道，去除心脏的特异性信号传导和转录激活因子 3（STAT3）可致小鼠产后的高死亡率，死亡前雌性突变性小鼠表现出心力衰竭，心功能障碍与细胞凋亡的症状相似，心肌细胞的凋亡对围生期心肌病有致病作用，以半胱天冬酶抑制药为代表的细胞凋亡抑制药可能为本病提供新的治疗方案。

3. 与不同地区、黑色人种、生活习惯、社会经济、营养因素可能有关

非洲冈比亚、尼日利亚、塞内加尔国家的妇女有大量摄盐的习惯，以玉蜀黍为主粮或吃干的湖盐和胡椒制成的麦片粥均可增加血容量，增加心脏负荷，当地产妇尚有每天用热水沐浴后睡在炕上，炕下烧火使热气保持数小时的习惯，非洲天气本酷热，室温常超过 40℃，大量热负荷加重心脏的负担，而且当地妇女劳动强度大，既要带小孩，又要种地。

4. 自身免疫因素

Warraich 及其同事将来自南非、莫桑比克和海地的 47 例围生期心肌病患者作为调查对象，主要研究围生期心肌病对体液免疫的影响并评价心肌球蛋白（G 类和子类的 G1、G2、G3），对免疫球蛋白的临床意义，这三个地区免疫球蛋白相似，并呈明显的非选择性存在。

5. 其他因素

（1）硒缺乏症：围生期心肌病的患者硒浓度显著低，缺硒可能易致病毒感染。冠心病、扩张型心肌病与缺硒同样有关。

（2）激素：仍有争议，有认为卵巢激素可能会引起心脏过度扩张，亦有报道不支持任何激素、孕激素、催乳素在围生期心肌的病因作用。

上述众多因素中尚没有任何明确病因，可能由于疾病的病因是多因素的。虽然发达国家拥有更充足

的研究资金，但这一疾病在发达国家比较罕见也直接阻碍了对其病因的探索。

（二）病理

围生期心肌病的病理变化与扩张型心肌病相似，心脏扩大呈灰白色，心脏内常有附壁血栓形成，心内膜增厚可见灰色斑块，镜检示间质性水肿，散在性的单核或淋巴细胞的浸润，弥散性灶性心肌病变和纤维化，组织化学检查有线粒体损害、氧化不足和脂质积累，冠状动脉、心瓣膜无病变，心包积液亦罕见。

（三）临床表现

围生期心肌病的临床表现最常见的是心脏收缩功能衰竭，妊娠可能会掩盖心力衰竭的早期症状，患者往往认为是妊娠的正常表现，患者逐渐出现气急、高血压、乏力、心悸、咳嗽、夜间阵发性呼吸困难或端坐呼吸偶有急性肺水肿，以后发展成右心衰竭而有颈静脉怒张、肝大、下肢水肿，也可同时出现左右心衰竭。可有胸闷，非典型的心绞痛，有心尖奔马样杂音、功能性二尖瓣关闭不全杂音，心律失常与栓塞并发症并不少见，发病距分娩越近患者临床表现越急剧，心电图常显示心动过速、心传导阻滞、房性或室性心律失常、左心室肥厚、非特异性 ST-T 改变。X 线检查示心影弥散性增大，以左右心室为主，心脏搏动较弱，超声心动图示心腔扩大，心脏附壁血栓，心室有血栓形成，继而可能在身体任何部位发生，如下肢动脉栓塞、脑栓塞、肠系膜动脉栓塞、冠状动脉栓塞继发急性心肌梗死、肺动脉栓塞。亦可出现急性肝衰竭及多功能衰竭致病情恶化。本病患者临床表现差异很大。

心内膜-心肌活检：镜检见心肌细胞肥大，肌核增大深染，心肌间质水肿，心肌细胞中均可见到结构均匀、染色弥漫、呈颗粒状散在性单核细胞浸润，是围生期心肌病患者所特有的体征。

据 Veille 综合 21 篇文献报道，90% 以上的患者有呼吸困难，63% 出现端坐呼吸，65% 出现咳嗽，50% 感心悸，1/3 的患者有咯血、腹痛、胸痛及肺栓塞等症状。

（四）诊断

围生期心肌病起病常在妊娠最后 3 个月或产后 6 个月内并有感染、高龄、多胎、多次妊娠、营养不良、贫血、地区、有色人种、生活习惯等因素。结合 X 线、超声心动图、心电图，而且病者既往无器质性心脏病，如高血压病、子痫前期及其他原因引起的心力衰竭，临床表现可诊断本病。

（五）鉴别诊断

急进型高血压、先兆子痫、克山病、肺栓塞、贫血、甲状腺功能亢进、慢性肾炎等疾病。

围生期心肌病同特发性扩张型心肌病不同之处是前者多发生于妊娠末期及产后 6 个月内，经积极治疗后心脏大小可能会恢复正常。

（六）治疗

治疗方法基本与其他心力衰竭治疗相似，目的在于减轻心脏的前后负荷，增加心脏收缩力，除严格卧床休息外，需低盐饮食、吸氧、控制输入量，待心力衰竭症状好转可适当活动以减少下肢深静脉血栓形成及肺栓塞。

1. 地高辛和利尿剂

治疗是安全的，地高辛有增加心脏收缩力和减慢心率的作用，利尿剂可减轻心脏前负荷。

2. 血管扩张药

如硝酸甘油、酚妥拉明、硝普钠等配合正性肌力药物，多巴胺在围生期心肌病治疗中有显著疗效。

3. 血管紧张素转换酶抑制药或血管紧张素 II 受体拮抗剂

能改善心室重构、降低血压、降低死亡率，但本类药物仅用于妊娠后期或产后不哺乳的患者，因本类药物有致畸作用及可从母乳中排出。

4. β 受体阻滞药

多个报道证实本类药物对孕妇无禁忌证，可安全使用，有利于控制心脏收缩和心率，目前使用较广泛的是选择性 $β_1$ 受体阻滞药，对胎儿无明显的不良反应，拉贝洛尔除阻滞 $β_1$、$β_2$ 受体外，还可拮抗 α 受体并有促胎成熟的作用，妊娠晚期应用较理想，但必须注意 β 受体阻滞药可减少脐带血流，引起胎儿生长受限的不良反应，于妊娠晚期应用较好，并尽可能以小剂量为宜。

5. 抗凝治疗

对于左心室射血分数低于35%的病者，心房颤动、心脏血栓、肥胖和既往有栓塞的病者及长期卧床的患者，可根据不同情况选用华法林、肝素、低分子肝素，目前本疗法尚有争议。若使用此类药物应注意出血倾向，密切监测凝血指标。

6. 抗心律失常药物

β-受体阻滞药可用于室上性心律失常，地高辛可用于非洋地黄中毒引起的室上性心律失常，肌苷类药物紧急情况下可应用。缓慢性心律失常、难治性心律失常可安装心脏起搏器，对危及生命的心律失常可除颤。

7. 免疫抑制药的治疗

对硫唑嘌呤和类固醇的研究较少，对这些药物的使用还待进一步评估，若心肌活检证实急性心肌炎的病者可试用免疫抑制药的治疗。

8. 免疫调节剂

已知免疫调制剂已酮可可碱可减少肿瘤坏死因子TNFa、C反应蛋白和表面Fas/Apo-1的产生，亦被证实可改善心功能分级。

此外结合临床患者的病情，可应用主动脉内囊反搏或心肺辅助装置。

对重症患者积极控制心力衰竭后考虑终止妊娠，产后不宜哺乳。

大多数学者认为对围生期心肌病的治疗应持续1年以上。

（七）预后

就围生期心肌病长期存活与康复效果研究，多数患者治疗后可以恢复，个别疗效不佳而死于心力衰竭或栓塞，部分患者治疗后心脏大小可能恢复。血压持续增高，这些患者再次妊娠可使病情恶化，起病后4个月心脏持续增大，预后不佳，6年内约半数死亡。

第四节 妊娠合并心律失常

妇女怀孕以后，随着胎儿的发育心血管系统可发生相应的变化。在妊娠中晚期心功能不同程度受到影响，如活动后出现心悸、气短、心率增快，容易疲倦甚至发生昏厥等症状。一些妊娠妇女心电图可能出现各种期前收缩、心动过速，严重者或原有心脏病者可出现心房颤动、心房扑动甚至心室颤动等心律失常。

由于绝大多数生育年龄的妇女并不存在心血管系统的疾病，故这些心律失常多数是短暂的变化，且程度较轻，对整个妊娠和分娩过程不构成危害，多不需要特殊治疗。妊娠本身可以诱发并加重心律失常，有较严重的心血管系统疾病的妇女不宜妊娠，所以在临床上真正较严重的心律失常并不多见。

一、房性期前收缩

（一）临床表现

房性期前收缩是一种常见现象，可没有不适感觉，部分患者可感到心悸，在疲劳、精神紧张或是在饮酒、吸烟、喝浓茶及咖啡时症状明显。

（二）治疗

对于没有症状、没有器质性心脏病的患者，多不需要药物治疗，通过病情解释，消除患者的紧张情绪，保持良好的生活方式，不要饮酒/吸烟，不饮用含有咖啡因的饮料，预防和减少房性期前收缩的发生。有明显症状或是有器质性心脏病的患者需要药物治疗。

（三）注意事项

（1）在分娩以前要对患者进行详细检查，仔细追问病史，了解患者是否有器质性心脏病。

（2）对于无症状、无器质性心脏病的患者，多不需要药物治疗；而有症状、有器质性心脏病的患者，应于分娩前行药物治疗，控制病情。分娩后应注意患者的心率变化，尽量减少可能诱发期前收缩的诱因。

二、阵发性室上性心动过速（PSVT）

简称室上速。

（一）临床表现

阵发性室上性心动过速可表现突然发作的心悸、焦虑、气短、乏力，多在情绪激动、疲劳、剧烈运动时出现，症状严重者可出现明显的心肌缺血症状，如心绞痛、昏厥、气短等症状。

（二）治疗

对有些患者来讲，镇静和休息就可以帮助恢复正常节律，但是多数患者需要通过减慢房室传导来达到目的。

1. 非药物疗法

通过各种方式刺激兴奋迷走神经，如屏气、压迫眼球、按压颈动脉窦、刺激咽喉部诱发恶心呕吐等方法。通过此类方法可以使75%的阵发性室上性心动过速患者恢复正常心律或是心室率明显下降。

2. 药物疗法

（1）维拉帕米：5~10 mg稀释于20 mL 5%葡萄糖溶液中缓慢静脉注射，在2~5 min内静脉注射，约90%的患者可恢复正常心律，之后口服维拉帕米40~80 mg，每日3次维持。

（2）普罗帕酮：70 mg，在5 min静脉注射，如果无效20 min后可重复使用。一日内应用总量不可超过350 mg。心律恢复正常以后，可口服100~150 mg，每日3次维持。

（3）反复发作的患者可应用洋地黄类药物和普萘洛尔，具体用法如下。①地高辛：0.5~1.0 mg稀释于20 mL 5%葡萄糖溶液中静脉注射，在15 min内静脉注射，以后每2~4 h静脉注射0.25 mg，24 h总量不超过1.5 mg。②普萘洛尔：可先试用0.5 mg静脉注射，然后1 mg/3 min静脉注射，总剂量不超过3.0 mg。

3. 直流电复律

在心功能较差、血液动力发生较严重改变时可使用直流电回复心律，10~50 J的能量就可以使心律恢复正常。孕期使用直流电复律是安全的，不对母儿构成威胁。

（三）注意事项

在孕期，阵发性室上性心动过速的发生率要高于非孕期，它一般不增加围生儿病死率。但是如果患者有器质性心脏病，且心动过速持续时间较长，程度较严重而引起心力衰竭时，就会造成胎儿宫内缺血缺氧。所以在孕期应及时发现并治疗阵发性室上心动过速，对于反复发作，特别是有器质性心脏病的患者，在控制症状以后还应该口服药物，以防止阵发性室上心动过速的再次发生。

三、心房颤动（atrial fibrillation）

（一）临床表现

心房颤动的主要临床症状是心悸和焦虑。由于心房不能起到有效的收缩作用，使得心室得不到有效的充盈。对于妊娠期妇女来讲，如果不伴有器质性心脏病，发生心房颤动时多数能较好地耐受可能发生的症状。如果伴有器质性心脏病，临床症状就较为严重，心室得不到充盈造成心肌缺血，心输出量减少就会诱发肺水肿、心绞痛、心力衰竭、昏厥。

心房颤动的患者心率一般在350~600次/分，心室率快慢不一，在100~180次/分。在妊娠期妇女，心房颤动并不多见，主要发生于一些有器质性心脏病的患者。如风湿性心脏病，特别是有二尖瓣病变者，高血压性心脏病、冠心病。在其他一些疾病中心房颤动有时也会发生，如肺栓塞、心肌病、心包炎、先天性心脏病和较严重的甲状腺功能亢进。

（二）治疗

心房颤动的治疗目的在于降低心室率和恢复心房的正常收缩功能，对于血流动力学失代偿程度不同的患者，处理方式亦不一样。如果患者心功能很差，应首先考虑使用直流电复律。如果患者的心功能尚可，可使用药物治疗。治疗方案的选择主要取决于患者血流动力学失代偿的程度，心室率和心房颤动的持续时间。

（1）急性心房颤动，心功能严重失代偿应首先考虑选用直流电复律，能量为50~100 J，约91%的患者经治疗后病情好转，恢复正常的窦性心律。如房颤伴有洋地黄中毒，则不宜用电复律，因为容易引起难以恢复的室性心动过速或室颤而导致患者死亡。

（2）慢性心房颤动的治疗主要是以控制心室率为主，首选的药物是洋地黄类药物，如地高辛0.125~0.25 mg/d。一般单用洋地黄类药物即可，如果治疗效果不满意，可加用β-受体阻滞药（普萘洛尔）或钙通道阻滞药（维拉帕米），心室率一般控制在休息时为60~80次/分，轻度适度运动时以不超过110次/分为宜。在治疗慢性房颤时还应注意识别和纠正其他一些影响心室率的病变因素，否则就会容易造成药物中毒或导致错误的治疗。

（3）抗凝治疗由于电复律时和随后的两周有发生血栓的可能性，所以对于一些可能发生血栓的高危患者，如二尖瓣狭窄、肥厚性心肌病、左心房内有明显的血栓附壁、既往有体循环栓塞史、严重心力衰竭以及人工心脏瓣膜置换术后等，应于心脏电复律之前行抗凝治疗。对于妊娠期妇女来讲，最适宜的抗凝剂是肝素，可以静脉滴注或小剂量皮下注射，使凝血酶原时间维持在正常的1~5倍。

（4）预防复发心房颤动复律以后维持窦性心律比较困难，只有30%~50%的心房颤动患者在一年以后仍能保持窦性心律。窦性心律的维持与左心房的直径和心房颤动持续时间的长短有关。维持窦律的首选药物为奎尼丁，0.2~0.3 g每日4次口服，还可选用普鲁卡因胺或丙吡胺。

（三）注意事项

（1）积极治疗，恢复窦性心律。

（2）除非十分必要，在即将分娩前和分娩后用抗凝治疗。一般在分娩前一天停用肝素，改用作用较温和的阿司匹林。

（3）孕期抗凝治疗应首选肝素，因肝素不能通过胎盘，不会对胎儿造成危害。孕期应避免使用双香豆素，因其可以通过胎盘，对胎儿有致畸作用。

（4）由于奎尼丁能通过胎盘，长期或大量使用能引起宫缩造成流产或早产，所以孕期使用应较谨慎。

四、心房扑动

（一）临床表现

心房扑动的主要表现是心悸和焦虑、气短以及低血压等一系列症状，病情严重时还会出现脑缺血与心肌缺血症状。生育年龄的妇女一般很少发生房扑。

阵发性房扑的患者多数没有器质性心脏病，持续性房扑多发生于器质性心脏病的患者，特别是有左心房或右心房扩大的患者，心包炎、低氧血症、心肌缺血、贫血、肺栓塞、严重的甲状腺功能亢进患者或酗酒者均容易发生房扑。发生房扑时由于心室率较快，使得左心室舒张期快速充盈期缩短，导致心室搏出量减少。心房扑动患者的心房率一般在250~350次/分，通常伴发2:1的房室传导，心室率为心房率的一半，一般为150次/分。

（二）治疗

（1）房扑的首选治疗方法为直流电复律，一般来讲<50 J的能量即可以成功转复心律，心律转为窦性心律或心室率较慢的房扑。如果第一次电击复律不成功或是心律转为房颤，可用较大的能量进行第二次电击复律。

（2）在房扑伴极快速的心室率时，应以控制心室率为主要治疗目的，可应用维拉帕米5~10 mg稀释于20 mL 5%葡萄糖溶液中，在2 min内静脉推注，如果无效可以于20 min后重复应用一次。用药以后心室率可以明显减慢，有时可以使房扑转为窦性心律。除了维拉帕米，还可以应用洋地黄类药物或普萘洛尔控制心室率。在心室率得到控制以后，可服奎尼丁300 mg，每日3次以复转心律，其作用是恢复房室1:1的传导。

预防用药可以使用维拉帕米、洋地黄类药物、普萘洛尔、奎尼丁或普鲁卡因酰胺。

（三）注意事项

及时发现并治疗房扑，防止脑缺血及心肌缺血的发生，以避免发生胎儿宫内缺血缺氧。

ESC 2004 会议关于心房颤动/心房扑动控制节律的建议。

（1）年轻患者、体力活动多的患者。

（2）患者要求有一个好的生活质量。

（3）有症状的 AF 患者，快速 AF 者。

（4）无病因可查者（特发性）。

（5）复律无栓塞危险者。

（6）有栓塞高危因素者（AF 后易发生脑卒中）。

（7）能接受抗心律失常药治疗及随访。

（8）AF 诱导心肌病者。

（9）所有第一次发作 AF 患者，应该给一次复律机会（排除禁忌因素）。

五、室性期前收缩

（一）临床表现

室性期前收缩是最常见的心律失常之一，可以发生在完全健康的个体或是有器质性心脏病的患者，在孕期其发生率有所增加。一般根据 Lown 的分级，把频发的、多形的或多源性的、连发的和 "R-on-T" 的室早称为"复杂性室早"。如果没有器质性心脏病，室性期前收缩本身并没有大的临床意义，但是如果同时存在器质性心脏病，就会有发生室性心动过速、心室颤动和猝死的危险。

发生室性期前收缩时，患者可以没有症状，也可以有心悸的表现。由于室性期前收缩的发生可造成心房血液反流至颈静脉，不规则地产生大炮波。

（二）治疗

室性期前收缩可以由吸烟，饮酒，喝咖啡、茶或是过度劳累、焦虑所引起，在药物治疗以前应首先去除这些影响因素，然后根据患者情况确定是否用药。

治疗的目的是去除复杂性室性期前收缩，防止室性心动过速、心室颤动和猝死的发生。

（1）在孕期，无症状、无器质性心脏病的妇女一般不需要药物治疗，消除顾虑以及温和的镇静剂在多数情况下已经足够。

（2）如果期前收缩频发，伴有器质性心脏病，应及时进行药物治疗，以免发生更严重的心律失常，造成孕妇死亡。可单用或联合应用奎尼丁、普萘洛尔和普鲁卡因酰胺治疗。

奎尼丁：0.25 ~ 0.6 g，每日 4 次口服。

普萘洛尔：30 ~ 100 mg，每日 3 次口服。

普鲁卡因酰胺：250 ~ 500 mg，每日 4 次口服。

（三）注意事项

（1）孕期一旦发现室性期前收缩，应明确诊断，了解患者是否有器质性心脏病，做动态心电图，评价患者室性期前收缩的类型和频度，并根据情况予以治疗。

（2）如无产科指征，一般可选择阴道分娩，对于复杂性室性期前收缩，除予以常规药物治疗以外，分娩过程中应予以心电监护，随时了解患者病情的变化，必要时可行剖宫产术。

六、室性心动过速

（一）临床表现

发生室性心动过速时，由于心率过快、心室充盈减少、心排出量下降，患者可出现气短、心绞痛、低血压、少尿和昏厥。心脏听诊时出现第一心音和第二心音有宽的分裂，颈静脉有大炮波出现。

室性心动过速是一种严重的心律失常，大多发生在器质性心脏病变时，主要是缺血性心脏病和扩张性心肌病，其次是高血压性心脏病和风湿性心脏病，诱发室性心动过速的主要原因是心肌缺血、心力衰竭、电解质紊乱、洋地黄中毒等。发生室性心动过速以后，如不及时治疗，可发生室颤并导致死亡。

室性心动过速的平均室率为150～200次/分。由于其速率和室上性心动过速相似，故单凭速率难以进行鉴别诊断。由于室性心动过速多发生于有较严重的器质性心脏病的孕妇，故在孕期少见，即使是无器质性心脏病的孕妇，一旦发生室性心动过速，如不能及时治疗也会导致死亡。

（二）治疗

（1）如病情危急，可先静脉注射利多卡因50～100 mg，然后行直流电复律，能量一般为25～50 J。多数患者可以恢复窦性心律。

（2）如患者一般情况尚可，可用以下药物治疗。①利多卡因：50～100 mg静脉注射，起始剂量为1～1.4 mg/kg，然后以1～4 mg/min持续静脉滴注维持，如不能终止心律失常，可于10 min后再给负荷量一半静脉注射。②普鲁卡因酰胺：100 mg，每5 min肌内注射一次，直到心律失常控制或发生了严重不良反应或总量达500 mg。③奎尼丁：0.2～0.4 g，每日4次口服。

（3）预防复发：直流电复律以后应静脉滴注利多卡因1～4 mg/min，无效时加用奎尼丁0.2～0.6 g，每日四次口服或是普鲁卡因胺250～500 mg，每4 h口服一次。应注意避免长期应用利多卡因或是奎尼丁，以防止严重不良反应的出现。

（三）注意事项

（1）经治疗以后如果恢复窦性心律，在宫颈条件良好的前提下，可经阴道分娩，分娩过程中应加强心电监护，以防止复发。

（2）如心律失常较严重，应首先控制心律失常，然后再考虑分娩方式。经正规治疗以后仍不能完全恢复窦性心律，宫颈条件较差的患者，可在心电监护下行剖宫产结束妊娠，避免阴道分娩时过度劳累而诱发室颤，导致患者死亡。

（3）如果心律失常较严重，且有指征需要即刻结束妊娠时，可先静脉注射利多卡因50～100 mg。随后以1～2 mg/min的速度静脉滴注，待病情稳定以后即刻行剖宫产手术。

七、心室颤动

（一）临床表现

心室颤动是最可怕的心律失常，患者出现一系列的急性心脑缺血症状，如3～5 min内得不到及时治疗，心脑的灌注基本停顿，就会造成猝死。来自多个折返区的不协调的心室冲动，经过大小、方向各异的途径，经心室迅速传播。其结果是心脏正常的顺序收缩消失，发生心室颤动。由于没有有效的心脏排血，心室内无压力的上升，结果心脏处于与停顿相同的状态，周围组织得不到血液灌注。

（二）治疗

（1）一旦发生心室颤动，首选电除颤，常用的能量为200～400 J。

（2）药物可应用利多卡因2 mg/kg体重，静脉注射；或是溴苄铵5 mg/kg体重，静脉注射。

（三）注意事项

由于一旦发生室颤，患者的死亡率很高，即使是抢救成功者，亦常伴有轻度的心力衰竭和肺部并发症，所以患者经治疗以后除了一般情况很好且宫颈条件好时可以阴道试产以外，多数患者需行剖宫产结束妊娠。心律失常是极危急重症，在诊断治疗方面必须有内科，特别是心血管内科参与，所用抗心律失常药物必须小心谨慎，控制剂量，严密观察，避免不良反应产生。

第八章 异常分娩

第一节 产力异常

产力包括子宫收缩力、腹壁肌和膈肌收缩力以及肛提肌收缩力,其中以子宫收缩力为主,贯穿分娩的全过程。子宫收缩的节律性、对称性及极性不正常或强度、频率有改变,称子宫收缩力异常,简称产力异常(abnormal uterine action)。

一、子宫收缩乏力

引起子宫收缩乏力的常见原因有头盆不称或胎位异常、子宫局部因素、精神因素、内分泌失调、药物影响等;根据发生时间可分为原发性和继发性;临床上根据子宫收缩乏力的性质又分为协调性和不协调性两种。

(一)诊断

①协调性子宫收缩乏力(低张性子宫收缩乏力):子宫收缩具有正常的节律性、对称性和极性,但收缩力弱、宫腔压力低(< 15 mmHg)、持续时间短、间歇期长且不规律,多属于继发性宫缩乏力。②不协调性子宫收缩乏力(高张性子宫收缩乏力):子宫收缩的极性倒置,节律不协调,宫腔内压力达 20 mmHg,宫缩时子宫下段收缩力强,间歇期子宫壁不能完全松弛,收缩不协调,属无效宫缩。此种收缩乏力多为原发性宫缩乏力,需与假临产鉴别。鉴别方法为肌内注射哌替啶 100 mg,休息后宫缩停止者为假临产,不能使宫缩停止者为原发性宫缩乏力。这种不协调性子宫收缩乏力可使产妇体力消耗,继而出现水电解质平衡失调,胎儿-胎盘循环障碍而出现胎儿窘迫。③产程图曲线异常(图 8-1)。

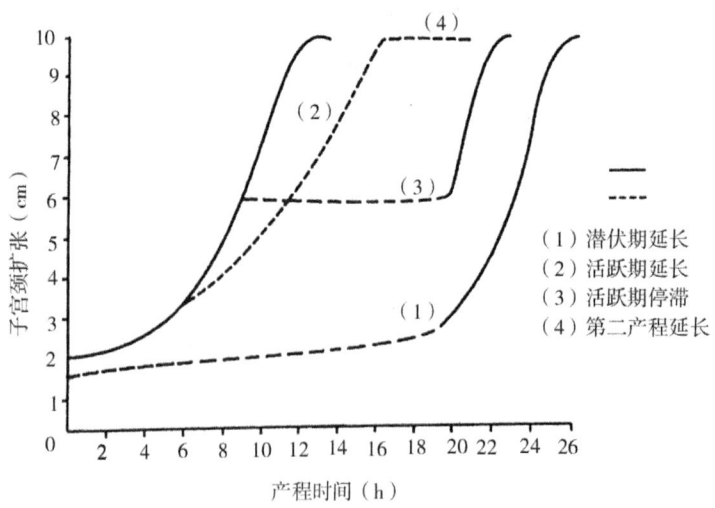

图 8-1 产程曲线异常

(1)潜伏期延长
(2)活跃期延长
(3)活跃期停滞
(4)第二产程延长

潜伏期延长：初产妇潜伏期正常约需 8 小时，最大时限 16 小时，超过 16 小时称为潜伏期延长。

活跃期延长：初产妇活跃期正常约需 4 小时，最大时限 8 小时，超过 8 小时称为活跃期延长。

活跃期停滞：进入活跃期后，宫颈口不再扩张达 2 小时以上。

第二产程延长：第二产程初产妇超过 2 小时，经产妇超过 1 小时尚未分娩。

第二产程停滞：第二产程达 1 小时胎头下降无进展。

胎头下降延缓：活跃晚期至宫口扩张 9～10 cm，胎头下降速度每小时少于 1 cm。

胎头下降停滞：活跃晚期胎头停留在原处不下降达 1 小时以上。

滞产：总产程超过 24 小时。

（二）治疗原则

不论原发还是继发子宫收缩乏力，首先应寻找原因，阴道检查了解宫颈扩张、胎先露下降、头盆比例等情况。若发现有头盆不称，估计不能阴道分娩者，应及时行剖宫产；若无头盆不称或胎位异常，估计能阴道分娩者应采取措施加强宫缩，继续试产。

不协调性子宫收缩乏力者，应调节子宫收缩，使之恢复正常节律性及极性。在未恢复协调性宫缩之前，禁用催产素加强宫缩。

（三）治疗

1. 协调性子宫收缩乏力

1）第一产程

（1）一般处理：消除精神紧张，多休息，多进食，补充营养和水分，及时排空膀胱等。

（2）加强子宫收缩：经一般处理无效，确诊为协调性子宫收缩乏力，可选用下列方法加强宫缩：①人工破膜：宫颈扩张 3 cm 或以上，无头盆不称，无脐带先露，胎头已衔接者，可行人工破膜；②缩宫素静脉滴注：适用于协调性宫缩乏力，宫口扩张 3 cm，胎心良好，胎位正常，头盆相称者。将缩宫素 2.5 U 加入 5% 葡萄糖溶液 500 mL 内，从 4～5 滴/min 开始，根据宫缩调整。应有专人观察产程进展，监测宫缩、胎心等情况；③地西泮静脉推注：该药有松弛协颈平滑肌、软化宫颈、促宫口扩张作用，适于宫口扩张缓慢或宫颈水肿时。常用剂量为 10 mg 静注，与缩宫素联合应用效果更好。

经上述处理，若产程仍无进展或出现胎儿窘迫，应及时行剖宫产。

2）第二产程若无头盆不称，出现宫缩乏力时，应使用缩宫素加强宫缩；若胎头双顶径已过坐骨棘平面，应等待自然分娩或会阴侧切助产；若胎头未衔接或伴胎儿窘迫，应行剖宫产术。

3）第三产程为预防产后出血，应使用宫缩剂加强宫缩。

2. 不协调性子宫收缩乏力

可给予强镇静剂哌替啶 100 mg 肌内注射或地西泮 10 mg 静注，使产妇充分休息，醒后多数恢复为协调性子宫收缩；若经以上处理无效或出现胎儿窘迫、头盆不称情况，应及时剖宫产；若已变为协调性子宫收缩乏力则按加强宫缩处理。

二、子宫收缩过强

（一）协调性子宫收缩过强

1. 诊断

子宫收缩的节律性、对称性和极性均正常，仅子宫收缩力过强、过频，宫腔内压力 > 50 mmHg。若产道无阻力，宫口迅速开全，分娩在短期内结束，宫口扩张速度 > 5 cm/h（初产妇）或 10 cm/h（经产妇），总产程不足 3 小时称为急产。由于产程过快，产妇易发生软产道裂伤和产后出血；胎儿易发生宫内窘迫；新生儿容易出现颅内出血。

2. 治疗

有急产史者需提前住院待产，提前做好接产及抢救新生儿窒息准备；产后及时检查、缝合软产道裂伤；新生儿肌内注射维生素 K_1 预防颅内出血。

（二）不协调性子宫收缩过强

1. 强直性子宫收缩

（1）诊断：大部分由外界因素造成，如临产后不适当使用缩宫素、胎盘早剥等。产妇表现为烦躁不安、持续性腹痛、拒按；胎位触不清，胎心听不清；甚至出现病理性缩复环、血尿等先兆子宫破裂征象。

（2）治疗：一经确诊，应给予宫缩抑制剂，如25%硫酸镁20 mL加入25%葡萄糖20 mL静脉缓慢注射；若处理无效或为梗阻性难产、重型胎盘早剥，应马上行剖宫产术。

2. 子宫痉挛性狭窄环（constriction ring）

子宫壁局部肌肉呈痉挛性不协调性收缩所形成的环状狭窄、持续不放松，称为子宫痉挛性狭窄环。多在子宫上下段交界处，也可在胎体某一狭窄部，以胎颈、胎腰处常见。与产妇精神紧张、过度疲劳和粗暴的产科操作有关。

（1）诊断：持续性腹痛、烦躁不安，宫颈扩张缓慢，胎先露部下降停滞，阴道检查有时可触及狭窄环。此环和病理性缩复环不同，特点是不随宫缩而上升。

（2）治疗：积极寻找原因，及时纠正。如停止阴道内操作、停用缩宫素。如无胎儿宫内窘迫，可给予镇静剂或宫缩抑制剂，待宫缩恢复正常时等待阴道自然分娩或助产。若经处理无好转，或伴胎儿窘迫征象，应立即行剖宫产术。

第二节 产道异常

产道包括骨产道及软产道，是胎儿经阴道娩出的通道，临床以骨产道异常多见。

一、骨产道异常

骨盆径线过短或形态异常，致使骨盆腔小于胎先露部可以通过的限度，阻碍胎先露下降，影响产程顺利进展，称为狭窄骨盆。狭窄骨盆对产妇易发生继发性宫缩乏力、生殖道瘘、产褥感染、先兆子宫破裂及子宫破裂；对胎儿及新生儿易出现胎儿窘迫、胎死宫内、颅内出血、新生儿产伤、新生儿感染。

根据狭窄部位的不同，分为以下几种：

（一）骨盆入口平面狭窄

我国妇女常见为单纯性扁平骨盆和佝偻病性扁平骨盆，由于骨盆入口平面狭窄，胎头矢状缝只能衔接于骨盆入口横径上。胎头侧屈使两顶骨先后依次入盆，呈倾势不均嵌入骨盆入口。若前顶骨先嵌入，矢状缝偏后，称前不均称；若后顶骨先嵌入，矢状缝偏前，称后不均称；只有胎头双顶骨均通过骨盆入口平面时，才能经阴道分娩。

1. 扁平骨盆

骨盆入口呈横椭圆形，骶岬向下突出，使骨盆入口前后径缩短而横径正常。

2. 佝偻病性扁平骨盆

幼年时患佝偻病，骨骼软化使骨盆变形，骶岬被压向前，骨盆入口前后径缩短，使骨盆入口呈横的肾形，骶骨下段后移变直向后，尾骨呈钩状突向骨盆入口平面。

（二）中骨盆及骨盆出口平面狭窄

我国妇女以漏斗骨盆、横径狭窄骨盆多见。

1. 漏斗骨盆

骨盆入口各径线正常，两侧骨盆壁向内倾斜，如漏斗状。特点是中骨盆及骨盆出口平面均明显狭窄，坐骨棘间径、坐骨结节间径缩短，耻骨弓＜80°，坐骨结节间径与出口后矢状径之和常＜15 cm。

2. 横径狭窄骨盆

骶耻外径值正常，但髂棘间径及髂嵴间径均缩短，使骨盆入口、中骨盆及骨盆出口横径均缩短，前后径稍长，坐骨切迹宽。当胎头下降至中骨盆或骨盆出口时，常不能顺利地转成枕前位，形成持续性枕横位或枕后位。

（三）骨盆三个平面狭窄

均小骨盆指骨盆外形属女性骨盆，但骨盆入口、中骨盆及骨盆出口平面均狭窄，每个平面径线均小于正常值 2 cm 或更多。多见于身材矮小、体型匀称的妇女。

（四）畸形骨盆

骨盆失去正常形态称为畸形骨盆，如骨软化症骨盆、偏斜骨盆。

（五）骨盆狭窄诊断

1. 病史采集要点

询问孕妇幼年发育情况，有无佝偻病、脊髓灰质炎、脊柱和髋关节结核以及外伤史。有无难产史及其发生原因，新生儿有无产伤等。

2. 体格检查要点

（1）一般检查：身高小于 145 cm、身体粗壮、颈短；步态呈"X"或"O"跛形；腹部形态呈尖腹、悬垂腹；米氏（Michaelis）菱形窝不对称等骨盆异常发生率增高。

（2）腹部检查：注意腹部形态、宫高、腹围、胎位是否正常，骨盆入口狭窄往往因头盆不称，胎头不易入盆导致胎位异常，如臀先露、肩先露。中骨盆狭窄影响已入盆的胎头内旋转，导致持续性枕横位、枕后位等。

3. 超声显像检查

可观察胎先露与骨盆的关系，还可测量胎头双顶径、胸径、腹径、股骨长度，预测胎儿体重，对判断能否顺利通过骨产道有意义。

4. 估计头盆关系

检查跨耻征可了解胎头衔接与否，具体方法：孕妇排空膀胱，仰卧，检查者将手放在耻骨联合上方，将浮动的胎头向骨盆腔方向压。若胎头低于耻骨联合前表面，则跨耻征阴性；若胎头平耻骨联合前表面，则跨耻征可疑阳性；若胎头高于耻骨联合前表面，则跨耻征阳性。出现跨耻征阳性的孕妇，应让其两腿曲起半卧位，再次检查胎头跨耻征，若转为阴性，则不是头盆不称，而是骨盆倾斜度异常。

5. 骨盆测量

（1）骨盆外测量：可间接反映真骨盆的大小。骶耻外径 < 18 cm 为扁平骨盆；坐骨结节间径 < 8 cm，为漏斗骨盆；各径线 < 正常值 2 cm 或以上为均小骨盆；两侧斜径及同侧直径相差 > 2 cm 为偏斜骨盆。

（2）骨盆内测量：骨盆外测量异常者应作骨盆内测量。若对角径 < 11.5 cm，骶岬突出为扁平骨盆；若坐骨棘间径 < 10 cm，坐骨切迹宽度 < 2 横指，则为中骨盆平面狭窄；若坐骨结节间径与出口后矢状径之和 < 15 cm，则为骨盆出口平面狭窄。

（六）治疗

明确狭窄骨盆的类别和程度，了解胎位、胎儿大小、胎心、宫缩强度、宫颈扩张程度、破膜与否，结合年龄、产次、既往分娩史综合判断，决定分娩方式。

1. 骨盆入口平面狭窄的处理

（1）明显头盆不称（绝对性骨盆狭窄）：足月活胎不能经阴道分娩，临产后行剖宫产术结束分娩。

（2）轻度头盆不称（相对性骨盆狭窄）：严密监护下可试产 2 ~ 4 小时，产程进展不顺利或伴胎儿窘迫，应及时行剖宫产术结束分娩。

2. 中骨盆平面狭窄的处理

胎头在中骨盆完成俯屈及内旋转动作，若中骨盆平面狭窄胎头俯屈及内旋转受阻，易发生持续性枕横位或枕后位。临床表现为活跃期或第二产程延长及停滞、继发宫缩乏力。若宫口已开全、双顶径达坐骨棘水平以下、无明显头盆不称，可徒手回转胎头等待自然分娩或助产；若有明显头盆不称或出现胎儿窘迫征象，短时间又不能阴道分娩者，应马上行剖宫产术。

3. 骨盆出口平面狭窄的处理

临产前对胎儿大小、头盆关系做充分估计，决定能否经阴道分娩。出口横径与后矢状径相加 > 15 cm，多数可经阴道分娩。如需助产时，应做较大的会阴切开，以免会阴严重撕裂；坐骨结节间径与出口后矢状径之和＜15 cm，足月活胎不易经阴道分娩，应作剖宫产术。

4. 骨盆三个平面狭窄的处理

均小骨盆若胎儿估计不大，胎位正常，头盆相称，宫缩好，可以试产。若胎儿较大，有头盆不称应尽早行剖宫产术。

5. 畸形骨盆的处理

根据畸形骨盆种类、狭窄程度、胎儿大小等综合分析，若畸形严重、明显头盆不称，宜及时行剖宫产术。

二、软产道异常

软产道包括子宫下段、宫颈、阴道及骨盆底软组织构成的弯曲管道。软产道异常所致的难产少见，易被忽视。

诊断及治疗：

1. 外阴异常外阴肿瘤可致难产，外阴脓肿在阴道分娩时切开引流。

（1）外阴水肿：严重贫血、重度子痫前期、慢性肾炎、心脏病等孕妇，在有全身水肿的同时，常有外阴严重水肿。分娩时阻碍胎先露下降，易造成组织损伤和愈合不良。产前要做综合处理，会阴部可用50％硫酸镁湿敷；产时需作预防性的会阴切开；产后加强局部护理。

（2）外阴瘢痕：外伤或炎症后瘢痕挛缩，导致外阴及阴道口狭小，影响胎先露下降。若瘢痕范围小，分娩时可作会阴切开；若瘢痕范围大，难以扩张者，应行剖宫产术。

（3）外阴静脉曲张：轻者可阴道分娩，严重的可行剖宫产分娩。

2. 阴道异常

（1）阴道横膈：横膈多位于阴道上、中段，局部较坚韧，产时阻碍胎先露下降。分娩时，若横膈低且薄，可直视下自小孔处作X形切开，胎儿娩出后再切除剩余的膈，残端用肠线连续或扣锁缝合；若横膈高且厚，则需剖宫产术分娩。

（2）阴道纵隔：阴道纵隔若伴有双子宫、双宫颈，位于一侧子宫内，胎儿通过该侧阴道分娩时，纵隔被推向对侧，分娩多无影响；阴道纵隔发生于单宫颈时，若纵隔薄，胎先露下降时自行断裂，分娩无阻碍；若纵隔厚阻碍胎先露下降，须在纵隔中间剪开，分娩结束后再切除剩余的隔，残端用肠线连续或扣锁缝合。

（3）阴道狭窄：药物腐蚀、手术感染导致阴道瘢痕挛缩形成阴道狭窄者，若狭窄位置低、程度轻，可作较大的会阴切开后经阴道分娩；若狭窄位置高、范围广，应行剖宫产术。

（4）阴道尖锐湿疣：妊娠期尖锐湿疣生长迅速，宜早期治疗。若病变范围广、体积大，可阻碍胎先露下降，且容易发生出血和感染。为预防新生儿患喉乳头状瘤宜行剖宫产术。

（5）阴道囊肿或肿瘤：阴道壁囊肿较大时，可阻碍胎先露下降，产时可先行囊肿穿刺抽出囊液，待产后再择期处理原有病变；若阴道壁肿瘤阻碍胎先露下降，又不能经阴道切除者，应行剖宫产术。

3. 宫颈异常

（1）宫颈外口黏合：临床较少见，多在分娩受阻时发现。若宫口为一小薄孔状，可用手指轻轻分离黏合处，宫口即可迅速开大；若黏合处厚且韧，需作宫颈切开术或选择剖宫产。

（2）宫颈水肿：多见于胎位或骨盆异常，宫口未开全过早用腹压，使宫颈前唇受压水肿。轻者可抬高产妇臀部或宫颈两侧注入0.5％利多卡因5～10 mL，待宫口近开全时，用手将宫颈前唇上推越过胎头，即可经阴道分娩；若经以上处理无效或水肿严重，可行剖宫产术。

（3）宫颈坚韧：多见于高龄初产妇，宫颈弹性差或精神过度紧张使宫颈挛缩，临产后宫颈不易扩张。此时可静脉推注地西泮10 mg或宫颈两侧注入0.5％利多卡因5～10 mL，若无效应行剖宫产术。

（4）宫颈瘢痕：多见于宫颈锥切术后、宫颈裂伤修补术后感染等，导致宫颈瘢痕形成。临产后虽宫缩很强，但宫口不扩张，此时不宜试产过久，应行剖宫产术。

（5）子宫颈癌：因宫颈变硬而脆、弹性差，临产后不易扩张，若经阴道分娩有发生裂伤大出血及扩散等风险，故不宜阴道分娩，而应行剖宫产术，术后行放疗。如为早期浸润癌，可先行剖宫产术，随即行广泛性子宫切除及盆腔淋巴结清扫术。

（6）宫颈肌瘤：位于子宫下段或宫颈的较大肌瘤，因阻碍胎先露下降需行剖宫产术；若肌瘤不阻塞产道可经阴道分娩，肌瘤待产后再作处理。

第三节 胎位异常

分娩时枕前位（正常胎位）约占90%，胎位异常仅占10%左右，其中胎头位置异常占6%～7%，是造成难产的常见因素之一。

一、持续性枕后位、枕横位

在分娩过程中，胎头以枕后位或枕横位衔接，在下降过程中，胎头枕部因强有力的宫缩绝大多数向前转135°或90°，转为枕前位而自然分娩。仅有5%～10%胎头枕骨持续不能转向前方，直至分娩后期仍然立于母体骨盆的后方或侧方，致使分娩发生困难者，称为持续性枕后位（persistent occiput posterior position）或持续性枕横位（persistent occiput transverse position）（图8-2）。发生原因与骨盆异常、胎头俯屈不良、子宫收缩乏力、头盆不称等有关。

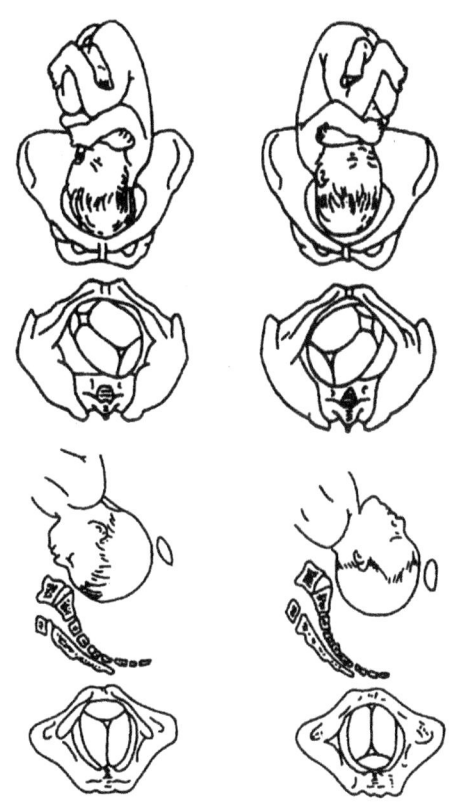

图8-2 持续性枕后位、枕横位

（一）诊断

1. 临床表现

临产后胎头衔接较晚，因胎先露部不能紧贴子宫下段及宫颈，常出现协调性子宫收缩乏力及宫颈扩张缓慢。枕后位时，因枕部压迫直肠，产妇自觉肛门坠胀及排便感，过早使用腹压导致宫颈前唇水肿和产妇疲劳，影响产程进展。持续性枕后位或持续性枕横位常出现活跃期延缓或第二产程延长。

2. 腹部检查

胎背偏向母体后方或侧方，对侧可明显触及胎儿肢体，胎心在脐下一侧偏外方。

3. 肛门检查或阴道检查

若为枕后位，检查时感到盆腔后部空虚，矢状缝位于骨盆斜径上；若为枕横位，则矢状缝位于骨盆横径上；根据前囟、后囟的方向和位置可判断胎方位。当胎头水肿、颅骨重叠、囟门触不清时，需行阴道检查胎儿耳郭和耳屏位置及方向确定胎位。如耳郭朝向骨盆后方则为枕后位；耳郭朝向骨盆侧方则为枕横位。阴道检查是确诊胎位异常必要的手段，其确定胎方位的准确率达80%～90%。

4. 超声显像检查

根据胎头颜面及枕部位置，能准确探清胎头位置以明确诊断。

（二）治疗

持续性枕后位或持续性枕横位如无头盆不称可以试产，但要密切观察胎头下降、宫口开张及胎心变化。

1. 第一产程

（1）潜伏期：保证产妇足够的营养和休息，如精神紧张、休息不好可肌内注射哌替啶 100 mg 或地西泮 10 mg，对纠正不协调宫缩有良好效果。嘱产妇向胎腹方向侧卧，有利于胎头枕部转向前方。若宫缩欠佳，宜尽早静滴缩宫素。

（2）活跃期：宫口开大 3～4 cm 产程停滞，排除头盆不称可行人工破膜，使胎头下降压迫宫颈，一起增强宫缩、促进胎头内旋转作用。若宫缩乏力，可静滴缩宫素。经以上处理产程有进展则继续试产；若进展不理想（每小时宫口开大 < 1 cm）或无进展，应行剖宫产术。在试产中如出现胎儿宫内窘迫征象也应行剖宫产分娩。

2. 第二产程

产程进展缓慢，初产妇宫口开全近2小时、经产妇已近1小时，应行阴道检查了解骨盆及胎头情况。若胎头双顶径已达坐骨棘水平或更低，可徒手转胎头至枕前位，从阴道自然分娩或阴道助产；如转枕前位困难可转为正枕后位，以产钳助产，此时需作较大的会阴切口，以免发生严重裂伤；若胎头位置较高，疑有头盆不称，需行剖宫产术，禁止使用中位产钳。

3. 第三产程

为防止发生产后出血，胎儿娩出后应立即静注或肌内注射宫缩剂。有软产道裂伤者，应及时修补。凡行手术助产及有软产道裂伤者，产后应给予抗生素预防感染。新生儿应按高危儿处理。

二、胎头高直位

胎头呈不屈不仰姿势衔接于骨盆入口，其矢状缝与骨盆入口前后径一致，称高直位（sincipital presentation）。胎头枕骨靠近耻骨联合者为胎头高直前位；靠近骶岬者为胎头高直后位（图8-3）。头盆不称是发生胎头高直位的最常见原因。

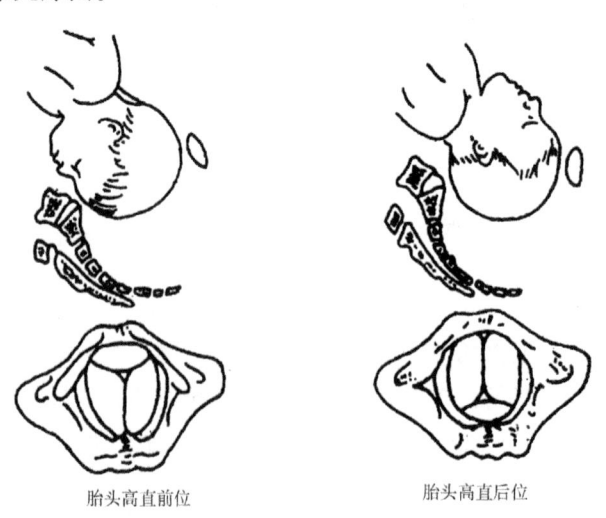

胎头高直前位　　　　胎头高直后位

图 8-3　胎头高直位

(一) 诊断

1. 临床表现

由于临产后胎头不俯屈，进入骨盆入口的胎头径线增大，使胎头迟迟不能衔接，导致宫口开张及先露下降缓慢，产程延长，表现为活跃期延缓或停滞，胎头下降受阻。高直前位胎头入盆困难，一旦入盆后，产程进展顺利。高直后位胎头不能入盆，先露难以下降，即使宫口能开全，先露部仍停留在坐骨棘水平或以上。

2. 腹部检查

胎头高直前位时，胎背靠近腹前壁，不易触及胎儿肢体，胎心位置稍高，在近腹中线听得最清楚。胎头高直后位时，胎儿肢体靠近腹前壁，有时在耻骨联合上方可触及胎儿下颏。

3. 阴道检查

因胎头位置高，肛查不易查清，应做阴道检查。如发现胎头矢状缝与骨盆入口前后径一致，后囟在耻骨联合后，前囟在骶骨前，即为胎头高直前位；反之为胎头高直后位。前者产瘤在枕骨正中，后者产瘤在两顶骨之间。

4. 超声显像检查

可探清胎头双顶径与骨盆入口横径一致，胎头矢状缝与骨盆入口前后径一致。

(二) 治疗

胎头高直前位时，若骨盆正常、胎儿不大、产力强，应给予充分试产机会。加强宫缩促使胎头俯屈，胎头转为枕前位后可经阴道自然分娩或阴道助产，若试产失败再行剖宫产术结束分娩。胎头高直后位因很难经阴道分娩，一经确诊应行剖宫产术。

三、前不均倾位

胎头以枕横位入盆时，胎头侧屈，以前顶骨先下降、矢状缝靠近骶岬为前不均倾位（anterior asynclitism）（图8-4）。发生前不均倾位的原因尚不清楚，可能与头盆不称、扁平骨盆及腹壁松弛有关。

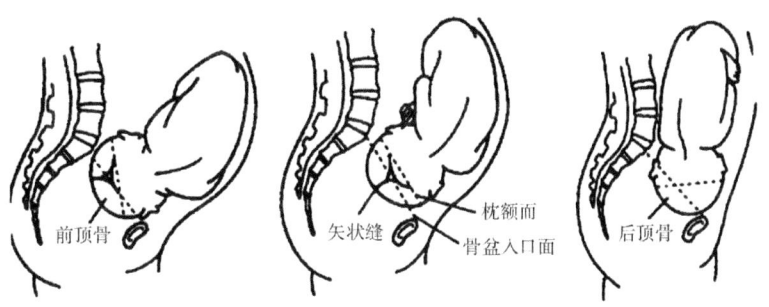

图8-4 前不均倾位

(一) 诊断

1. 临床表现

常发生胎膜早破，胎头迟迟不衔接，因后顶骨被阻于骶岬之上，胎头难以衔接和下降，导致继发性宫缩乏力、活跃期停滞或产程延长，甚至出现血尿、宫颈水肿或先兆子宫破裂。由于胎头受压过久可出现产瘤和胎儿宫内窘迫。

2. 腹部检查

临产早期，在耻骨联合上方可扪到胎头前顶部。随着产程进展，胎头继续侧屈使胎头与胎肩折叠于骨盆入口处，因胎头折叠于胎肩之后使胎肩高于耻骨联合平面，于耻骨联合上方只能触到一侧胎肩而触不到胎头，易误认为胎头已入盆。

3. 阴道检查

胎头矢状缝在骨盆入口横径上，向后移靠近骶岬。前顶骨紧嵌于耻骨联合后方，产瘤大部分位于前顶骨，因后顶骨的大部分尚在骶岬之上，致使盆腔后半部空虚。

（二）治疗

一旦确诊为前不均称，应尽快以剖宫产结束分娩。手术切开子宫下段时，应用力将胎肩往子宫方向推送，使胎头侧屈得到纠正，防止前臂脱出。极个别情况因胎儿小、骨盆宽大、宫缩强者，可通过前顶骨降至耻骨联合后，经侧屈后顶骨能滑过而入盆。

四、面先露

胎头枕部与背部接触，胎头呈极度仰伸姿势通过产道，以面部为先露时称为面先露（face presentation）。

面先露以颏骨为指示点，有颏左前、颏左横、颏左后、颏右前、颏右横、颏右后六种胎方位。其中以颏左前、颏右后多见，且经产妇多于初产妇。发病原因与骨盆狭窄、头盆不称、腹壁松弛、胎儿畸形等有关。

（一）诊断

1. 临床表现

胎头迟迟不能入盆，先露部不能紧贴子宫下段及宫颈，常引起继发性宫缩乏力，导致产程延长。可表现为潜伏期延长、活跃期延长或停滞。颏后位导致梗阻性难产，可出现子宫破裂征象。由于胎头受压过久，可引起胎儿宫内窘迫。

2. 腹部检查

因胎头极度仰伸入盆受阻，胎体伸直，宫底位置较高。颏前位时，胎头轮廓不清；在孕妇腹前壁容易扪及胎儿肢体，胎心在胎儿肢体侧的下腹部听得清楚。颏后位时，于耻骨联合上方可触及胎儿枕骨隆突与胎背之间有明显凹沟，胎心较遥远而弱。

3. 肛门检查或阴道检查

可触到高低不平、软硬不均的颜面部，宫口开大时可触及胎儿口、鼻、颧骨及眼眶，并依据颏部所在位置确定其胎位。阴道检查确定面先露时须与臀先露、无脑儿相鉴别。

4. 超声显像检查

可以明确面先露并能探清胎位。

（二）治疗

颏前位时，若无头盆不称，产力良好，有可能自然分娩；若出现继发性宫缩乏力，第二产程延长，可用产钳助产，但会阴切开要足够大。若有头盆不称或出现胎儿窘迫征象，应行剖宫产术。持续性颏后位时，难以经阴道分娩，应行剖宫产术结束分娩。若胎儿畸形，无论颏前位或颏后位，均应在宫口开全后行穿颅术结束分娩。颏横位若能转成颏前位，可以经阴道分娩；持续性颏横位应行剖宫产结束分娩。由于头、面部受压过久，新生儿可出现颅内出血、颜面部肿胀，需加强护理，保持仰伸姿势数日之久。

五、臀位

臀位（breech presentation）是最常见的异常胎位，占妊娠足月分娩总数的3%~4%，经产妇多见。臀位易并发胎膜早破、脐带脱垂、分娩时后出胎头困难，导致围生儿死亡率较高，是枕先露的3~8倍。臀先露以骶骨为指示点，分骶左前、骶左横、骶左后、骶右前、骶右横、骶右后六种胎方位。根据两下肢所取的姿势又分为：

（1）单臀先露或腿直臀先露：胎儿双髋关节屈曲，双膝关节伸直，以臀部为先露，最多见。

（2）完全臀先露或混合臀先露：胎儿双髋及膝关节均屈曲，以臀部和双足为先露，较多见。

（3）不完全臀先露：以一足或双足、一膝或双膝或一足一膝为先露，较少见。

臀先露对产妇易引起胎膜早破或继发性宫缩乏力，使产后出血与产褥感染的机会增多，若宫口未开全而强行牵拉，容易造成宫颈撕裂甚至延及子宫下段；对胎儿易致脐带脱垂、胎儿窘迫或死产；新生儿窒息、臂丛神经损伤及颅内出血发生率增加。

（一）诊断

1. 临床表现

腹部检查在孕妇肋下触及圆而硬的胎头；因宫缩乏力致宫颈扩张缓慢，产程延长。

2. 腹部检查

子宫呈横椭圆形，宫底部可触及圆而硬、有浮球感的胎头，耻骨联合上方可触到圆而软、形状不规则的胎臀，胎心在脐左（右）上方最清楚。

3. 肛门及阴道检查

可触及胎臀或胎足，应与颜面部、胎手相鉴别。注意有无脐带脱垂。

4. 超声显像检查

能准确探清臀先露类型以及胎儿大小、胎头姿势等。

（二）治疗

1. 妊娠期

妊娠30周前，多能自行转为头先露；30周后仍为臀先露应予矫正。常用方法有胸膝卧位、激光照射或艾灸至阴穴，外倒转术慎用。

2. 分娩期

剖宫产指征：狭窄骨盆、软产道异常、胎儿体重大于3500 g、胎儿窘迫、胎膜早破、脐带脱垂、妊娠并发症、高龄初产、有难产史、不完全臀先露等。

决定经阴道分娩的处理：

（1）第一产程：产妇侧卧，少做肛查，不灌肠。一旦破膜，立即听胎心，了解有无脐带脱垂，监测胎心。当宫口开大4～5 cm时，使用"堵"外阴方法，待宫口及阴道充分扩张后才让胎臀娩出。在"堵"的过程中，每隔10～15分钟听胎心一次，并注意宫口是否开全。宫口已开全再堵易引起胎儿窘迫或子宫破裂。宫口近开全时，要做好接产和抢救新生儿窒息的准备。

（2）第二产程：初产妇做会阴侧切术。分娩方式有3种：①自然分娩：胎儿自然娩出，不作任何牵拉，极少见。②臀助产术：当胎臀自然娩出至脐部后，胎肩及后出胎头由接产者协助娩出。脐部娩出后，一般应在2～3分钟娩出胎头，最长不能超过8分钟。③臀牵引术：胎儿全部由接产者牵拉娩出，此种手术对胎儿损伤大（图8-5）。

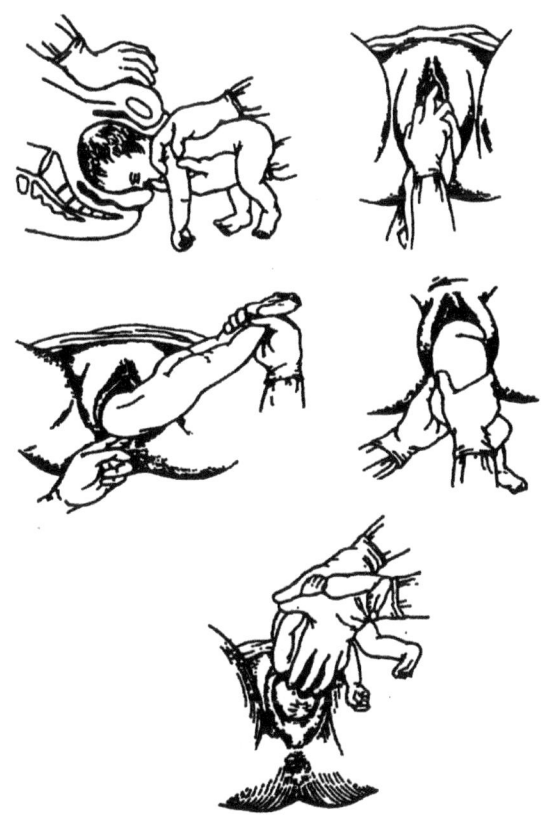

图8-5　臀牵引术

（3）第三产程：使用缩宫素，防止产后出血。有软产道损伤者，应及时检查并缝合，予抗生素预防感染。

六、肩先露

胎体横卧于骨盆入口之上，先露部为肩，称为肩先露（shoulder presentation）（图8-6），是对母儿最不利的胎位。除死胎或早产儿胎体可折叠娩出外，足月活胎不能经阴道娩出。若处理不当，易造成子宫破裂，甚至危及母儿生命。

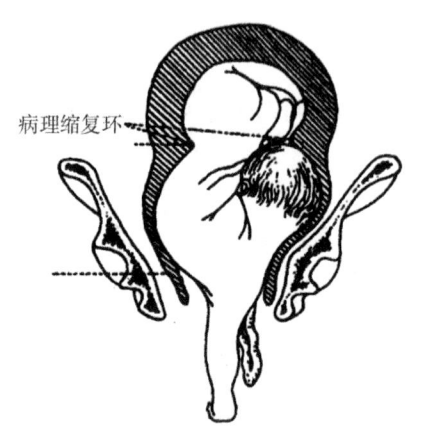
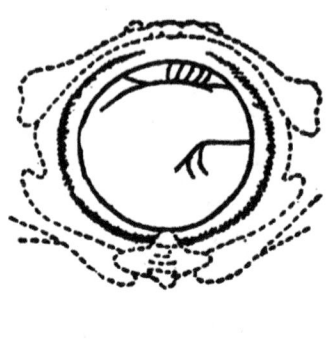

图8-6 肩先露

（一）诊断

1. 临床表现

易发生宫缩乏力、胎膜早破。破膜后容易发生脐带脱垂和胎儿上肢脱出，导致胎儿窘迫甚至死亡。随着子宫收缩增强，子宫上段越来越厚，下段被动扩张越来越薄，上下段肌壁厚薄相差悬殊，形成环状凹陷，出现病理性缩复环，是子宫破裂的先兆，若不及时处理，将发生子宫破裂。

2. 腹部检查

子宫呈横椭圆形，耻联上方较空虚，在母体一侧触及胎头。胎心在脐周两侧最清楚。

3. 肛门或阴道检查

胎膜未破、先露高浮者，肛查不易触及先露部；若胎膜已破、宫口已开张，阴道检查可触及胎肩锁骨、腋窝或肋骨，腋窝尖指向胎肩及胎头位置，据此决定胎头在母体左侧或右侧。若胎手已脱出阴道口外，可用握手法鉴别是胎儿左手或右手。

4. 超声显像检查

能清楚地确定肩先露及具体胎方位。

（二）治疗

1. 妊娠期

妊娠后期发现肩先露应予及时矫正，常用方法有胸膝卧位、激光照射或艾灸至阴穴。上述方法无效可试行外倒转术，转成头位后，包腹固定胎头。

2. 分娩期

①足月活胎，应于临产前行剖宫产术；②经产妇，足月活胎，宫口开大5 cm以上，胎膜已破羊水未流尽，可全身麻醉下行内倒转术，待宫口开全助产；③出现先兆子宫破裂或子宫破裂征象，无论胎儿死活均应立即剖宫产术；④胎儿已死，无先兆子宫破裂征象，若宫口近开全，可全身麻醉下行断头术或碎胎术。术后常规检查子宫下段、宫颈及阴道有无裂伤，若有裂伤应及时缝合，注意产后出血及感染。

七、复合先露

胎先露部（胎头或胎臀）伴有肢体同时进入骨盆入口，称为复合先露（compound presentation）。临床以一手或一前臂随胎头脱出常见。发生原因与胎先露部不能完全填充骨盆入口，先露部周围有空隙有关。

（一）诊断

产程进展缓慢，阴道检查发现胎先露旁有肢体而确诊。

（二）治疗

首先应检查有无头盆不称。如无头盆不称，可让产妇向肢体脱出的对侧侧卧，有利于肢体自然回缩。若脱出肢体与胎头已入盆，可待宫口近开全或开全后上推肢体，使胎头下降后自然分娩或产钳助产。如有头盆不称或伴有胎儿窘迫征象，应尽快行剖宫产术。

第四节　肩难产

胎头娩出后胎儿前肩嵌顿于耻骨联合上方，用常规助产方法不能娩出胎儿双肩，称为肩难产。肩难产好发于巨大儿、过期儿、头盆不称时，由于肩难产发生突然，常不能预测，易引发严重的母婴并发症。

一、诊断要点

（1）产程延长：尤其活跃晚期延长、第二产程延长、胎头下降阻滞、阴道助产手术娩出胎头困难时，均应警惕肩难产。

（2）胎头娩出较快，胎头娩出后颈部回缩，胎儿颏部紧紧压向会阴部，胎肩娩出困难。

二、治疗原则

注意识别容易发生肩难产的各种因素。

一旦发生肩难产，应及时报告上级医师，采取以下措施，做足够大的会阴侧切，然后可选择屈大腿助产、压前肩、旋肩、先牵出后肩等方法助产，做好新生儿窒息复苏的准备。

第五节　试产

凡产妇存在某些不利于阴道分娩的因素，但又有阴道分娩的要求时，在知情同意的前提下严密观察产程进展，决定最终分娩方式。

一、诊断要点

（1）轻度骨盆狭窄，没有明显头盆不称。

（2）跨耻征阳性，初产头浮，无明显头盆不称。

（3）子宫浆膜下肌瘤剔除术史，手术瘢痕愈合良好，妊娠晚期无压痛，此次妊娠正常。

二、治疗原则

1. 轻度骨盆狭窄及初产头浮者

入院后请上级医师核对骨盆，除外骨盆明显异常及盆腔肿物。

2. 认真估计胎儿体重

除外绝对头盆不称。

3. 初产头浮产妇

临产和产时均应进行胎心监护，注意脐带缠绕情况，临产4个小时胎头未入盆，考虑剖宫产手术。

4. 自然或人工破膜时

应警惕脐带脱垂，听胎心，并行阴道检查，了解先露部下降情况，除外脐带脱垂。

5. 待产过程中

通知家属等候以便及时联系，试产失败时办理剖宫产手续。

第九章　分娩期并发症

第一节　产后出血

一、概述

产后出血（postpartum hemorrhage）是指胎儿娩出后生殖道出血超过 500 mL（阴道分娩中），早期产后出血发生在产后 24 小时内，晚期产后出血发生在产后 24 小时后到产后 6 周内。出血可能发生在胎盘娩出前、娩出时及娩出后。事实上，在没有并发症的阴道分娩中准确测量平均出血量为 600～700 mL，而阴道助产和剖宫产可达 1 000～1 500 mL。对产后出血量的估计通常存在低估。不论是在发达国家还是发展中国家产后出血都是引起孕产妇死亡的重要原因，特别是在非洲和亚洲的发展中国家，常是孕产妇死亡原因的第一位。产后出血在世界范围内的发生率是 10.5%，每年引起 13.2 万名产妇死亡，产后出血的死亡率为 1%。在我国产后出血近年来一直是引起孕产妇死亡的第一位原因，特别是在边远落后地区产后出血引起的死亡占到 50% 以上。降低孕产妇死亡率，减少和有效处理产后出血至关重要。

二、诊断

在阴道分娩时，胎儿娩出后，生殖道出血超过 500 mL，在剖宫产时，胎儿娩出后出血超过 1 000 mL 应诊断为产后出血。这种传统的定义对于临床的处理并没有太多的帮助，研究表明阴道分娩的平均出血在 500 mL 左右，而剖宫产的平均出血在 1 000 mL 左右，按照这种定义有一半孕产妇分娩时会发生产后出血。用能引起低血容量症状时的失血量来定义产后出血可能更为实用，比如，血细胞比容产后较产前降低 10% 或需要输血治疗，这种情况占到阴道分娩的 4%，剖宫产的 6%。

（一）产后出血的常见病因

1. 子宫收缩乏力

产后止血的重要生理机制就是胎盘附着部位围绕在血管周围的子宫肌纤维的强力收缩，使血管关闭从而达到止血的效果。子宫收缩乏力是指子宫肌纤维收缩不佳，是引起产后出血的最常见的原因（占 50% 以上）。引起子宫收缩乏力的危险因素有过多的宫腔操作、全身麻醉、子宫过度扩张（双胎、羊水过多）、产程延长、多产、子宫肌瘤、手术助产及宫腔操作、缩宫素引产和催产、子宫感染、子宫卒中等。

2. 软产道损伤

会阴切开和（或）产道撕裂伤引起的大量出血占到了产后出血原因的 20%。撕裂伤的部位包括子宫、宫颈、阴道及外阴，在急产及阴道助产中比较常见。有时在外阴和阴道的皮下发生血管的撕裂伤，引起皮下血肿，由于没有显性出血，容易被忽略，有时产后几小时后或发生休克了才发现。

会阴切开时如果伤及动脉血管或曲张的静脉可能引起大量的出血，会阴切开的时机选择也很重要，胎儿娩出前切开过早，或是胎儿娩出后未及时缝合，都会明显增加出血量。世界卫生组织建议应有限制地进行会阴切开术，而不应作为一项常规。

产后如果子宫收缩好，持续有新鲜血液流出，应考虑撕裂伤的因素。发现宫颈和阴道撕裂伤需要在良好的暴露下仔细检查，如有撕裂伤应在充分的麻醉下及时修补。

子宫自然破裂十分罕见，在多产、胎位异常、子宫瘢痕和催产素引产这些高危因素存在时应警惕。近年来越来越多剖宫产术后再次妊娠的情况，子宫破裂引起的产后出血有所增加。

3. 胎盘组织残留

胎盘胎膜组织残留造成的产后出血占到5%~10%，在胎盘植入、手剥胎盘、第三产程处理不正确、未及时发现副胎盘均可造成胎盘组织残留。B超发现宫腔内高回声团块支持宫内组织残留的诊断。在产后几个小时后或晚期产后出血时，应高度警惕胎盘组织残留，并及时进行B超检查。经阴道的彩色多普勒超声检查更为敏感。如超声未见明确的宫内占位，则没有必要进行清宫术。

4. 凝血功能障碍

在一些严重的产科并发症中可能出现凝血功能障碍，如胎盘早剥、死胎、羊水栓塞、重度子痫前期、子痫及败血症。临床表现可能有低纤维蛋白原血症、血小板减少及弥散性血管内凝血。如输血超过8个单位可能出现稀释性的凝血障碍，其他的内科并发症也可能引起凝血功能障碍，如白血病、血小板减少性紫癜等。对凝血功能障碍的诊断应重视孕产妇病史的采集和实验室检查。

（二）产后出血常见的危险因素

在一项对9 598例阴道分娩的孕产妇的调查中，有374例发生产后出血，发生率为4%，相关的危险因素有：

（1）产程延长（OR 7.56）。

（2）子痫前期（或HELLP综合征）（OR 5.02）。

（3）会阴侧切（OR 4.72）。

（4）有产后出血病史（OR 3.55）。

（5）双胎（OR 3.31）。

（6）先露下降停滞（OR 2.91）。

（7）软组织撕裂伤（OR 2.05）。

（8）使用催产素引产（OR 1.66）。

（9）手术助产（OR 1.66）。

（10）会阴正中切开（OR 1.58）。

（11）初产妇（OR 1.45）。

其他一些危险因素还包括：全身麻醉、子宫过度膨大（多胎妊娠、巨大儿、羊水过多）、多产、绒毛膜羊膜炎等。

三、治疗纵观

尽管产后出血有近90%没有明确的高危因素，但通过加强孕产期的管理，特别是产时正确的处理能减少产后出血的发生。世界卫生组织推荐的积极处理第三产程对预防产后出血的效果已经被多项研究所证实。积极处理第三产程包括及早钳夹脐带、有节制地牵拉脐带（controled cordtraction）、排空膀胱和预防性使用缩宫药物。一项系统评价显示：与期待处理相比积极处理第三产程（在医院里）降低了产后出血的量，平均降低约80 mL；产后出血超过500 mL发生率由13.6%降至5.2%，出血超过1 000 mL的发生率由2.6%降至1.7%；第三产程时间平均缩短9.77分钟。有节制牵拉脐带是积极处理第三产程的重要一环，传统的观点是在第三产程时要等到胎盘有剥离征象时方能协助胎盘娩出。但积极处理时要求胎儿娩出后，脐带停止搏动即钳夹切断脐带，在使用缩宫药物的同时，一手将钳夹的脐带一端握紧，另一只手放在产妇的耻骨联合之上，在牵拉脐带时，上面的手通过反向用力使子宫固定，防止引起子宫内翻，下面的手保持较低的牵拉力量，持续2~3分钟，当子宫变得圆硬，脐带变长，下拉脐带使胎盘娩出，而不要等出血（胎盘剥离）时才开始牵拉脐带。在整个过程中上面的手要持续用力保持子宫位置固定，切忌在没有上面的手向反方向推力的情况下下拉脐带，造成子宫内翻。

宫缩剂的使用在预防产后出血中起到了至关重要的作用，常用的宫缩剂包括缩宫素（催产素）、麦角新碱、前列腺素制剂（米索前列醇片、卡孕栓、卡前列素氨丁三醇针）。多项随机对照试验表明缩宫素是目前预防产后出血效果明确、不良反应少的药物，但缩宫素应注意避免 1 次短时间大剂量使用（负荷剂量），如静脉推注 5 U 以上，可能引起低血压、心慌、心悸，特别是在区域麻醉的情况下更容易发生。麦角新碱在高血压和心脏疾患时不宜使用，我国现已停产。米索前列醇使用后腹泻、发热、寒战等不良反应明显，可作为没有缩宫素时替代或应用缩宫素无效时使用。卡前列素氨丁三醇针（欣母沛）价格昂贵，并不适于广泛应用，在应用缩宫素无效的宫缩乏力引起的产后出血的治疗有一定的效果。

四、治疗方案

许多处理产后出血的方法还停留在专家的经验和一些个案的报道，缺乏随机对照研究和系统评价，但在目前证据的基础上，也能为我们有效地处理、抢救产后出血的产妇提供有价值的借鉴。国际助产士联盟（ICM）和国际妇产科联盟（FIGO）建议处理产后出血按以下的流程，共 11 个步骤，每个步骤的第一个字母组成英文单词"止血（HAEMO - STASIS）"。

止血步骤如下：

1. H（ask for help）

呼叫救援帮助，立即组成抢救小组。通知助产士、产科医师、麻醉医师、内科医师、护工及后勤保障部门，组成有效的抢救小组，由在场的职称最高的医务人员作为总指挥，统一协调，并指定专人记录，同时通知血库、手术室做好准备。将产妇转入高危病房或 ICU 病房。

2. A（assess and resuscitate）

评估（包括生命征、出血量）并开始抢救复苏。立即建立 2 个 14 或 16 号的静脉输液通道，每个通道输入晶体液 1 000 mL，最初 15～20 分钟内可快速输入 1 000 mL，在第一小时内至少输入 2 000 mL，输液 20～30 分钟评估休克有无改善，如有改善则以每 6～8 小时 1 L 的速度滴注晶体液。予面罩给氧，流量为 8 L/min，并抬高下肢。抽血进行合血、血常规、凝血图（PT、APTT、Fib、D-二聚体）、电解质检查；安放尿管，行尿液分析，记录每小时尿量；监测产妇生命征包括血压、心率、呼吸、氧饱和度及心电图，必要时行中心静脉插管监测中心静脉压。

3. E（establish etiology and check medication supply）

初步确定病因并检查药物准备情况（缩宫素、麦角等），立即备血。经过补液治疗无改善则进一步处理，有血液应立即使用，危及生命时先输入"O"型 Rh 阴性血液，PT/APTT > 1.5 倍正常值，输入冰冻血浆，有的建议每输入 6 U 血液需输入冰冻血浆 1 L，当纤维蛋白原 < 1 g，输入血浆冷沉淀物，血小板 < 50×10^9/L，输入血小板悬液。

4. M（massage uterus）

按摩子宫。让产妇躺在产床或手术台上，一手置于阴道前穹隆，另一手放于耻骨联合之上一起加压，按摩子宫。

5. O（oxytocin inftision）

使用缩宫素及前列腺素（经静脉、盲肠、肌肉或直接子宫肌壁）。剂量与方法：①缩宫素 5～10 U 静脉缓推。②麦角新碱 0.4 mg 静脉缓推。③缩宫素 10～20 U + 500 mL 液体，125 mL/h 静脉滴注。④卡前列素氨丁二醇（PCF2α）250 μg 肌注，15～90 分钟可重复使用，总量不超过 2 mg。

6. S（shift to operating room）

将产妇转入手术室，排除胎盘等组织残留以及产道的撕裂伤。可继续双手按摩子宫。

7. T（tamponade）

填塞止血。可考虑使用用于胃底静脉出血时的气囊填塞，在条件不具备的地区可使用自制避孕套水囊填塞。纱布填塞也可使用，但失败率在 50% 左右。在使用缩宫剂治疗无效的情况下，应立即考虑进行填塞试验，以确定是否需要手术干预。使用方法：消毒暴露宫颈后将无菌的单腔气囊放入宫腔，这时静脉持续滴入缩宫素，缓慢注入热的生理盐水可达 300～400 mL，观察宫颈及引流管没有鲜血继续流出时停止注入。如有效为填塞试验阳性，保守治疗成功的希望有 87%，可持续滴入缩宫素，置保留尿管监测生命征、出血量及尿量。6 小时后如无继续出血可先放出生理盐水，但不取出气囊观察 30 分钟，如无出血可取出气囊停用缩宫素。如再次出血可考虑重新注入生理盐水填塞。常规使用抗生素 3 天。

8. A（apply compression sutures）

实施压迫子宫的缝合。填塞试验阴性，应考虑开腹进行手术止血。最常用的是 B-lynch 缝合，探查宫腔，清除积血，搬出子宫，用手加压子宫体以估计缝合成功的机会；用 0 号合成缝线自子宫切口右侧 3 cm 的下缘 3 cm 处进针，经宫腔自切口上缘侧方距 4 cm 出针，拉紧肠线至宫底绕到子宫后壁，于前壁相当部位进针至宫腔，自右侧水平向左侧相应部位穿出至子宫后壁，肠线紧贴宫体表面绕过宫底到子宫前壁下段切口上 3 cm 处进针，通过宫腔在切口左下缘与右侧进针处同一水平出针，拉紧可吸收线，切口下缘左右侧两线端打结，再加压宫体，检查子宫止血良好，缝合子宫切口。

9. S（systematic pelvic devascularization）

系统性的结扎盆腔血管。如果子宫压迫缝合失败，可试行供应子宫血管的结扎，包括双侧子宫动脉，接下来是双侧卵巢韧带远端的输卵管分支。子宫动脉可在打开膀胱腹膜反折下推膀胱后直接结扎，在距子宫侧缘 2 cm 处进针穿入子宫肌层，从阔韧带无血管区出针，缝扎打结。对侧同法处理。如果出血仍持续，可考虑结扎双侧卵巢动脉的输卵管支。如果仍无效，可进一步结扎髂内动脉，这需要手术医师有熟练的技巧并熟悉盆腔的解剖结构。在子宫切除术中常规辨别髂内血管和输尿管可增强产科医师在急诊时处理的信心。双侧髂内动脉结扎后，远端动脉血管的脉压降低高达 85%，结扎远端的血流供应减少约 50%，这一方法的成功率为 40%～75%，对避免子宫切除有很高的价值。可能的并发症有盆侧壁血肿、输尿管损伤、髂静脉撕裂伤、误扎髂外动脉等。

10. I（intervention radiologist）

放射医师干预，如出血继续，有条件的可行子宫动脉栓塞术。

11. S（subtotal or total abdominal hysterectomy）

子宫次全或全切术。选择全切或次全切要看出血的情况，如果出血主要在子宫下段（如前置胎盘），应考虑行子宫全切术。如果子宫收缩乏力则子宫次全切除术更合适。次全切的并发症发病率和死亡率均较低而且时间较短。子宫切除术是处理子宫收缩乏力及胎盘植入的最后手段，但如果患者的血流动力学不稳定或出血量大用药物和其他手术措施根本无法控制的情况下应及早施行。

第二节　产科休克

一、概述

休克（shock）是由于急性循环功能障碍，全身组织和脏器的血流灌注不足，引起组织缺血、缺氧、代谢紊乱和各种重要脏器功能发生严重障碍的综合征。休克可出现在各种疾病过程中，如不及时予以适当处理，全身组织器官会发生不可逆损害而引起死亡。产科休克是指产科特有的、与妊娠及分娩直接相关的休克，是威胁孕产妇和围生儿生命的重要原因之一。失血性休克占产科休克的首位，亦是造成孕产妇死亡的主要原因，如产后出血、前置胎盘、胎盘早剥、流产、异位妊娠、剖宫产后子宫切口裂开、子宫破裂、软产道严重撕裂伤等。其次是感染性休克，如感染性流产、长时间破膜后的绒毛膜羊膜炎、产后和手术后发生盆腔感染和切口感染、产褥感染、妊娠合并严重血小板减少性疾病所造成的感染等，如不及时处理，可致感染性休克。据统计约有 20% 的产妇死于感染性休克。此外，孕妇有可能因注入对其过敏的抗生素或不相容的血液制品而引起过敏性休克；妊娠使孕妇的血液处于高凝状态，HELLP 综合征等，有导致深静脉血栓形成、肺栓塞的危险性；还有羊水栓塞引起弥散性血管内凝血（DIC），大量微血栓形成，以上两种为产科常见的阻塞性休克；产科休克还包括心脏泵衰竭或心功能不足所引起的心源性休克；手术和麻醉引起的神经源性休克等。

二、诊断

（一）临床表现

休克早期表现为烦躁、焦虑或激动；休克晚期，表情淡漠或意识模糊，甚至昏迷。皮肤苍白或发绀、四肢湿冷。

（二）体征

1. 体温

体温的骤然变化，如突然升高至39℃以上，或体温骤降至37℃以下，或伴有寒战继而发生面色苍白、烦躁不安者，常常提示感染性休克即将发生。

2. 脉搏

休克早期，血压下降前，往往细数，随血压下降，更为细数；休克晚期，脉细缓提示病情危重。

3. 呼吸

休克早期呼吸加快，开始出现呼吸性酸中毒时，呼吸深而速；酸中毒加深后，呼吸转为深而慢，出现呼吸困难，提示病情危重。

4. 血压

动脉血压及脉压下降，收缩压 < 80 mmHg 或下降20%以上，或原有高血压者收缩压较其基础血压下降30 mmHg，同时脉压 < 20 mmHg，伴有尿量减少、四肢湿冷等，则提示已有休克存在。

5. 尿量

尿量每小时低于 20 ~ 25 mL 表示血容量不足，为内脏血液灌流量的一个敏感指标。在尿量足够而尿钠低的败血症患者，提示肾脏通过潴留钠以维持血容量，此时尽管尿量正常也应输液。

（三）中心静脉压监测

在失血性休克中，中心静脉压监测非常重要，正常中心静脉压为 6 ~ 12 cmH$_2$O，< 6 cmH$_2$O，表示血容量不足，故中心静脉压监测以及血压变化可供补液、输血量参考。此外计算休克指数可作为低血容量休克的诊断参考。休克指数 = 脉率 ÷ 收缩压。指数为0.5，表示正常血容量；指数为1，表示失去20% ~ 30%（1 000 ~ 1 500 mL）的血容量；指数 > 1，表示失去30% ~ 50%（为1 500 ~ 2 500 mL）的血容量。

（四）实验室检查

1. 血红细胞计数

血红蛋白及血细胞比容。出血性休克时各项指标均降低；感染性休克时，白细胞计数及中性粒细胞明显升高，粒细胞内可出现中毒颗粒。

2. 血气分析

休克时 pH、PO$_2$ 均下降，PCO$_2$ 上升。

三、治疗纵观

产科休克一旦发生，贵在及时、迅速、配合、分秒必争地进行急救，对严重出血或感染性休克患者，应立即给予止血、输液、输血、止痛、保持呼吸道通畅和氧气输入、迅速改善血液循环等处理，常能缓和休克的进展，有时甚至可阻止休克的进展和防止休克的发生。近年研究表明，迅速有效地使用液体疗法抗休克，是挽救孕产妇及胎婴儿生命的关键。液体疗法成功与否与选择的液体性质、数量及输液速度密切相关，遵循"需多少，补多少"的原则，贵在及早补充。同时针对病因治疗，方能得到好的治疗效果。

四、治疗方案

（一）急救措施

1. 迅速确定出血来源和阻止继续出血

迅速确定出血来源和阻止继续出血是治疗失血性休克的关键。根据不同的原因采取相应的措施，积极治疗原发病。

2. 保持有效通气量，经鼻导管供氧

保持有效通气量，经鼻导管供氧是抢救休克的首要原则。休克时肺循环处于低灌注状态，氧和二氧化碳弥散受到影响，严重缺氧时，可引起低氧血症，低氧血症又加重休克，导致恶性循环。因此，必须保证充足供氧，鼻导管插入深度应适中，通常取鼻翼到耳垂间的长度，氧的流量应保持 5~6 L/min。

3. 确保输液通道

可选用静脉输液。若达不到效果可采用套管针，选颈外静脉或颈内静脉穿刺，增加抢救成功率。

4. 补充血容量

扩充血容量是维持正常血流动力和微循环灌注的物质基础，是抗休克的基本措施。现推荐使用平衡液，如林格乳酸钠溶液。适当输全血，需要大量输血时，应按照 3∶1 补充新鲜血。当失血量大于 25% 时，必须同时补充电解质。

5. 纠正酸中毒

代谢性酸中毒常伴休克而产生，酸中毒能抑制心脏收缩力、降低心排血量，并能诱发 DIC。因此，在抗休克同时必须注意纠正酸中毒。首次可给予 5% 碳酸氢钠 100~200 mL，2~4 小时后酌情补充。有条件最好监测二氧化碳结合力，根据失衡情况给予治疗。

6. 预防心力衰竭

休克发生后，心肌缺氧，能量合成障碍，加上酸中毒的影响，可使心肌收缩无力，心搏量减少，甚至发生心力衰竭。因此，必须严格监测脉搏，注意两肺底有无湿啰音。有条件应做中心静脉监测。如脉率大于 140 次 /min，或两肺底部发现有湿啰音，或中心静脉压高达 1.18 kPa 以上者，可给予快速洋地黄制剂，一般常用毛花苷 C 0.4 mg，加入 25% 葡萄糖 20 mL 中，缓慢静脉注射。4~6 小时后可酌情再给 0.2 mg 毛花苷 C，以防治心力衰竭。

7. 预防肾功衰竭

当血容量补充已足，血压恢复正常，但每小时尿量仍少于 17 mL 时，应适当给予 20% 甘露醇 250 mL，于 30 分钟内滴入，以改善肾脏皮质的血流量，产生利尿作用，预防肾衰竭。

（二）不同类型产科休克的处理不同

1. 出血性产科休克

原则是迅速止血、纠正失血性休克及控制感染。迅速确定出血来源和阻止继续出血。对由于前置胎盘或胎盘早剥引起的产前出血，应先稳定母体情况，然后再选择适当的措施娩出胎儿；对产道撕裂引起的严重产后出血，通常采用缝合和修补以控制出血；异位妊娠破裂流产导致的大出血，应在充分补液的同时迅速手术治疗；对子宫乏力、子宫破裂或胎盘滞留等引起的出血，可选择各种止血药物（如催产素、麦角新碱、卡前列素氨丁三醇）和手术方法（如结扎子宫动脉或髂内动脉、子宫切除法、介入法和改良 B-Lynch 压缩缝合术）以挽救产妇的生命。

1）宫缩乏力引起的产后出血

（1）按摩子宫和缩宫素的应用：常规治疗方法是按摩子宫，助产者迅速用一手置于宫底部，拇指在前壁，其余四指在后壁，作均匀按摩宫底，经按摩后子宫开始收缩，亦可一手握拳置于阴道前穹隆，顶住子宫前壁，另一手自腹壁按压子宫后壁，使子宫体前屈，两手相对紧压子宫并作按摩。必要时可用另一手置于耻骨联合上缘，按压下腹正中部位，将子宫上推，按摩子宫必须强调用手握宫体，使之高出盆腔，有节律轻柔按摩。按压时间以子宫恢复正常收缩并能保持收缩状态为止，使之高出盆腔，有节律轻柔按摩。在按摩的同时，催产素 20 U 子宫体直接肌内注射，20 U 催产素加入平衡液 500 mL 中静脉滴注，滴速 < 80 滴 /min。切忌无限加大催产素的剂量，大剂量催产素可引起血压升高，使冠状血管平滑肌收缩。麦角新碱 0.2 mg 静脉推注，作用时间慢，对宫颈、宫体有作用，一般用量为 1 mg/d，1 次最大剂量为 0.5 mg，如无效，需采取进一步治疗。

（2）前列腺素衍生物的应用：①米索前列醇：是一种新型口服前列腺素 E_1（PGE_1）的衍生物，吸收后转化为有活性的米索前列醇酸，不但有强烈的子宫收缩作用，而且能增加子宫收缩作用，增加子宫收缩频率，不影响血压，不增加心血管系统的负荷。米索前列醇给药途径主要为口服、舌下含化、宫腔内放置、直肠给药、阴道上药等，剂量一般为 200 μg。②卡前列素氨丁三醇（欣母沛）：为甲基前列腺素，其活性成分为卡前列腺素氨丁三醇，是前列腺素 PGF2α 的衍生物，对子宫平滑肌有较强的收缩作用，国外已广泛用于难治性产后出血的治疗。卡前列素氨丁三醇作为一种前列腺素，具有一定的不良反应，最常见的是腹泻、恶心呕吐、血压升高等；唯一禁忌证是过敏。剂量一般为 250～500 μg，最大可达到 2 000 mg。③卡孕栓：主要给药途径为舌下含服、阴道给药、直肠给药。剂量为 1 mg。④氨甲环酸：剂量为 0.1～0.3 g，加入生理盐水或 5% 葡萄糖液 20～100 mL 静脉滴注。

通过如上处理，多能使子宫收缩而迅速止血。若仍不能奏效可采取以下措施。

（1）填塞宫腔：近代产科学中鲜有应用纱布条填塞宫腔治疗子宫出血者，若需行此术则宜及早进行，患者情况已差则往往效果不好，这是因为子宫肌可能收缩力甚差之故。方法为经消毒后，术者用一只手在腹部固定宫底，用另一只手或持卵圆钳将 2 cm 宽的纱布条送入宫腔内，纱布条必须自宫底开始自内而外填塞，应塞紧。填塞后一般不再出血，产妇经抗休克处理后，情况可逐渐改善。若能用纱布包裹不脱脂棉缝制成肠形代替纱布条，效果更好。24 小时后缓慢抽出纱布条，抽出前应先肌内注射催产素、麦角新碱等宫缩剂。宫腔填塞纱布条后应密切观察一般情况及血压、脉搏等生命指征，注意宫底高度、子宫大小的变化，警惕因填塞不紧，纱布条仅填塞于子宫下段，宫腔内继续出血，但阴道则未见出血的止血假象。

（2）结扎子宫动脉：按摩失败或按摩半小时仍不能使子宫收缩恢复时，可实行经阴道双侧子宫动脉上行支结扎法。消毒后用两把长鼠齿钳钳夹宫颈前后唇，轻轻向下牵引，在阴道部宫颈两侧上端用 2 号肠线缝扎双侧壁，深入组织约 0.5 cm 处，若无效，则应迅速开腹，结扎子宫动脉上行支，即在宫颈内口平面，距宫颈侧壁 1 cm 处，触诊无输尿管始进针，缝扎宫颈侧壁，进入宫颈组织约 1 cm，两侧同样处理，若见子宫收缩即有效。

（3）结扎髂内动脉：若上述处理仍无效，可分离出两侧髂内动脉起始点，以 7 号丝线结扎，结扎后一般可见子宫收缩良好。此措施可以保留子宫，保留生育能力，在剖宫产时易于施行。

（4）子宫切除：结扎血管或填塞宫腔仍无效时，应立即行子宫次全切除术，不可犹豫不决而贻误抢救时机。

（5）血管性介入治疗：国内对阴道流血多少实行介入治疗尚无统一的意见。一般认为，凡是采用保守治疗方法不能有效止血的产后出血，均适合血管性介入治疗。无绝对禁忌证。相对禁忌证包括对造影剂慢性过敏、严重 DIC、严重的心肝肾及凝血功能障碍。介入治疗的术式有两种：一为经皮双髂内动脉栓塞术（IIAE），另一为经皮双子宫动脉栓塞术（UAE），两者均属经导管动脉栓塞术的范畴。目前，在我国选择介入治疗的患者病情危重，因此首选 IIAE；对部分一般情况较好的产后出血患者，或者术者插管技术相当熟练者可选用 UAE 以减少并发症的发生。这种治疗既可达到止血目的又可保全子宫，保留患者的生育功能，具有手术时间短、创伤小、恢复快、止血迅速彻底、不良反应小和可保留子宫等优点，是治疗产后出血的一种全新有效的方法。

（6）改良 B-Lynch 压缩缝合术：剖宫产出血量大于阴道产，随着剖宫产率的逐年上升，产后出血率也明显上升。产后出血成了我们必须面对的一个严峻问题。宫缩乏力是产后出血最常见的原因，占 90%。胎盘因素也因胎盘剥离面出血而影响子宫收缩，难以有效止血。以往对于保守治疗失败患者，急诊行子宫切除或次全切为最有效的方法。改良 B-Lynch 压缩缝合术操作简单，无须特殊器械和手术技巧，成功率高，止血迅速可靠，如及时施行可减少失血及避免子宫切除。此法未发现术后并发症，对子宫收缩乏力性出血与胎盘剥离面出血均为有效的外科止血方法。

B-Lynch 子宫缝线术是英国 Milfon Keynes 医院报道的一种新的外科手术控制产后出血的缝线方法，较动脉缝扎技术简单易行。其原理为机械性纵向挤压子宫平滑肌，使子宫壁的弓状血管有效地被挤压，血流明显减少减缓；局部加压后易于使血流凝成血栓而止血；同时因血流减少，子宫肌层缺血，刺激子宫收缩而进一步压迫血窦，使血窦关闭而持续止血。方法：首先将子宫托出腹腔，两手挤压子宫观察出血情况，若挤压后出血基本停止，则行改良缝线术成功的可能性极大。以 1/0 可吸收线从子宫下段切口的左侧中、外 1/3 交界处的切缘下方 2 cm 处进针，穿过子宫肌层；然后从切口上缘对应部位出针，依次穿过肌层、浆膜层，均不穿透蜕膜层；出针后于宫体中部向宫底方向垂直褥式缝合 1 针，深达肌层，不穿透蜕膜层，缝线绕向宫底，于宫底部再次垂直褥式缝合 1 针（距宫角 3 cm），不穿透蜕膜层；出针后将缝线绕过宫底达子宫后壁，子宫体中部与前壁缝合相对应部位向宫颈方向缝合 1 针（同前壁缝合法），出针后在相当于子宫下段切口水平，自左向右水平缝合 1 针，不穿透蜕膜层，进、出针部位相当于中、外 1/3 交界处。同法，继续右半部自后壁向前壁的缝合，但缝合方向相反，最后于切口右侧中、外 1/3 交界处的切缘下方 2 cm 处出针。在助手挤压子宫的同时，小心、缓慢地拉紧缝线的两端后打结，使子宫呈纵向压缩状，大致将子宫纵向分为 3 等份。观察子宫出血情况，无出血或出血基本停止，可常规缝合子宫切口后关腹。

（7）压迫髂内动脉和子宫动脉：主要根据髂内动脉和子宫动脉的解剖位置，两手于下腹部压迫子宫同时通过子宫和盆腔组织传递性"压迫髂内动脉和子宫动脉"的方法治疗产后出血。此方法治疗产后出血简单、易行、经济、可靠，是首选而有效的治疗产后出血的方法。

（8）囊压塞术：Condous 等报道，在轻微止痛法或局部麻醉下，用宫颈钳夹宫颈前后唇，把 Seng-stsken Blakemore 食管导管超过气囊处切去导管尾端，并经宫颈放入宫腔，在食管气囊内注入 70～300 mL 温热的生理盐水，直到腹部触及膨胀的气囊，子宫收缩好时停止。轻轻牵拉食管导管，使其位置固定，这时观察宫颈口或 Sengstsken Blakemore 食管导管胃腔管无流血或流血很少，则压塞成功。术后加强监护，并缓慢静滴催产素 40 U 加 5% 葡萄糖液，在 24 小时内静脉用广谱抗生素，2/3 患者在 12 小时内拔除气囊管，最长放置 24 小时 14 分钟。在监护过程中，阴道出血仍多、血压下降、脉搏增快，说明该手术失败，则气囊管放气，用其他方法治疗。气囊压塞术适用于宫缩乏力的患者。

2）软产道裂伤

止血的有效措施是及时准确地修补缝合。一般情况下，严重的宫颈裂伤可延及穹隆及裂口甚至伸入邻近组织，疑为宫颈裂伤者应在消毒下暴露宫颈，用两把卵圆钳并排钳夹宫颈前唇并向阴道口方向牵拉，顺时针方向逐步移动卵圆钳，直视下观察宫颈情况，若发现裂伤即用肠线缝合，缝时第一针应从裂口顶端稍上方开始，最后一针应距宫颈外侧端 0.5 cm 处止，若缝合至外缘，则可能日后发生宫颈口狭窄。阴道裂伤的缝合需注意缝合至底部，避免留下无效腔，注意缝合后要达到组织对合好及止血的效果。阴道缝合过程要避免缝线穿过直肠。缝合采取与血管走向垂直则能更有效止血。会阴部裂伤可按解剖部位缝合肌层及黏膜下层，最后缝合阴道黏膜及会阴皮肤。

3）胎盘因素

治疗的关键是及早诊断和尽快去除此因素的存在。胎盘剥离不全、滞留及粘连均可徒手剥离取出。部分残留用手不能取出者，可用大号刮匙刮取残留物。若徒手剥离胎盘时，手感分不清附着界限则切忌以手指用力分离胎盘，因很可能是胎盘植入，此情况应剖腹切开子宫检查，若确诊则以施行子宫次全切除为宜。胎盘嵌顿在子宫狭窄环以上者，应使用乙醚麻醉，待子宫狭窄环松解后，用手取出胎盘当无困难。

4）凝血功能障碍

若于妊娠早期，则应在内科医师协同处理下，尽早施行人工流产终止妊娠。于妊娠中、晚期始发现者，应协同内科医师积极治疗，争取去除病因或使病情明显好转。分娩期则应在病因治疗的同时，出血稍多即作处理，使用药物以改善凝血机制，输新鲜血液，积极准备做好抗休克及纠正酸中毒等抢救工作。

2. 感染性产科休克

（1）补充血容量并酌情应用血管活性药物：补液量 2 000～4 000 mL/d，选用平衡盐液为主，适量低分子右旋糖酐、清蛋白、血浆等。低分子右旋糖酐以较快速度滴入（4 小时内滴入 500 mL，但有肾功能不全出血倾向慎用），多巴胺 10～20 mg/100 mL，6～12 μg/(kg·min)，间羟胺 10～20 mg/100 mL，5～10 μg/(kg·min) 静脉滴注或输液泵泵入，视病情变化调整剂量，输液宜先快后慢，先多后少，用 4 小时至 5 天，力争在短时间逆转休克状态。

（2）去除感染病灶：是治疗感染性产科休克的关键。可根据具体情况选用药物或手术方法去除感染源。在消除感染灶之前，宜先以抗生素控制感染，使之局限化。使用抗生素的原则是：①休克发生时应停用、更换或追加休克前已用过的抗生素。②病原菌不明确者应选用广谱抗生素。③病原菌明确者应根据药敏试验选用2～3种抗菌药物。④长期大量使用抗生素者需注意预防真菌感染。⑤伴肾功能不良者应慎用具有肾毒性的抗生素。控制感染可联合使用2～3种抗生素，主要选用青霉素类、头孢类、喹诺酮类或大环内酯类抗生素。疑有厌氧菌感染加用替硝唑，真菌感染加用氟康唑。

（3）大剂量使用糖皮质激素，氟米松30～60 mg/d，2～3天。

（4）纠正酸中毒维持酸碱平衡，适当应用碱性药物，一般选用5%碳酸氢钠静脉滴注。

（5）及时处理原发病灶，有手术指征予手术处理。

（6）维持重要脏器功能，及时处理并发症（心衰则强心，缺氧则吸氧，脑水肿予脱水等）。

3. 阻塞性产科休克

由肺栓塞引起的阻塞性休克患者，应立即取左侧头低卧位，以避免肺小动脉栓塞进一步加重，有条件者应置入高压氧舱；羊水栓塞引起的产科休克，处理关键是缓解肺动脉高压和改善肺循环。若发生DIC，应积极治疗原发病，阻断内、外源性促凝物质的来源，是预防和终止DIC的关键。产科DIC病情凶险，但病因较明确，要抓紧时间，解决分娩问题，阴道分娩条件不成熟，不能迅速终止妊娠者应及时进行剖宫产，对于无法控制的出血则果断地切除子宫，使病情很快得到改善，即使在休克状态下也应在抢救休克的同时行剖宫产或子宫切除。同时补充新鲜血、冰冻血浆、低分子右旋糖酐，纠正酸中毒和水电解，酌情应用小剂量肝素治疗。

4. 过敏性产科休克

过敏性休克是由于抗原物质进入人体后，与相应的抗体相互作用、激发引起广泛的Ⅰ型变态反应，使组织释放组胺、缓激肽、5-羟色胺和血小板激活因子等，导致全身毛细血管扩张和通透性增加，血浆迅速内渗到组织间隙，循环血量急剧下降引起。若不及时抢救常可危及患者生命，但若急救措施得力，则救治效果良好。救治的关键是逆转血管扩张和支气管痉挛，寻找、证实和去除致敏原。急救药物首选肾上腺素，其作用机制为通过β-受体效应使痉挛支气管快速舒张，通过α-受体效应使外周小血管收缩，可及时消除过敏引起的哮喘，保护重要脏器的血液供应。联合应用肾上腺皮质激素效果更佳，其作用机制为抑制变态反应降低血管通透性，进一步加强肾上腺素的作用，甚至有报道是抗过敏最有效的药物。一般抢救措施包括：立即去除致敏原，吸氧保暖，平卧，保持呼吸道通畅等。综合抢救措施有：①首选0.1%肾上腺素0.5 mg皮下注射，3～10分钟重复1次。②立即建立静脉通道，琥珀酸氢化可的松钠100 mg静脉注射，300 mg加入5%葡萄糖500 mL持续静脉滴注。③多巴胺40～100 mg加入5%葡萄糖250 mL持续静滴。④心跳呼吸骤停者立即进行心肺脑复苏。

5. 心源性产科休克

常继发于其他类型的休克。因而应注意维持血压，以保证重要脏器（包括心脏本身）的血流灌注。可应用多巴胺、间羟胺与多巴酚丁胺等；需纠治心律失常，补充血容量和应用血管扩张剂，必要时应用合适的强心苷。

（1）利尿剂：减轻心脏前负荷，改善肺淤血。

（2）血管扩张剂：硝普钠能扩张小动脉和静脉血管，常与多巴胺联合应用，增加冠状动脉灌注压。一般从10～15 μg/min开始，并逐渐加量。硝酸甘油一般剂量可扩张静脉系统，减轻前负荷，大剂量降低后负荷和左室舒张末压，增加心输出量；通常用量从10～15 μg/min开始。酚妥拉明为α-受体阻断剂，直接松弛血管平滑肌，降低外周阻力，0.05～0.1 mg/min开始静滴，并逐渐加量。用血流动力学监测这类药物时应以PCWP不低于15 mmHg为宜。如患者可以口服，可用血管紧张素转换酶抑制剂（ACEI）类药物。

（3）血管收缩剂：对于有持续性低血压及低心排血量时，可应用交感神经兴奋剂。多巴胺可直接作用于α-受体、β-受体和多巴胺受体。小剂量3～5 μg/（kg·min）时可以扩张肾脏血管，保持足够的尿量，同时扩张脑和冠状动脉血管，有正性肌力作用，可降低外周阻力，增加组织灌注；大剂量

8～10μg/（kg·min）可进一步增加心肌收缩力，加快心率及增加外周阻力，减少肾血流。多巴酚丁胺主要兴奋β₁受体，增加心肌收缩力，减轻后负荷，无血管收缩反应，但不适合有明显低血压的患者。静脉应用剂量为2.5～10μg/（kg·min）。对于血流动力学恶化、持续性严重低血压、其他措施无效时可以选择去甲肾上腺素或肾上腺素。

（4）磷酸二酯酶抑制剂：氨力农、米力农为非儿茶酚胺类正性肌力药物；增加心肌收缩力及扩张血管。

（5）血管扩张剂与血管收缩剂联合应用：可以在改善心功能的同时减少不良影响。如多巴胺与硝酸甘油合用。

（6）其他药物：纳洛酮在休克状态下有升压作用，1,6二磷酸果糖改善心功能，肾上腺皮质激素的应用有时可起到意想不到的良好效果。对于有感染存在的心源性休克，应恰当应用抗生素治疗。钙离子增敏剂左西孟旦（levosimendan）是一种新型的非洋地黄类正性肌力药物，和其他非洋地黄类正性肌力药物相比，其不增加钙超载和心肌耗氧量，不导致心律失常和细胞损伤，能明显改善血流动力学参数，有正性肌力作用，不损害舒张功能，也不延长舒张时间，对心肌有保护作用，并逐渐成为心肌保护的研究热点。

（三）分娩时间和方式的选择

发生休克时，由于子宫-胎盘血流减少而导致胎儿产生窘迫是颇为常见的。虽然立即分娩可避免胎儿死亡，但也可能进一步加重母体的休克状态。在这种情况下，首先应考虑母体的安全。经抢救休克，母体状况获得稳定之后，如果胎儿仍然存活，尤其是对产前出血和宫内感染的孕妇，剖宫产为常选的分娩方式。如果胎儿已死宫内，而延长妊娠所带给母体的危害性低于立即做剖宫产时，则宜选用阴道分娩。

第三节　产科 DIC

一、概述

产科领域的弥散性血管内凝血（disseminated inravascular coagulation，DIC）系妊娠期间在血液处于高凝状态的基础上，由多种产科并发症引起的，以异常凝血和继发性纤维蛋白溶解为主要表现的临床综合征。妊娠期妇女，特别是分娩期孕妇体内凝血、抗凝和纤溶功能均发生明显改变。血凝血因子Ⅱ、Ⅴ、Ⅶ、Ⅷ、Ⅸ、Ⅻ含量有不同程度增加（除Ⅺ和Ⅻ外）。而 AT-Ⅲ和蛋白C、蛋白S下降，血小板略有减少。抗凝及纤溶功能减弱，血液呈现高凝状态，这一生理变化为产后快速有效止血提供了物质基础，但也易导致产科DIC的发生。DIC的病理特点是广泛性血管内凝血与血栓形成，这可能是造成多系统或多器官功能障碍的主要病理机制，其中难以纠正的微循环障碍和休克最为常见，国内统计发生率可高达50%～60%。DIC并非独立疾病，只是疾病发生发展中的一个病理过程，最常见发病诱因为羊水栓塞，其次为死胎、稽留流产、胎盘早剥、前次胎盘、感染、先兆子痫、产后出血及妊娠合并肝病等。DIC起病急骤、发展迅速、病势凶险、治疗棘手，早期诊断和治疗可以降低母婴病死率。

二、诊断

（一）临床表现

根据病史，结合临床表现及实验室检查，诊断并不困难。

1. 多发性出血倾向

DIC临床主要表现为皮肤瘀斑、瘀点，注射针眼出血，血液不凝，与出血量明显不成比例的休克与循环衰竭，血尿，上消化道出血，阴道壁血肿，休克，呼吸困难，意识障碍，脑疝，阴道流血等，最终呼吸功能障碍、心功能衰竭、肾衰竭。

2. 不易用原发病解释的微循环衰竭或休克

产前、产时及产后发现患者呼吸困难、胸闷、气急、伴随血压下降等主诉及症状，均应立即考虑是否存在羊水栓塞的可能。产妇在分娩过程中突然出现寒战、胸闷、气急、呼吸困难、发绀、伴随血压下降、昏迷等主诉及症状，均应立即考虑是否存在羊水栓塞的可能，应当监测血液中的羊水结晶。羊水栓塞患者约有 50% 可以发展为 DIC。

3. 多发性微血管栓塞的症状和体征

如皮肤、皮下、黏膜栓塞坏死即早期出现的肾、肺、脑等脏器功能不全。

4. 抗凝治疗有效

（二）实验室检查

1. 血小板计数 $< 100 \times 10^9/L$

有诊断价值，特别是进行性降低。

2. 凝血时间

DIC 早期，即弥散性微血栓形成期，血液处于高凝状态，血液凝固时间缩短。后期继发纤溶为主，血液呈低凝状态，凝血时间延长。

3. 凝血酶原时间（PT）

凝血酶原时间（PT）是外在凝血途径的筛选试验。超过正常对照 3 秒以上有意义。

4. 部分凝血活酶时间测定（APTT）

部分凝血活酶时间测定（APTT）是内在凝血途径的过筛试验。除因子Ⅶ和Ⅻ外，任何一个凝血因子缺乏都可使 APTT 延长。正常 35～45 秒，超过正常对照 10 秒以上有意义。DIC 的高凝期 APTT 缩短，在消耗性低凝血期 APTT 延长。

5. 纤维蛋白原定量

纤维蛋白原 $< 1.5 \ g/L$ 或呈进行性下降，或 $> 4.0 \ g/L$。

6. 凝血酶时间（TT）

反应凝血第三阶段的试验，正常 16～18 秒，比正常对照延长 3 秒以上有诊断价值。

7. 其他

优球蛋白溶解时间缩短或纤溶酶原减低；血浆凝固时间。

三、治疗纵观

产科 DIC 一旦发生应尽快处理，以防延误最佳抢救时机而造成严重后果。积极治疗原发病，阻断内外源性促凝物质进入血液循环，是预防和终止 DIC 的关键。去除病因能阻断促凝物质继续进入血液循环，阻断 DIC 的进一步发展。稽留流产、死胎应尽快清宫；重型羊水栓塞或胎盘早剥应尽快行剖宫产术，必要时切除子宫，以阻断促凝物质（胎盘绒毛、羊水等）继续进入母体血液循环。产前 DIC 应尽快结束分娩，如阴道分娩条件不成熟，应尽快剖宫产结束分娩。如产后出血不止，经积极保守治疗无效时应及时果断行子宫切除。纠正引起 DIC 的诱因如补充血容量，防治休克，改善缺氧状态，纠正酸中毒及电解质紊乱等。DIC 时体内凝血因子大量消耗，故及时补充凝血因子是抢救 DIC 的重要措施。补充凝血因子可输入新鲜全血、血小板、冰冻血浆、纤维蛋白原等。在治疗 DIC 的同时，要密切监测心率、尿量、中心静脉压、血氧饱和度，及时行床边胸片、心电图、血气分析、肝肾功能、电解质等检查。维持水电解质及酸碱平衡，纠正低蛋白血症，保持心、肺、肝、肾、脑等功能。一旦发生 MODS，应及时与 ICU 联合治疗。

产科 DIC 多数发生于分娩后，伴有不同程度的出血、休克。休克与 DIC 可互为因果，DIC 诊断明确时多数已进入消耗性低凝期，甚至纤溶亢进期，此时如已去除 DIC 诱因，治疗的关键为止血及抗休克，纠正缺氧，改善微循环，纠正酸中毒及电解质紊乱，补充新鲜全血和血浆凝血因子，输冰冻血浆、清蛋白，必要时结合实验室检查结果应用抗纤溶药物。给予大量皮质激素，并给氨茶碱、阿托品解除支气管痉挛，加压给氧，多巴胺及间羟胺升压。改善微循环灌流量是防治 DIC 的先决条件。补充全血、低分子右旋糖酐和复方乳酸钠溶液能有效增加血容量，解除小动脉痉挛，降低血液黏度，促使凝聚的血小板和红细胞离散。及时输入新鲜全血、冰冻血浆、清蛋白是补充各种凝血因子和血容量首选和最有效的措施，既可补充大量消耗的血小板及凝血因子达到止血的目的，又能迅速补充血容量达到抗休克的目的，输新鲜血和冰冻血浆最好使用3天以内的新鲜血，根据实验室检查补充纤维蛋白原、血小板和凝血酶原复合物。输入血浆在减少容积输入的同时，还能避免红细胞破坏产生红细胞素等促凝物质入血，在出血仍不能控制时，可结合实验室检查结果应用抗纤溶药物，多能在较短时间内控制出血。由于DIC发生的纤溶为继发性纤溶，常与微血栓形成同时存在，可消耗纤维蛋白，这是对机体的一种生理保护反应，所以不宜过早使用抗纤溶药物。在改善微循环、积极输血的同时静脉输注纤维蛋白原，首先静脉使用纤维蛋白原1~2 g，用药后15~30分钟见到凝血块，出血渐减少。若无凝血块，再重复使用，每次递增0.5~1 g，总量可达4 g。产科DIC多为急性失血引起，病情发展迅速，高凝期往往不明显而迅速进入消耗性低凝期及纤溶亢进期，因此在血液不凝固阶段补充凝血因子及纤维蛋白原至关重要。目前对于产科DIC时是否应用肝素治疗尚存在争论，主张使用肝素的理由是血管内高凝状态与继发性纤溶同时存在，肝素可以阻断凝血因子的进一步消耗，降低DIC的发生率和死亡率，强调肝素是一切DIC患者的首选治疗，而且应早用、足量、维持足够长时间。主张不使用的理由是肝素虽为强有力的抗凝剂，但对血管内已形成的血栓不起作用，肝素的抗凝作用有赖于抗凝血酶Ⅲ（AT-Ⅲ）的介入。DIC时，AT-Ⅲ血浆水平不同程度下降，当下降超过正常的60%时，肝素的抗凝作用明显减弱。其次，DIC早期临床表现无特异性，需动态观察及结合实验室检查结果方能做出诊断，而实验室指标受不同试剂、方法等因素影响，其结果均有差异。3P试验特异性和敏感性均较差，早、晚期都可阴性，阳性时已是显性DIC。诊断方法中又缺乏判断是凝血占优势还是纤溶占优势的指标，这种判断对确定治疗方案有极其重要的意义。再次，在具有对照组的临床实验中并未证明肝素对急性DIC患者的有利作用。因此，认为DIC的主要死亡原因不是血管内凝血，肝素在抑制微血栓形成的同时，还抑制损伤血管，造成损伤血管无法止血，导致DIC加重。

四、治疗方案

（一）去除原发病

去除诱因是治疗产科DIC的关键。稽留流产、死胎应尽快清宫；重型羊水栓塞或胎盘早剥应尽快行剖宫产术，必要时切除子宫，以阻断促凝物质（胎盘绒毛、羊水等）继续进入母体血液循环。纠正引起DIC的诱因，如补充血容量，防治休克，改善缺氧状态，纠正酸中毒及电解质紊乱等。

（二）抗凝治疗

合理使用肝素是提高治愈率的重要手段。肝素具有强大的抗凝重要作用，可防止微血栓的形成。DIC确立诊断后，应尽早使用肝素，用于高凝期治疗效果更为显著。肝素25~50 mg（1 mg=125 U）加于生理盐水或5%葡萄糖液100 mL内静脉滴注1小时，4~6小时后可重复给药1次，50 mg加入250 mL 5%葡萄糖液中缓慢滴注。用药过程中可用试管法测定凝血时间，控制在20~25分钟。肝素24小时总量可达150~200 mg。肝素过量（凝血时间超过30分钟）有出血倾向（伤口渗血，产后出血，血肿或颅内出血），可用鱼精蛋白对抗，1 mg鱼精蛋白对抗肝素100 U。

不同产科疾病引起DIC应用肝素治疗亦有区别。羊水栓塞并发DIC，必须及早使用肝素，甚至不必等待化验结果。胎盘早剥并发DIC，则应在补充血容量的情况下，迅速结束分娩，病因去除后，DIC即可迅速被控制，而无须肝素抗凝治疗。

（三）抗血小板凝集药物

适用于轻型DIC或高度怀疑DIC而未肯定诊断或处于高凝状态的患者。双嘧达莫400~600 mg口服或静脉注射有对抗血小板凝集和黏附作用，不良反应少，安全，病情严重者可配合肝素使用。

（四）补充凝血因子

在促凝物质不断入血时，不宜补充凝血因子及输血，以免加重DIC。当病因已去除，在抗凝治疗的基础上，即DIC过程停止，而出血倾向严重，或失血过多、贫血时，应补充新鲜血或血浆、纤维蛋白等。库存血超过7天，不宜用于DIC抢救。

（五）抗纤溶药物应用

抗纤溶药物在 DIC 早期忌用，只有当继发性纤溶亢进成为出血的主要原因时才可与足量肝素同时应用。处于纤溶亢进时用甘氨酸（4～6 g）、氨甲苯酸（0.1～0.3 g）、氨甲环酸（0.5～1.0 g）加入生理盐水或 5% 葡萄糖液 20～100 mL 静脉滴注对抗或抑制纤溶激活酶，使纤溶酶原不被激活，从而抑制纤溶蛋白的溶解。补充纤维蛋白原 2～4 g/次，达 1.5 g/L 为好。

（六）预防产科 DIC

产科 DIC 发病诱因依次为产后出血、重度妊娠期高血压疾病、羊水栓塞、胎盘剥离、死胎、重症肝炎、前置胎盘等。因此预防产科 DIC，重点是加强围生期保健，特别是对农村地区的孕产妇要增强孕期保健知识，加强产前检查，积极治疗各种产科并发症，同时提高基层医院产科人员的诊疗水平，发现上述有并发症的孕妇及可疑 DIC 患者应及时转诊。对于正常分娩产妇，要严密观察产程进展，发现异常及时处理，同时严格掌握催产素使用指征，把握人工破膜的时机及方法，防止子宫及产道的裂伤，一旦出现产后出血，要积极处理。

第四节　羊水栓塞

一、概述

羊水栓塞（amniotic fluid embolism）又称产科栓塞，是指在分娩过程中羊水突然进入母体血液循环引起急性肺栓塞、过敏性休克、弥散性血管内凝血（DIC）、肾衰竭或猝死的严重分娩并发症。羊水栓塞的发病率为 4/10 万～6/10 万。发生于足月妊娠时，产妇死亡率高达 80% 以上；也可发生于妊娠早、中期流产，病情较轻，死亡少见。羊水栓塞是由于污染羊水中的有形物质（胎儿蜕毛、角化上皮、胎脂、胎粪）和促凝物质（具有凝血活酶的作用）进入母体血液循环引起。羊膜腔内压力增高（子宫收缩过强或强直性子宫收缩）、胎膜破裂（其中 2/3 为人工破膜，1/3 为自然破膜）和宫颈或宫体损伤处有开放的静脉或血窦是导致羊水栓塞发生的基本条件。高龄初产妇和多产妇（较易发生子宫损伤）、自发或人为的过强宫缩、急产、胎膜早破、前置胎盘、胎盘早剥、子宫不完全破裂、剖宫产术、孕中期钳刮术、羊膜腔穿刺形成胎膜后血肿（分娩时此处胎膜撕裂）、巨大胎儿（易发生难产、滞产、胎儿宫内窒息致羊水混浊）、死胎不下（胎膜强度减弱而渗透性显著增加）等，均可诱发羊水栓塞的发生。近年研究认为，羊水栓塞主要是过敏反应，是羊水进入母体循环后，引起母体对胎儿抗原产生的一系列过敏反应，故建议命名为"妊娠过敏反应综合征"。

二、诊断

羊水栓塞起病急骤、来势凶险是其特点。多发生于分娩过程中，尤其是胎儿娩出前后的短时间内。羊水栓塞的诊断应根据临床表现和辅助检查结果做出判断。

典型临床经过分为三阶段。

1. 呼吸循环衰竭和休克

在分娩过程中，尤其是刚破膜不久，产妇突感寒战，出现呛咳、气急、烦躁不安、恶心、呕吐，继而出现呼吸困难、发绀、抽搐、昏迷；脉搏细数、血压急剧下降；听诊心率加快、肺底部湿啰音。病情严重者，产妇仅在惊叫一声或打一个哈欠后，血压迅速下降，于数分钟内死亡。

2. DIC 引起的出血

患者度过呼吸循环衰竭和休克，进入凝血功能障碍阶段，表现为难以控制的大量阴道流血、切口渗血、全身皮肤黏膜出血、血尿以及消化道大出血。产妇可死于出血性休克。

3. 急性肾衰竭

后期存活的患者出现少尿（或无尿）和尿毒症表现，主要为循环功能衰竭引起的肾缺血及 DIC 前期形成的血栓堵塞肾内小血管，引起缺血、缺氧，导致肾脏器质性损害。

羊水栓塞临床表现的三阶段通常按顺序出现，有时也可不完全出现，或出现的症状不典型，如钳刮术中发生羊水栓塞仅表现为一过性呼吸急促、胸闷后出现阴道大量流血。

因此，胎膜破裂后、胎儿娩出后或手术中产妇突然出现寒战、呛咳、气急、烦躁不安、尖叫、呼吸困难、发绀、抽搐、出血、不明原因休克等临床表现，应考虑为羊水栓塞，立即进行抢救。为确诊做如下检查。

（1）血涂片查找羊水有形物质：采集下腔静脉血，离心沉淀后，取上层羊水碎屑涂片，染色，显微镜下检查，找到鳞状上皮细胞、黏液、毳毛等，或做特殊脂肪染色，见到胎脂类脂肪球即可确定羊水栓塞之诊断。

（2）床旁胸部 X 线摄片：90% 以上的患者可出现肺部 X 线异常改变，胸片见双肺弥散性点片状浸润影，沿肺门周围分布，可伴有肺部不张、右侧心影扩大，伴上腔静脉及奇静脉增宽。

（3）床旁心电图或心脏彩色多普勒超声检查：提示右心房、右心室扩大，S-T 段下降。

（4）凝血检查：凝血功能障碍及有关纤溶活性增高的检查。

（5）肺动脉造影：肺动脉造影是诊断肺动脉栓塞最正确、最可靠的方法，其阳性率达 85%～90%，并且可确定栓塞的部位及范围。X 线征象：肺动脉内充盈缺损或血管中断，局限性肺叶、肺段血管纹理减少可呈剪枝征象。肺动脉造影同时还可以测量肺动脉楔状压、肺动脉压及心输出量，以提示有无右心衰竭。

若患者死亡应行尸检。可见肺水肿、肺泡出血；心内血液查到羊水有形物质；肺小动脉或毛细血管有羊水有形成分栓塞；子宫或阔韧带血管内查到羊水有形物质。

三、治疗纵观

羊水进入母体血液循环后，通过阻塞肺小血管，引起变态反应并导致凝血机制异常，使机体发生一系列病理生理变化。因此，羊水栓塞患者主要死于呼吸循环衰竭，其次是难以控制的凝血功能障碍，因此应围绕以上两个关键问题展开积极而有效的治疗。

（一）纠正呼吸循环衰竭

羊水内有形物质，如胎儿毳毛、胎脂、胎粪、角化上皮细胞等直接形成栓子，经肺动脉进入肺循环，阻塞小血管并刺激血小板和肺间质细胞释放白三烯、PGF2α 和 5-羟色胺使肺小血管痉挛；同时羊水有形物质激活凝血过程，使肺毛细血管内形成弥散性血栓，进一步阻塞肺小血管。肺小血管阻塞反射性引起迷走神经兴奋，引起支气管痉挛和支气管分泌物增加，使肺通气、换气量减少，肺小血管阻塞引起肺动脉压升高，导致急性右心衰竭，继而呼吸循环功能衰竭、休克甚至死亡。因此，遇有呼吸困难或青紫者，立即正压给氧，改善肺泡毛细血管缺氧状态，预防肺水肿以减轻心肌负担。昏迷者，可行气管插管或气管切开，通过人工呼吸，保证氧气的有效供应。同时，应用盐酸罂粟碱、阿托品、氨茶碱等解痉药物，以减轻迷走神经反射引起的肺血管及支气管痉挛，缓解肺动脉高压。为保护心肌及预防心力衰竭，除用冠状动脉扩张剂外，应及早使用强心剂。

（二）抗过敏性休克

羊水有形物质成为致敏原作用于母体，引起 I 型变态反应，导致过敏性休克。多在羊水栓塞后立即出现血压骤降甚至消失，休克后方有心肺功能衰竭表现。故应及早使用大剂量抗过敏药物，解除痉挛，改进及稳定溶酶体，保护细胞，并可根据病情重复使用。纠正休克除补足血容量外，应用升压药物多巴胺和间羟胺，增加心肌收缩及心输出量，使血压上升，同时扩张血管，增加血流量，尤其是肾血流量，此为治疗低血容量休克伴有肾功能不全、心排量降低患者的首选药物（血容量补足基础上使用）。抗休克的原则为维持动脉收缩压 > 90 mmHg，动脉血氧饱和度 > 90%，动脉血氧分压 > 60 mmHg，尿量 ≥ 25 mL/h，预防肺水肿和急性呼吸窘迫综合征（ARDS）。抗休克同时纠正酸中毒，有利于纠正休克及电解质紊乱。另外，尽快行中心静脉压测定，以了解血容量的情况，调整液体输入量，同时可抽血监测有关 DIC 的化验诊断指标，以及了解有无羊水有形成分。一般以颈内静脉下端穿刺插管较好。

（三）防治弥散性血管内凝血（DIC）

妊娠时母血呈高凝状态，羊水中含多量促凝物质，进入母血后易在血管内产生大量的微血栓，消耗大量凝血因子及纤维蛋白原，发生DIC时，由于大量凝血物质消耗和纤溶系统激活，产妇血液系统由高凝状态迅速转变为纤溶亢进，血液不凝固，极易发生严重产后出血及失血性休克。改善微循环的灌流量是防治DIC的先决条件。适当补充复方乳酸钠液、全血和中分子右旋糖酐液（低分子右旋糖酐虽然扩容疏通微循环效果好，但有诱发出血倾向），增加血容量，解除小动脉痉挛，降低血液黏稠度，促使凝聚的血小板、红细胞疏散。肝素是常用而有效的抗凝剂，但对已形成的微血栓无效。国内外一致主张，羊水栓塞患者尽快应用肝素，于症状发作后10分钟内应用效果最好。并经文献统计，羊水栓塞DIC及时应用肝素增高存活率。另外，在消耗性低凝血期补充凝血因子，如输新鲜血和新鲜冰冻血浆、纤维蛋白原（当DIC出血不止，纤维蛋白原下降至 1 ~ 1.25 g/L 时）、血小板（血小板降至 50×10^9/L，出血明显加剧时）等，除补充血容量，还能补充DIC时消耗的多种凝血因子，并可在肝素化的基础上使用抗纤溶药物。

（四）防治急性肾衰竭

由于休克和DIC，肾血液灌注量减少，肾脏微血管缺血，导致急性肾小管坏死，出现肾功能障碍和衰竭。羊水栓塞的患者经过积极抢救，度过肺动脉高压、右心衰竭、凝血功能障碍等危险期后，常会进入肾衰少尿期。如休克期后血压已上升、血容量已补足，尿量仍少于 400 mL/d 或 30 mL/h，应使用利尿剂。若用药后尿量仍不增加，表示肾功能不全或衰竭，应按肾衰治疗原则处理，及早行血液透析。羊水栓塞患者往往出现尿毒症，故在一开始抢救过程中就应随时记录尿量，为后阶段治疗提供依据，争取最后抢救成功。

羊水栓塞患者，原则上应先改善母体呼吸循环功能，纠正凝血功能障碍。待病情稳定后，立即终止妊娠。否则，病因不除，病情仍有恶化可能。另外，羊水栓塞患者，由于休克、出血、组织缺氧等，使患者机体免疫力迅速下降，同时存在一定感染因素，故应正确使用抗生素（对肾功能无影响的药物，如青霉素、头孢霉素类等），以预防肺部以及宫腔感染。

四、治疗方案

一旦出现羊水栓塞的临床表现，应立刻抢救，抗过敏、纠正呼吸循环功能衰竭和改善低氧血症、抗休克、防止DIC和肾衰竭发生。

（一）抗过敏，解除肺动脉高压，改善低氧血症

1. 供氧

保持呼吸道通畅，立即行面罩给氧，或气管插管正压给氧，必要时行气管切开；保证供氧以改善肺泡毛细血管缺氧状况，预防及减轻肺水肿；改善心、脑、肾等重要脏器的缺氧状况。

2. 抗过敏

在改善缺氧同时，尽快给予大剂量肾上腺糖皮质激素抗过敏、解痉，稳定溶酶体，保护细胞。氢化可的松 100 ~ 200 mg 加于 5% ~ 10% 葡萄糖液 50 ~ 100 mL 快速静脉滴注，再用 300 ~ 800 mg 加于 5% 葡萄糖液 250 ~ 500 mL 静脉滴注，日量可达 500 ~ 1 000 mg；或地塞米松 20 mg 加于 25% 葡萄糖液静脉推注后，再加 20 mg 于 5% ~ 10% 葡萄糖液中静脉滴注。

3. 缓解肺动脉高压

解痉药物能改善肺血流灌注，预防右心衰竭所致的呼吸循环衰竭。①盐酸罂粟碱：为首选药物，30 ~ 90 mg 加于 10% ~ 25% 葡萄糖液 20 mL 缓慢静脉推注，日量不超过 300 mg。可松弛平滑肌，扩张冠状动脉、肺和脑小动脉，降低小血管阻力，与阿托品同时应用效果更佳。②阿托品：1 mg 加于 10% ~ 25% 葡萄糖液 10 mL，每 15 ~ 30 分钟静脉推注1次，直至面色潮红、症状缓解为止。阿托品能阻断迷走神经反射所致的肺血管和支气管痉挛。心率 > 120 次/min 慎用。③氨茶碱：250 mg 加于 25% 葡萄糖液 20 mL 缓慢推注。可松弛支气管平滑肌，解除肺血管痉挛，降低静脉压，减轻右心负荷，兴奋心肌，增加心搏出量。一般应用在肺动脉高压，心力衰竭、心率快以及支气管痉挛时。必要时可每

24小时重复使用1~2次。④酚妥拉明（phentolamine）：5~10 mg加于10%葡萄糖液100 mL中，以0.3 mg/min速度静脉滴注。为α-肾上腺素能抑制剂，能解除肺血管痉挛，降低肺动脉阻力，消除肺动脉高压。

（二）抗休克

1. 补充血容量

扩容常用低分子右旋糖酐-40 500 mL静脉滴注，日量不超过1 000 mL；并应补充新鲜血液和血浆。抢救过程中应测定中心静脉压（central venous pressure，CVP），了解心脏负荷状况，指导输液量及速度，并可抽取血液检查羊水有形成分。

2. 升压药物

多巴胺10~20 mg加于10%葡萄糖液250 mL静脉滴注；间羟胺20~80 mg加于5%葡萄糖液静脉滴注，根据血压调整速度，通常滴速为20~30滴/min。

3. 纠正酸中毒

应作血氧分析及血清电解质测定。发现有酸中毒时，用5%碳酸氢钠液250 mL静脉滴注，并及时纠正电解质紊乱。

4. 纠正心衰

常用毛花苷C 0.2~0.4 mg加于10%葡萄糖液20 mL静脉缓注；或毒毛花苷K 0.125~0.25 mg同法静脉缓注，必要时4~6小时重复用药。也可用辅酶A、三磷腺苷（ATP）和细胞色素C等营养心肌药物。

（三）防治DIC

1. 肝素

羊水栓塞初期血液呈高凝状态时短期内使用。肝素25~50 mg（1 mg =125 U）加于0.9%氯化钠注射液或5%葡萄糖液100 mL静脉滴注1小时；4~6小时后再将50 mg加于5%葡萄糖液250 mL缓慢滴注。用药过程中应将凝血时间控制在20~25分钟。肝素24小时总量可达100~200 mg。肝素过量（凝血时间超过30分钟）有出血倾向（伤口渗血、产后出血、血肿或颅内出血）时，可用鱼精蛋白对抗，1 mg鱼精蛋白对抗肝素100 U。

2. 补充凝血因子

应及时输新鲜血或血浆、纤维蛋白原等。

3. 抗纤溶药物

纤溶亢进时，用氨基己酸（4~6 g）、氨甲苯酸（0.1~0.3 g）、氨甲环酸（0.5~1.0 g）加于0.9%氯化钠注射液或5%葡萄糖液100 mL静脉滴注，抑制纤溶激活酶，使纤溶酶原不被激活，从而抑制纤维蛋白的溶解。补充纤维蛋白原2~4 g/次，使血纤维蛋白原浓度达1.5 g/L为好。

（四）预防肾衰竭

羊水栓塞发病第三阶段为肾衰竭阶段，注意尿量。当血容量补足后，若仍少尿应选用呋塞米20~40 mg静脉注射，或20%甘露醇250 mL快速静脉滴注（10 mL/min），依他尼酸钠50~100 mg静脉滴注，扩张肾小球动脉（有心衰时慎用）预防肾衰，并应检测血电解质。

（五）预防感染

应选用肾毒性小的广谱抗生素预防感染。

（六）产科处理

（1）若在第一产程发病，产妇血压脉搏控制平稳后，胎儿不能立即娩出，则应行剖宫产术终止妊娠去除病因。

（2）若在第二产程发病，则可及时产钳助产娩出胎儿。

（3）若产后出现大量子宫出血，经积极处理仍不能止血者，应在输新鲜血及应用止血药物前提下行子宫切除术。手术本身虽可加重休克，但切除子宫后，可减少胎盘剥离面开放的血窦出血，且可阻断羊水及其有形物质进入母体血液循环，控制病情继续恶化，对抢救与治疗患者来说均为有利措施。

（4）关于子宫收缩制剂的应用：羊水栓塞产妇处于休克状态下，肌肉松弛，对药物反应性差。无论缩宫素还是麦角新碱等宫缩制剂的使用都会收效甚微，而且还可能将子宫开放血窦中的羊水及其有形物质再次挤入母体血液循环，从而加重病情。因此，应针对患者具体情况及用药反应程度，权衡利弊，果断决定是否应用子宫收缩制剂。切勿因拖延观察时间而耽误有利的抢救时机。

第五节 子宫破裂

一、疾病概述

子宫破裂（rupture of uterus）是指在分娩期或妊娠晚期子宫体部或子宫下段发生破裂。若未及时诊治可导致胎儿及产妇死亡，是产科的严重并发症。国外报道其发生率为0.005%～0.08%。梗阻性难产是引起子宫破裂最常见的原因。骨盆狭窄、头盆不称、软产道阻塞（发育畸形、瘢痕或肿瘤所致）、胎位异常（肩先露、额先露）、巨大胎儿、胎儿畸形（脑积水、连体儿）等，均可因胎先露下降受阻，为克服阻力子宫强烈收缩，使子宫下段过分伸展变薄发生子宫破裂。其次，剖宫产或子宫肌瘤剔除术后的瘢痕子宫，于妊娠晚期或分娩期宫腔内压力增高可使瘢痕破裂，前次手术后伴感染及切口愈合不良者再次妊娠，发生子宫破裂的危险性更大。另外，子宫收缩药物使用不当，尤其用于高龄、多产、子宫畸形或发育不良、有多次刮宫及宫腔严重感染史等的孕妇，更易发生子宫破裂；宫颈口未全时行产钳或臀牵引术，暴力可造成宫颈及子宫下段撕裂伤；有时毁胎术、穿颅术可因器械、胎儿骨片损伤子宫导致破裂；肩先露无麻醉下行内转胎位术或强行剥离植入性胎盘或严重粘连胎盘，均可引起子宫破裂。子宫破裂按发生原因，分为自然破裂及损伤性破裂；按其破裂部位，分为子宫体部破裂和子宫下段破裂；按其破裂程度，分为完全性破裂和不完全性破裂。

二、诊断

子宫破裂多发生于分娩期，通常是个渐进发展的过程，多数可分为先兆子宫破裂和子宫破裂两个阶段。

（一）先兆子宫破裂

常见于产程长、有梗阻性难产因素的产妇。表现为：①子宫呈强直性或痉挛性过强收缩，产妇烦躁不安，呼吸、心率加快，下腹剧痛难忍，出现少量阴道流血。②因胎先露部下降受阻，子宫收缩过强，子宫体部肌肉增厚变短，子宫下段肌肉变薄拉长，在两者间形成环状凹陷，称为病理缩复环（pathologic retraction ring）。可见该环逐渐上升达脐平或脐上，压痛明显。③膀胱受压充血，出现排尿困难及血尿。④因宫缩过强、过频，胎儿触诊不清，胎心率加快或减慢或听不清。子宫病理缩复环形成、下腹部压痛、胎心率异常和血尿，是先兆子宫破裂四大主要表现。

（二）子宫破裂

1. 不完全性子宫破裂

子宫肌层部分或全层破裂，但浆膜层完整，宫腔与腹腔不相通，胎儿及其附属物仍在宫腔内，称为不完全性子宫破裂。多见于子宫下段剖宫产切口瘢痕破裂，常缺乏先兆破裂症状，仅在不全破裂处有明显压痛、腹痛等症状，体征也不明显。若破裂口累及两侧子宫血管可导致急性大出血或形成阔韧带内血肿，查体可在子宫一侧扪及逐渐增大且有压痛的包块，多有胎心率异常。

2. 完全性子宫破裂

子宫肌壁全层破裂，宫腔与腹腔相通，称为完全性子宫破裂。继先兆子宫破裂症状后，产妇突感下腹撕裂样剧痛，子宫收缩骤然停止。腹痛稍缓和后，因羊水、血液进入腹腔，又出现全腹持续性疼痛，伴有面色苍白、呼吸急促、脉搏细数、血压下降等休克征象。破裂口出血流入腹腔出现内出血。全腹压痛、反跳痛，腹壁下可清楚扪及胎体，子宫位于侧方，胎心胎动消失。阴道检查：阴道有鲜血流出，胎先露部升高，开大的宫颈口缩小，部分产妇可扪及宫颈及子宫下段裂口。子宫体部瘢痕破裂多为完全性子宫破裂，多无先兆破裂典型症状。

根据以上典型子宫破裂病史、症状、体征，容易诊断。子宫切口瘢痕破裂，症状体征不明显，诊断有一定困难。根据前次剖宫产手术史、子宫下段压痛、胎心改变、阴道流血，检查胎先露部上升，宫颈口缩小，或触及子宫下段破口等均可确诊。B型超声检查能协助确定破口部位及胎儿与子宫的关系。

但也有例外，有些病例可以毫无症状及临床体征。某些患者子宫破裂则因胎儿填塞裂口，压迫致出血不多，则无临床症状，在开腹手术时才获得诊断。值得一提的是，还有一类毫无临床症状的妊娠期子宫破裂，多发生在剖宫产术后瘢痕子宫妊娠者，称为妊娠期子宫"静止"破裂。临床表现为"开窗式"，尤其当破口未波及血管时，无明显症状和体征。分娩者多在宫缩当时发生，可用超声波诊断。

另外，临床上，子宫破裂常需与以下疾病相鉴别。

（1）胎盘早剥：起病急、剧烈腹痛、胎心变化、内出血休克等表现，可与先兆子宫破裂混淆，但常有妊娠期高血压疾病史或外伤史，子宫呈硬板状，无病理缩复环，胎位不清；B型超声检查常有胎盘后血肿。

（2）难产并发腹腔感染：有产程长、多次阴道检查史，腹痛及腹膜炎体征，容易与子宫破裂混淆；阴道检查胎先露部无上升，宫颈口无回缩；查体及B型超声检查，发现胎儿位于宫腔内，子宫无缩小；患者常有体温升高和血白细胞计数增多。

三、治疗纵观

子宫破裂多发生于子宫曾经手术或有过损伤的产妇以及难产、高龄多产妇。治疗应根据破裂的不同原因，采取相应的抢救措施。

（一）瘢痕子宫破裂

以往行剖宫产术、子宫穿孔后子宫修补术、肌瘤剔除术切口接近或达到内膜层，留下薄弱部分，或曾发生过妊娠子宫破裂者，若原瘢痕愈合不良，伴随妊娠月份增加，子宫逐渐增大，尤其到妊娠晚期或分娩期，子宫张力更大，承受不了子宫内压力增加，瘢痕裂开，自发破裂。此时，应在积极抢救休克、预防感染同时，行裂口缝合术。如产妇已有活婴，应同时行双侧输卵管结扎术。子宫体部肌层较厚，对于曾行剖宫产术、子宫穿孔后修补术或妊娠子宫破裂者，术后子宫复旧时出现收缩，切口的对合和愈合均不如子宫下段创口，故子宫体部切口瘢痕比下段瘢痕容易发生破裂，前者发生率是后者的数倍，且子宫体部瘢痕破裂多为完全破裂而子宫下段瘢痕多为不完全破裂。但无论子宫体或子宫下段瘢痕裂开，处理原则都是一样的。也有报道妊娠晚期瘢痕子宫隐性破裂的病历，患者为瘢痕子宫，孕足月，无产兆，产前B超发现子宫下段异常，考虑有隐性子宫破裂的可能，及时行剖宫产手术，术中见子宫下段原切口瘢痕处有裂口，结果得到证实。产程中的先兆子宫破裂尚可被发现，但妊娠晚期的隐性子宫破裂不易被发现。Gibbs描述子宫破裂的情况有开窗、裂开、破裂3种。临床上极易被忽略的是，子宫瘢痕已逐渐裂开，但因出血少，子宫浆膜尚保持完整，胎儿仍能在宫内存活。这些产妇如果继续妊娠，甚至临产以至阴道试产，不可避免地造成子宫完全破裂，给母婴生命造成严重威胁。子宫隐性破裂的外因是妊娠晚期子宫腔张力逐渐增大，内因可能与以下几点有关：①上次手术切口愈合不良，至妊娠晚期下段形成时，原手术瘢痕限制了子宫下段的形成，造成子宫切口瘢痕裂开。②胎动、羊水流动，造成宫壁的压力不均匀。③妊娠晚期子宫自发性收缩，使手术瘢痕发生解剖学上的病理变化。由于瘢痕子宫隐性破裂诊断十分困难，应对瘢痕妊娠晚期进行常规的B超检查，认真地探查子宫瘢痕处。若发现子宫下段厚薄不均，或手术瘢痕处出现缺陷，子宫下段局部失去原有的肌纤维结构，或羊膜囊自菲薄的子宫下段向母体腹部膀胱方向膨出，应考虑先兆子宫破裂的可能。因此，凡有剖宫产史的产妇均应于预产期前2~3周入院，详细了解上次手术、术中、术后情况，并行产前B超检查。结合此次B超检查报告，对伤口愈合情况进行综合判断，决定分娩方式及时间。子宫切口瘢痕愈合好坏是剖宫产后阴道试产的先决条件。

（二）无瘢痕子宫破裂

可分为自然破裂和损伤性破裂。

1. 自然破裂

梗阻性难产为自然破裂最常见和最主要的原因，尤其好发于子宫肌壁有病理性改变，如畸形子宫肌层发育不良，或曾经多次分娩、多次刮宫甚至子宫穿孔史，以及人工剥离胎盘史等。当出现头盆不称、胎位异常，如忽略性横位、骨盆狭窄、胎儿畸形如脑积水等情况时，胎儿先露下降受阻，造成梗阻性难产。为克服阻力，子宫体部肌层强烈收缩，宫体变厚、缩短；子宫下段肌层则被过度牵拉、变薄、伸展，受阻的胎儿先露随将子宫下段薄弱处撑破。裂口为纵行或斜纵行，多位于前壁右侧，亦可延伸至宫体部和宫颈口、阴道甚至撕裂膀胱。遇此情况，应考虑行子宫全切术，开腹探查时，除注意子宫破裂的部位外，还应仔细检查宫颈、阴道以及膀胱、输尿管，同时行邻近损伤脏器修补术。

2. 损伤性子宫破裂

主要是由于分娩时手术创伤或分娩前子宫收缩剂使用不当引起。不适当和粗暴地实行各种阴道助产术，如臀牵引手术手法粗暴；忽略性横位行内倒转术、断头术、毁胎术等手术操作不慎；人工剥离胎盘；暴力或不妥当的人工加压子宫底助产，促使胎儿娩出同时，致使子宫破裂。宫口未开全时行臀牵引助产或产钳助产，以及困难产钳，均可造成宫颈裂伤，甚至延伸至子宫下段造成子宫破裂。根据损伤情况不同，针对性给予处理：破裂口较大，有感染可能或撕裂不整齐者，考虑行子宫次全切除术；损伤不仅在下段，且自下段延及宫颈口，应行子宫全切术；个别产程长、感染严重的病例，应尽量缩短手术时间，为抢救产妇生命，手术宜尽量简单、迅速，达到止血目的。是做次全子宫切除术，还是全子宫切除，或者仅行裂口缝合术加双侧输卵管结扎术，需视具体情况而定。同时术前、术后应用大剂量抗生素防治感染。

使用缩宫素引产或催产，适应证为胎位正常，头盆相称。若子宫收缩剂使用不当，如分娩前肌注缩宫素，无适应证、无监护条件下静脉滴注缩宫素，或前列腺素阴道栓剂、麦角制剂等用法用量不正确，均可引发强烈子宫收缩，导致子宫破裂。特别是高龄、多产和子宫本身存在薄弱点者，更容易发生子宫破裂。由于孕妇个体对缩宫素敏感程度不同，有的即便按照原则使用缩宫素，也可能出现强直性宫缩。因此，应采取稀释后静脉滴注缩宫素，同时专人负责观察产程进展情况，随时调整滴速，使产生近乎生理性的有效宫缩。

一旦出现异常宫缩，如宫缩过强、过频、持续时间过长或宫缩强度基线过高等，应立即停止使用缩宫素，或紧急使用宫缩抑制剂舒张子宫。据报道，海索那林（hexoprenaline）等β肾上腺素受体激动剂能有效地抑制宫缩，但有显著的不良反应，包括心动过速、心悸、高血压等。

阿托西班（atosiban）是新开发的宫缩抑制剂，能与缩宫素竞争性结合子宫平滑肌上缩宫素受体而无缩宫素活性，不良反应轻微。

此外，偶见植入性胎盘穿透子宫浆膜层造成子宫破裂。若子宫破裂已发生休克，尽可能就地抢救，以避免因搬运而加重休克与出血。如必须转院，也应在大量输液、抗休克、输血以及腹部包扎后再行转运。2006年浙江省立同德医院曾报道一例孕中期前置胎盘伴胎盘植入导致子宫破裂、出血性休克、DIC、败血症抢救成功案例。其经验概括为：①救治及时，患者从入院到手术仅用了20分钟。②及时深静脉置管至关重要，使患者在最短时间内补充血容量，避免了重要脏器的缺血缺氧及再灌注损伤，进而避免了MODS的发生。③及时补充血容量及凝血因子，保证了有效血容量的维持，改善了组织细胞的缺血缺氧，并且随着自身凝血功能的代偿，DIC渐渐得到控制。④相关科室密切配合，使患者得到全方位抢救。

四、治疗方案

（一）先兆子宫破裂

应立即抑制子宫收缩：肌注哌替啶100 mg，或静脉全身麻醉。立即行剖宫产术。

（二）子宫破裂

在输液、输血、吸氧和抢救休克的同时，无论胎儿是否存活均应尽快手术治疗。

（1）子宫破口整齐、距破裂时间短、无明显感染者，或患者全身状况差不能承受大手术，可行破口修补术。子宫破口大、不整齐、有明显感染者，应行子宫次全切除术。破口大、撕伤超过宫颈者，应行子宫全切除术。

（2）手术前、后给予大量广谱抗生素控制感染。

（三）特殊子宫破裂

即妊娠期子宫"静止"破裂。

（1）疑有先兆子宫破裂时，应尽量避免震动，转送前注射吗啡，在腹部两侧放置沙袋，以减少张力，同时有医护人员护送。

（2）在家中时基层发生子宫破裂，应在检查无小肠滑入宫腔内后，谨慎用纱布行宫腔填塞。若技术条件和经验受限，在填塞纱布时，一定要注意不宜盲目实施，可考虑用腹部加压沙袋包裹腹带，适当应用吗啡，边纠正休克边转送。

严重休克者应尽可能就地抢救，若必须转院，应输血、输液、包扎腹部后方可转送。发生 DIC 患者，应按 DIC 的抢救措施处理（详见羊水栓塞节）。

（四）预防

究其子宫破裂的潜在根源，基本上都包含有人为因素存在，如瘢痕子宫破裂的手术史，损伤性子宫破裂的手术创伤或分娩前子宫收缩剂使用不当，自然破裂中的多次分娩、刮宫甚至子宫穿孔史，人工剥离胎盘史等，极少数患者因子宫先天发育不良而引发。因此，规范手术操作和治疗，减少子宫破裂发生隐患。同时，严密观察产程，及时发现和处理可能发生的危险，提高产科质量，绝大多数子宫破裂可以避免发生。

1. 做好计划生育工作

避免多次人工流产，节制生育、减少多产。

2. 做好围生期保健工作

认真做好产前检查，有瘢痕子宫、产道异常等高危因素者，应提前 1~2 周入院待产。

3. 提高产科诊治质量

（1）正确处理产程：严密观察产程进展，警惕并尽早发现先兆子宫破裂征象并及时处理。

（2）严格掌握缩宫剂应用指征：诊为头盆不称、胎儿过大、胎位异常或曾行子宫手术者产前均禁用；应用缩宫素引产时，应有专人守护或监护，按规定稀释为小剂量静脉缓慢滴注，严防发生过强宫缩；应用前列腺素制剂引产应慎重。

（3）正确掌握产科手术助产的指征及操作常规：阴道助产术后应仔细检查宫颈及宫腔，及时发现损伤给予修补。

（4）正确掌握剖宫产指征：包括第 1 次剖宫产时，必须严格掌握手术适应证。因瘢痕子宫破裂占子宫破裂的比例越来越高，术式尽可能采取子宫下段横切口式。有过剖宫产史的产妇试产时间不应超过 12 小时，并加强产程监护，及时发现先兆子宫破裂征象转行剖宫产术结束分娩。对前次剖宫产指征为骨盆狭窄、术式为子宫体部切口、术式为子宫下段切口有切口撕裂、术后感染愈合不良、已有两次剖宫产史者均应行剖宫产终止妊娠。

第六节 脐带脱垂

一、概述

胎膜未破时脐带位于胎先露部前方或一侧，称为脐带先露（presentation of umbilical cord）或隐性脐带脱垂。胎膜破裂脐带脱出于宫颈口外，降至阴道内甚至露于外阴部，称为脐带脱垂（prolapse of umbilical cord）。多发生在胎先露部尚未衔接时，如头盆不称、胎头入盆困难，或臀先露、肩先露、枕后位及复合先露等胎位异常时，因胎先露与骨盆之间有空隙脐带易于滑脱。另外，胎儿过小、羊水过多、脐带过长、脐带附着异常以及低置胎盘等均是脐带脱垂的好发因素。脐带是连接母体与胎儿之间的桥梁，一端连于胎儿腹壁脐轮，另一端与胎盘胎儿面相连。它由两条脐动脉和一条位于脐带中央的官腔较大脐静脉组成，血管周围为华通胶，是胎儿与母体进行气体交换、营养物质和代谢产物交换的重要通道。一旦发生脐带脱垂，不但增加剖宫产率，更主要对胎儿影响极大；发生在胎先露部尚未衔接、胎膜未破时的脐带先露，因宫缩时胎先露部下降，一过性压迫脐带导致胎心率异常，久之，可引起胎儿宫内缺氧；胎先露部已衔接、胎膜已破者，脐带受压于胎先露部与骨盆之间，快速引起胎儿缺氧，甚至胎心完全消失，其中，以头先露最严重，肩先露最轻。若脐带血液循环阻断超过 7~8 分钟，则胎死宫内。

（一）胎心听诊监测

临产后听胎心，耻骨联合上有明显的杂音，脐带杂音是提示脐带血流受阻的最早标志，但非唯一体征。胎膜未破，于胎动、宫缩后胎心率突然变慢，改变体位、上推胎先露部及抬高臀部后迅速恢复者，应考虑有脐带先露的可能。无论自然破膜或人工破膜后，胎心突然减慢，可能发生了脐带脱垂。在第二产程时胎先露下降幅度最大，也是引发脐带受压的危险期，更应密切观察胎心变化，一旦出现胎心快慢节律不均或宫缩后胎心持续减速等异常，均应及时考虑脐带因素致胎儿窘迫的潜在危险存在。而此时胎心听诊仍是最简单实用、及时有效、可靠且经济的一种监测手段。

（二）胎心电子监测

胎心电子监测是近十多年来临床应用最多的监测脐带因素致胎儿窘迫的方法，以其能够实时反映脐带受压时胎心的瞬时变化为特征，且反应灵敏。在持续监护过程中，如果频繁出现胎心变异减速，且胎心率基线变异小，但减速持续时间短暂且恢复快，氧气吸入无明显改善，改变体位后有好转，提示脐带受压，可能有隐性脐带脱垂；若破膜后突然出现重度减速（胎心常低于 70 次/min），考虑脐带脱垂发生，胎心宫缩监护（CST 或 OCT）监测，宫缩时脐带受压引起的典型可变减速（VD）波形特点：先是脐静脉受压使胎儿血容量减少，通过压力感受器调节使胎心在减速前可有一短暂加速，随后当脐动脉受压，通过压力及化学感受器双重调节产生胎心减速；当脐带压力缓解时，又是脐静脉梗阻解除滞后于脐动脉，产生一个恢复胎心基线率前的又一次胎心加速；重度 VD 胎心减速最低可 ≤ 70 次/min，持续 ≥ 60 秒。其他不典型的 VD 可表现为减速与宫缩无固定联系，变异波形不定可表现为 W 型、K 型、U 型等，可发生延长减速（超过 60~90 秒，但 < 15 分钟的减速）或心动过缓（> 15 分钟的减速）。合并晚期减速，多提示胎儿预后危急。但使脐带受压的因素很多，应动态监测并密切结合临床，综合判断。

（三）阴道检查

适用于产程中胎心突然减慢或不规则及肛门指诊可疑脐带脱垂时，及时改行阴道检查若触及前羊水囊内或宫颈外口处有搏动条索状物即可确诊。但无搏动时也不能完全排除脐带血肿、囊肿脱垂甚至脐带脱垂后完全受压、血流中断或已胎死宫内的可能，需进一步结合胎心等其他临床检查诊断，包括产后脐带检查。

（四）超声检查

B 超诊断对脐带异常很有意义，彩色多普勒或阴道探头检查更为清楚。脐带先露者，脐带位于胎头与宫颈内口之间的羊水暗区内，B 超容易诊断，且部分病例经产科采取干预措施脐带位置可恢复正常。而隐性脐带脱垂者因脐带周围无足够的羊水衬托，B 超诊断相对困难，且须与脐带绕颈鉴别。前者脐带回声位于胎儿耳部及以上水平，呈团状多条索样回声；后者则可于胎儿颈项部见到脐带横断面，呈圆形低回声，中间可见"="样强回声，转动探头可见到脐带长轴断面，仔细观察，可以鉴别。而显性脐带脱垂则多为破水后脐带娩出于宫颈或阴道外，超声诊断意义不大。

二、治疗纵观

脐带是维系胎儿生命的重要通道。胎儿心脏每一次搏动将含氧较低、二氧化碳较高的血液经脐动脉输向胎盘，经过绒毛的毛细血管，与绒毛间隙的母血根据血氧及二氧化碳的浓度梯度差进行氧及二氧化碳的交换，交换后，将含氧较高、二氧化碳较低的血经脐静脉回输给胎儿；当然，此中还兼有输送各种胎儿所赖以生存的各种营养成分和经代谢之后需要排出的产物。因此，一旦脐带脱垂，血运受阻，将造成胎儿的急性缺氧，以致死亡。故解除脐带受压，恢复血液循环是处理脐带脱垂的关键。因脐带受压血流量减少，反射性刺激迷走神经，使胎心率减慢，终至胎儿死亡。为改善脐血流量，可以采取头低臀高位，检查者用手指经宫颈将胎先露上推，并将脱出的脐带轻轻托于阴道内，以消除脐带受压，同时应用宫缩抑制剂。有人曾用地西泮 10 mg 静脉推注，国外也有学者用 500～700 mL 生理盐水灌注膀胱，使充盈的膀胱向上推移胎头，减少对脐带的压迫，同时持续给氧，将已脱出阴道外的脐带轻柔送入阴道内，避免脐带受外界冷空气刺激，引起脐血管痉挛及迷走神经兴奋所致的循环障碍，再用37℃左右生理盐水浸泡的温湿棉垫放入阴道下 1/3 处，以防脐带再度脱出。经上述处理后要根据胎儿情况、宫口开大的程度及胎先露高低确定分娩方式：①宫口已开全，胎儿存活且先露较低者，应立即行阴道助产结束分娩。②不具备阴道分娩条件者，应立即在局麻下就地（待产室或产房）行剖宫手术。③如果胎儿小、不足月或胎心音消失，估计不能存活时，可等待宫口开全后自然分娩或酌情行毁胎术。也有臀位，脐带脱垂，因先露较低，宫口开大约 8 cm，而行宫颈口扩张并加用 2% 丁卡因棉球浸润宫颈，5 分钟后宫口开全，行会阴侧切＋臀牵引术结束分娩而抢救成功的案例。目前不主张脐带还纳术，是因为脐带有一条较粗的静脉及两条旋绕在其外侧的动脉，因脐动脉是由内环层平滑肌、内纵层平滑肌、大盘旋平滑肌及小盘旋平滑肌组成，其中内纵层平滑肌对不同浓度的肾上腺素、去甲肾上腺素、乙酰胆碱等物质的反应不敏感，但对机械刺激可发生明显收缩，甚至使血管完全关闭。

脐带脱垂发生率为 0.4%～10%，大部分由于胎位异常造成，其中臀位高于头位发生率，足先露高于单臀和混合臀位。86.43% 的脐带脱垂发生于第一产程活跃期及第二产程。因此，如发现胎心突然变化，耻骨联合上方听到脐带杂音，即行阴道检查。产程中除脐带脱垂高危因素外，若不能排除隐性脐带脱垂或脐带先露者，绝对不能人工破膜；胎膜已破，先露未入盆，绝对卧床休息，抬高床尾，不能下蹲小便。而且，产程中严密监护胎心音，一旦发生胎心音改变，寻找原因要快、稳、准，争取产房就地立即剖宫产挽救胎儿生命。同时，加强医护人员责任心，不断提高业务技术水平，力争做到有发生立即抢救，有抢救就成功。脐带隐性脱垂致脐带受压超过 30 分钟，将发展成脑瘫，对新生儿危害极大。在隐性脐带脱垂中首要征象为胎儿窘迫，脐带隐性脱垂的处理，关键在于早期发现，及时处理。一旦考虑到本病，除给氧、静推三联等外，必须立即停用催产素，改变体位或上推先露部，以缓解对脐带的压迫，使用得当可立即见效。胎心极慢，上述效果不显时，尚可用哌甲酯 20 mg 加入 5% 葡萄糖 500 mL 静滴。如估计阴道助产能立即娩出者，可不必等待胎心好转。宫口开全、先露较低，可负压吸引助产。如胎心不好，短期内不能经阴道分娩，应尽快行剖宫产术。剖宫产时一般可取平卧位，如平卧后胎心再度减慢，可恢复改善时的体位姿势手术。足位隐性脐带脱垂一旦临产宜尽快行剖宫产术。脐带隐性脱垂的重要诱因是产科操作。破膜前应充分注意是否存在脱垂原因，可降低其发生率。有资料显示，胎先露在坐骨棘 0.5 cm 以上者几乎为坐骨棘 0.5 cm 以下的 3 倍（23/8），LOA 位的发生率（0.77%）为 ROA 位（0.46%）的 1.7 倍。提示先露在坐骨棘 0.5 cm 以上、LOA 位为高危因素，此外前羊水囊较充盈者，无论是自然破膜还是人工破膜均易导致脐带隐性脱垂。故先露在坐骨棘上 0.5 cm 以上、前羊水较充盈、尤为 LOA 位者，破膜时应慎重，宜使羊水缓慢流出，避免发生脐带隐性脱垂。

在一些边远落后地区，无条件手术时或产妇和家属不同意剖宫产时，可行改良脐带还纳术。改良脐带还纳器的制作：①采用 18 号一次性塑料导尿管取代传统脐带还纳术中的肛管，把导尿管剪至子宫探针的长度，可将导尿管侧孔适当扩大到足以通过粗棉绳。②子宫探针。③粗棉绳取代传统脐带还纳术中棉纱条。操作方法：取胸膝卧位或骨盆臀高位，脐带脱垂处取高位，用粗棉线在脐带脱垂的远端套系成一个约 5 cm 直径的棉线环，探针穿入尿管至侧孔处，把棉线环套入探针后，将探针顶在导尿管顶端。稍推开先露，在一手食指和中指的引导下，将导尿管送入宫腔，至宫口无脐带，并保证脐带不受胎先露挤压，争取在宫缩间歇时完成。待胎心恢复，取出探针，其余部分暂保留于宫腔，助手下推宫底，促使先露下降堵塞宫口，以免脐带再度脱垂，当经阴道或剖宫产娩出胎儿后取出导尿管。此法较以往脐带还纳术成功率高，可将脐带送到有效深度，将变形的塑料导尿管及棉线保留在宫腔，既不妨碍先露下降，又不会因肛管过粗留置后造成空隙过大而引起脐带再度脱垂，同时又可避免取导尿管造成脐带再次脱垂和不必要的操作导致延误抢救时机。操作中应注意以下几点：①采取适当的体位，以避免脐带在操作中受压。②可将脱出阴道内的脐带稍向外拉，使脱出脐带的远端近阴道口处，以方便操作，可缩短操作时间。③操作时可在多普勒或 B 超监护下进行。④一旦还纳成功，应尽早剖宫产。

三、治疗方案

根据 Lista 等的统计，与产科干预有关的脐带脱垂情况有所增加，可达 40% 左右。产科的干预包括：①人工破膜，尤其是先露高浮的情况下。②水囊等引产。③外倒转术。④促宫颈成熟。⑤旋转胎头。⑥羊水灌注。⑦胎儿头皮电吸的应用等。

虽脐带脱垂很大部分与产科的干预措施有关，但正确的产科干预措施并不增加脐带脱垂的发生率，故采取有效的预防措施及积极的处理是必要的。

（1）孕妇有高危因素如对胎位异常、先露高浮的孕妇提前 1～2 周入院，注意数胎动，嘱破膜后立即平卧；减少不必要的肛查与阴道检查；如多胎妊娠、臀位可适当放宽剖宫产指征。

（2）产程中加强监护，全程的胎心监护对有高危因素或经产科干预的孕妇是很有效的监测手段，它可以及时发现胎心异常，及时做阴道检查。胎心监护的可变减速是一个信号，可缩短诊断的时间。

（3）掌握人工破膜指征及方法：破膜前尽可能摒除脐带先露的存在，在宫缩间隙期行高位、小孔破膜。

（4）B 超发现隐性脐带脱垂，胎儿已成熟可行剖宫产。

（5）对有症状者酌情给以吸氧，静脉注射三联（50% 葡萄糖、维生素 C、尼可刹米）、5% 碳酸氢钠、阿托品、哌甲酯，提高胎儿缺氧的耐受能力。

（6）产程中隐性脐带脱垂而胎心尚存者：宫口开全、先露不高，可行阴道助产；臀位行臀牵引术；宫口开大 8 cm 以下且估计胎儿娩出后能存活者则尽快行剖宫产术。

（7）显性脐带脱垂，胎心尚存宫口开全、先露不高者，可行阴道助产；臀位行臀牵引术；宫口未开全的孕妇，取头低臀高位或胸膝卧位，由助手用手经阴道上推先露；吸氧；膀胱内注入 500～750 mL 等渗盐水；脱出阴道的脐带轻轻还纳入阴道，避免冷刺激。局麻下行剖宫产。关于脐带脱垂时对胎儿情况的判断，除了手摸脐带搏动、听诊器或超声多普勒听胎心外，有条件者还可用 B 超检查显示胎心率。有报道 2 例患者用前述方法已听不到胎心，而 B 超诊断胎心 50～80 次/min，剖宫产后胎儿存活。故胎心到底是多少次以上应该行剖宫产抢救胎儿，尚没有定论。应根据胎心率、胎儿的成熟度、孕妇的切盼程度以及产科的抢救能力来综合考虑。

（8）预防产后出血及感染：产后及时按摩子宫，促使其收缩，常规宫体注射缩宫素 20 U；检查胎盘是否完整、有无宫腔残留，软产道有无损伤及有无异常出血等情况，及时对症处理；分娩后保持会阴部清洁，聚维酮碘（碘附）每天 2 次，常规擦洗外阴，有会阴侧切口者，应嘱其取健侧卧位，并应用抗生素，防止恶露污染伤口引起感染。

（9）胎儿存活，宫口未开全又无剖宫产条件，可行脐带还纳术：术者手托脐带进入阴道，手指将先露向上推，助手腹部向上推胎体并要求产妇张口深呼吸，吸氧气同时，还纳脐带从近端开始单方向旋转，争取在宫缩间歇时迅速完成，脐带处于先露之上越高效果越好，待宫缩后将手慢慢退出，直至先露部固定，但还纳术有一定的困难，常边送边滑脱。另外，因脐带受刺激，脐血管收缩加重胎儿缺氧情况，常在还纳的过程中胎儿脐带搏动停止。可试行改良脐带还纳术。同时加强围生期保健，做好定期的产前检查，增强孕产妇自我保健意识，提高整个社会人群卫生保健素质，也是预防脐带脱垂、降低围产儿病死率的关键。

第十章 异常产褥

第一节 产褥感染

产褥感染（puerperal infection）是指分娩时及产褥期生殖道受病原体感染，引起局部或全身的炎性变化，发病率为1%～7.2%，是产妇死亡的四大原因之一。分娩24小时以后的10日内用口表每日测4次，体温有2次达到或超过38℃者，称产褥病率（puerperal morbidity）。两者的含义不同，造成产褥病率的原因以产褥感染为主，但也包括产后生殖道以外的其他感染与发热，如泌尿系感染、上呼吸道感染、乳腺炎等。

一、病因和发病机制

下列情况将增加产褥感染的发生机会，多因素的存在更增加危险性。

1. 一般诱因

女性生殖器官具有一定的防御功能，只有在局部或全身免疫功能低下、抗病力减弱时方可致病。产前贫血或营养不良未能纠正、产道损伤或术时失血较多、妊娠晚期性交等，都会造成产妇抵抗力下降和增加感染的机会，有利于细菌的侵入和繁殖。

2. 与分娩有关的诱因

（1）胎膜早破：胎膜完整对细菌的入侵起到部分屏障作用，破膜是引起阴道内病原菌上行感染的最常见原因，且感染与破膜的时间密切相关。据报道，破膜12～14小时引起羊膜、绒毛膜炎的发生率为6%，若多于24小时则上升至26%。

（2）产程延长：特别是滞产和多次肛查或阴道检查，增加了产褥感染的机会。

（3）安放宫内胎儿监护器：近年来使用胎儿宫内监护逐渐增多，可将阴道及宫颈的细菌直接带入宫腔。有报道采用宫内监护如超过8小时，子宫内感染的机会与时俱增，产褥病率可达71%。

（4）剖宫产：目前采用剖宫产的比例不断上升，但随手术而来的感染危险也不容忽视。剖宫产与经阴道分娩比较，产褥感染发病率以前者较高，其中子宫内膜炎发病率高于阴道分娩20倍，且感染也较严重。

（5）其他：阴道手术助产（如胎头吸引产、产钳术）、人工剥离胎盘、会阴切开或产道撕裂等情况，均增加了产褥感染机会。

3. 细菌种类

产褥感染多数为内源性细菌所致，且多为需氧菌和厌氧菌的混合感染。

1）需氧菌

需氧菌产褥感染多数为内源性细菌所致，且多为需氧菌和厌氧菌的混合感染。

（1）革兰氏阴性杆菌：以大肠杆菌最多见；是产后感染的主要致病菌，产生内毒素，引起菌血症时易发生感染性休克。

（2）革兰阳性菌：链球菌是常见的致病菌，包括A族、B族和D族链球菌，其中以β-溶血性链球菌的致病力最强，可产生多种外毒素和溶组织酶，使细菌侵袭、致病和毒力及播散能力增强，从而引起严重的感染。A型链球菌感染可引起流行，应视为特殊感染，需隔离治疗。近年来，在我国淋病双球菌感染也屡有发生。

2）厌氧菌

（1）厌氧性链球菌：是产褥感染常见的致病菌，这类细菌对青霉素、林可霉素、头孢菌素、氯霉素等多种抗生素均敏感。

（2）类杆菌属：常与厌氧性链球菌、大肠杆菌混合感染，是产褥感染的主要致病菌。当组织坏死缺氧时，细菌迅速繁殖并侵入周围组织导致感染，产生大量脓液，常形成局部脓肿。对青霉素、氯霉素、林可霉素、甲硝唑等敏感，但也容易产生耐药性。

在产后生殖道感染中，厌氧菌感染占70%，需氧菌感染约占30%。

3）支原体

为原核生物，其中解脲支原体、生殖道支原体和人型支原体主要寄居在泌尿生殖道，引起泌尿生殖系统感染和产褥期发热。支原体引起的感染较少见，但近年来明显增多。

4）沙眼衣原体

革兰氏染色阴性，是一种原核细胞型微生物。孕妇主要通过性交被感染，近年来也有上升趋势。

二、临床表现

1. 外阴、阴道、宫颈炎

会阴、阴道裂伤或会阴侧切伤口感染较常见，表现为局部红肿，有硬结及压痛，有时有脓液流出。阴道感染表现为黏膜充血、溃疡、脓性分泌物增多，严重者可形成瘢痕粘连，使阴道狭窄。子宫颈裂伤时，感染的病原体可向深部蔓延，侵入宫旁组织，成为盆腔感染的部分。

2. 子宫内膜炎及子宫肌炎

病原体多由胎盘剥离面侵入，然后扩散至整个子宫内膜及子宫肌层。轻型临床表现为产后3~4天起下腹疼痛，低热，子宫复旧缓慢、宫底压痛、恶露多。厌氧性链球菌与大肠杆菌引起的混合感染分泌物有恶臭味。重型多是由于产妇抵抗力弱或有胎盘残留，使病原体大量繁殖，感染迅速扩散至子宫深肌层及宫旁组织。临床出现全身严重症状，寒战、高热、头痛、心率快、子宫压痛明显、白细胞数明显增高，甚至出现休克。有时重型病人因子宫内膜局部反应不明显，恶露不多，易误诊。

3. 盆腔结缔组织炎、输卵管炎

病原体沿宫旁淋巴和血行到宫旁组织，同时炎症累及输卵管。临床表现为高热、寒战、单侧或双侧下腹痛及肛门坠胀感。妇科检查发现子宫旁一侧或双侧结缔组织增厚、触痛，有时形成炎性包块，包块与子宫紧密粘连、不活动、压痛，甚至可由宫旁达盆壁，形成所谓"冰冻骨盆"。

4. 急性盆腔腹膜炎及弥漫性腹膜炎

急性子宫内膜炎、子宫肌炎、盆腔结缔组织炎等均可发展形成盆腔腹膜炎，继而发展成弥漫性腹膜炎，出现全身中毒症状，如畏寒、高热、恶心、呕吐及腹胀。检查腹部有明显压痛、反跳痛或腹肌紧张。若渗出物化脓积聚在直肠子宫陷凹内，称盆腔脓肿，波及肠管、膀胱时，可出现腹泻、里急后重、排尿困难、肠粘连等。急性期治疗不彻底能发展成慢性盆腔炎而导致不孕。

5. 血栓性静脉炎

厌氧性链球和类杆菌是常见的致病菌，常见盆腔内血栓性静脉炎及下肢血栓性静脉炎两大类。前者来源于胎盘剥离面感染，又累及卵巢静脉、子宫静脉、髂内静脉。一般在产后1~2周后发病，呈弛张热型，寒战与高热交替，持续数周，不易与盆腔结缔组织炎相鉴别。而下肢血栓性静脉炎多发于盆腔静脉炎或周围结缔组织炎，病变多在股静脉、腘静脉及大隐静脉，受累静脉呈条索状、触痛，出现弛张热及全身症状；由于静脉回流受阻，致使下肢持续性疼痛、水肿、皮肤发白，习称"股白肿"。多在2~3周发病，病变轻、部位深而无明显阳性体征，彩色超声多普勒可以协助诊断。

6. 脓毒血症及败血症

当感染血栓脱落进入血循环可引起脓毒血症，出现肺、脑、肾脓肿或肺栓塞而致死。若细菌大量进入血循环并繁殖形成败血症，可危及生命。

三、实验室及其他检查

1. 血象

白细胞升高及核左移。

2. 细菌培养与药物敏感试验

抽取动脉血、子宫腔棉拭子标本及导尿进行细菌培养，准确性比较高，根据细菌种类及药敏试验结果选择抗生素治疗。

3. 其他

B型超声、彩色超声多普勒、CT、磁共振等检测手段对产褥感染形成的炎性包块、脓肿以及静脉血栓做出定位及定性诊断。

四、诊断

1. 详细询问病史及分娩经过

对产后发热者排除引起产褥病率的其他疾病。

2. 全身及局部检查

仔细检查腹部、盆腔及会阴伤口，确定感染的部位和严重程度。

3. 辅助检查

B型超声、彩色超声多普勒、CT、磁共振等检测手段，能够对感染形成的炎性包块、脓肿做出定位及定性诊断。检测血清C-反应蛋白（速率散射浊度法）> 8 mg/L，有助于早期诊断感染。

4. 确定病原体

病原体的鉴定对产褥感染诊断与治疗非常重要。方法有：病原体培养、分泌物涂片检查、病原体抗原和特异抗体检测。

五、鉴别诊断

主要与上呼吸道感染、急性乳腺炎、泌尿系统感染、血栓静脉炎相鉴别。

六、治疗

产褥感染的治疗，包括一般疗法、抗炎药物治疗、局部病灶处理、血栓性静脉炎的治疗、手术及中药治疗等。

1. 一般疗法

产妇取半卧位，有利于炎症局限于盆腔内和恶露的排出；饮食宜高营养、易消化的食物；鼓励病人多饮水，若不能进食则静脉补液，注意纠正水、电解质平衡紊乱；高热病人应行物理降温；重症病人应少量多次输新鲜血和人血白蛋白，以增强机体抵抗力。

2. 抗生素的应用

本病多为厌氧菌与需氧菌及衣原体引起的混合感染，宜联合用药，最好是根据细菌培养和药敏试验选用药品。

（1）青霉素：对革兰氏阳性球菌如链球菌、肺炎球菌、敏感的葡萄球菌的抗菌作用较强，对革兰氏阴性球菌及革兰氏阴性杆菌有抗菌作用，但容易产生耐药。

（2）头孢菌素类：第一代头孢菌素对革兰氏阳性球菌的抗菌作用强，对革兰阴性菌有一定的抗菌作用；第二代头孢菌素抗菌谱广，对革兰阴性菌的作用增强，但对革兰氏阳性菌的抗菌效能与第一代相近或稍低；第三代头孢菌素的抗菌谱及抗酶性能优于第二代头孢菌素，对革兰阴性菌的作用较第二代更强，可用于对第二代耐药的革兰氏阴性菌株。

（3）氨基糖苷类：抗菌谱为革兰氏阴性杆菌，继续哺乳的病人慎用。

（4）大环内酯类：敏感细菌主要为革兰氏阳性球菌及支原体、衣原体。

（5）甲硝唑：主要用于厌氧菌感染，如脆弱类杆菌、消化球菌、消化链球菌。本药通过乳汁排泄，哺乳的病人慎用。

（6）克林霉素及林可霉素：抗菌谱包括葡萄球菌、链球菌、肺炎球菌以及对青霉素耐药的脆弱类杆菌。

（7）四环素类：主要用于衣原体、支原体及立克次体的感染。

常用的抗生素配伍方案如下：

（1）青霉素与氨基糖苷类药物及甲硝唑联合：青霉素320万～960万U/d，分3～4次加入少量液体静脉滴注；阿米卡星（丁胺卡那霉素）200～400 mg/d，加入液体中静脉滴注，1次/d，疗程一般不超过10 d；甲硝唑注射液250 mL（metronidazole parenteral solution），静脉滴注，2次/d，继续哺乳的病人慎用。

（2）头孢菌素类与甲硝唑联合。第一代头孢菌素：头孢拉定（先锋Ⅵ号，cefradine）静脉滴注，2～4 g/d，分4次给予；头孢唑林钠（先锋Ⅴ号，cephazolin sodium）0.5～1 g/次，2～4次/d，静脉滴注。第二代头孢菌素类药物：头孢呋辛钠（西力欣，cefuroxime sodium），0.75～1.5 g/次，3次/d，肌内注射或静脉注射；头孢西丁钠（cefoxitin sodium）1～2 g/次，3～4次/日，此药除对革兰阴性菌作用较强外，对革兰氏阳性菌及厌氧菌（消化球菌、消化链球菌、脆弱类杆菌）均有效。第三代头孢菌素类药物：头孢噻肟钠（cefotaxime sodium）肌内注射或静脉注射，0.5～1 g/次，2～4次/日；头孢曲松钠（头孢三嗪或菌必治，ceftriaxone sodium）1 g，1次/日静脉注射，用于一般感染，若为严重感染，2 g/d，分2次给予；头孢哌酮钠（先锋必，cefoperazone sodium）2～4 g/d，分2次给予，重症可用6～12 g，分2～4次给予，静脉注射或静脉滴注。

（3）克林霉素或林可霉素与氨基糖苷类药物联合：如果经大剂量青霉素、头孢菌素治疗24～48小时，体温仍不下降，甚至上升，则要考虑致病菌为对青霉素、头孢菌素耐药的脆弱类杆菌，可选用林可霉素（cillimycin）、克林霉素（氯林可霉素，clindamycin）。克林霉素或林可霉素对多数革兰氏阳性菌及厌氧菌有效，与氨基糖苷类药物联合应用，无论从实验室或临床观察均获得良好疗效。

（4）含β-内酰胺酶抑制剂的抗生素与甲硝唑及青霉素联合：如阿莫西林-克拉维酸（安灭菌，augmentin），替卡西林-克拉维酸（特美汀，Timentin），氨卡西林钠-舒巴坦（凯德林）等。克拉维酸是β-内酰胺酶抑制剂，它与酶作用的底物竞争酶的活性部位，产生一系列不可逆反应，使酶失活，因此适用于因产酶而耐药的细菌感染，增加了与之联合的抗生素的抗菌谱和抗菌活性，可用于较重的产褥期感染。用法：安灭菌2.4 g，静滴，2或3次/日，特美汀3.2 g，静滴，2或3次/日，凯德林3.0 g，静滴2或3次/日，可同时配伍甲硝唑及青霉素。

（5）对青霉素和头孢菌素类过敏者：可选择大环内酯类或喹诺酮类药物。红霉素3.75～5 mg/kg，静滴，1次/6 h。环丙沙星，0.2 g，静滴，2次/日。但授乳妇女不宜应用本品。

抗生素一般需应用3 d无效时方可考虑更换。

3. 肝素

对于血栓性静脉炎，经大量抗生素治疗体温持续不降者，可加用肝素治疗。每6小时静脉滴注肝素50 mg（稀释于5%葡萄糖溶液中），24～48小时后体温即可下降，肝素须继续应用10日。如肝素治疗无效，则需进一步检查有无脓肿存在。如不断有化脓性血栓播放，则可考虑结扎卵巢静脉或下腔静脉。

4. 严重病例可引起中毒性休克

肾功能衰竭，应积极抢救，治疗应分秒必争，否则可致死亡。

5. 局部病灶的处理

会阴、阴道伤口感染时，可局部理疗。如有化脓，应及早拆线，换药引流，产后12～14日后，若无明显全身症状及体征、子宫缩复良好者，可用1∶5 000高锰酸钾坐浴，每日2次。有盆腔脓肿形成者，可根据脓肿部位，选择经腹或经阴道后穹窿切开引流。

6. 中医治疗

1）辨证论治

（1）热毒壅盛：产后恶露量多，色紫暗，混浊如败酱，臭秽难闻，发热，下腹疼痛，拒按。舌红绛，苔光或苔黄焦黑而干，脉洪大而数。治宜清热解毒，凉血止血。方药：五味消毒饮加味。蒲公英、紫花地丁、败酱草、红藤各 30 g，金银花、野菊花、紫背天葵子、侧柏叶各 15 g，连翘、地榆、失笑散（包）各 12 g。苔光少津，舌暗红，属阴亏液乏者，加元参、生地、麦冬各 12 g；气喘、虚汗淋漓者，加太子参 15 g；高热、神昏、谵语者，加紫雪丹或至宝丹、安宫牛黄丸。

（2）湿热淤结：产后恶露量多或淋漓不爽，夹有瘀块，色紫暗，味秽，小腹疼痛，拒按。舌红，苔黄厚腻，脉滑弦数。治宜清热利湿，化瘀止血。方药：银翘红藤解毒汤。银花、红藤、败酱草各 15 g，连翘、薏苡仁、丹皮、赤芍、延胡索、川楝子各 12 g，栀子、桃仁各 9 g，乳香、没药各 3 g。胞宫淤滞，淋漓不净，加熟军炭、炮姜炭各 6 g；小便黄赤，尿道灼热者，加金钱草、海金沙各 15 g，木通 9 g。

2）中成药

（1）益母草膏：10～15 g，每日 2～3 次。

（2）崩漏丸：每次 6 g，每日 2 次。

（3）四红丸：每次 1 丸，每日 2 次。

（4）荷叶丸：每次 1 丸，每日 2 次。

（5）清开灵注射液：用治感受邪毒之产褥感染。每日 2～4 mL，肌肉注射；或稀释后静脉滴注，每日 20～40 mL。

（6）妇科千金片：由党参、当归、千斤拔、金樱子根、鸡血藤、穿心莲、两面针、十大功劳组成，具有益气养血，清热解毒之功效。用治湿毒热盛之产褥感染。每次 4 片，日 2 次。

（7）金鸡冲剂：由金樱根、功劳木、鸡血藤、两面针、千斤拔、穿心莲组成。用治感受邪毒型之产褥感染。每次口服 6 g，日 2 次。

3）单方验方

（1）党参 30 g，生石膏（先煎）25 g，知母、连翘各 10 g，生甘草 6 g，败酱草 15 g，陈皮 5 g。用于产后发热。

（2）金银花、蒲公英、野菊花、紫花地丁各 30 g，紫背天葵 15 g，熟地、当归、白芍各 10 g，川芎 6 g。气虚加黄芪、党参；热甚加黄芩、黄连、黄檗；血瘀加赤芍、桃仁、红花、丹参；阴虚加生地、麦冬。文献报道，治疗产后感染性发热 17 例，总有效率 94.1%。

（3）生石膏 15 g，苍术、连翘、当归各 10 g，薏苡仁、山楂各 12 g，知母、竹叶、川芎、桃仁、甘草各 6 g。文献报道治疗湿热淤血所致的产后发热 36 例，31 例在 3 日内体温恢复正常，最短 1 日恢复正常有 3 例，最长 5 日恢复正常 2 例。

4）食疗验方

（1）银花 30 g，薄荷 10 g，鲜芦根 60 g，白糖适量。先煎银花、芦根 15 分钟，再加入薄荷煮 5 分钟，去渣取汁，加入白糖温服，每日 3～4 次。用治产后感染发热。

（2）桃仁 10 g，大米 50 g，红糖适量。桃仁去皮尖，打碎，与大米放煲内加水适量，煮稀粥，加红糖适量食用，每日 1 次。用治产后血瘀发热。

（3）何首乌 60 g，大米 100 g，大枣 3 枚，冰糖适量。先将何首乌煎浓汁去渣取汁，加入大米、大枣煮粥，待粥将成加入冰糖再煮冰糖溶化后，分次食用。用治产后血虚发热。

（4）桃仁 10 g，白莲藕 250 g，红糖适量。先将桃仁去皮尖，莲藕洗净切片，放煲内加水 500 mL 煮汤，加糖调味，食藕饮汤，每日 1 次。用治产后血瘀发热。

5）针灸治疗刺曲池、合谷，阳陵泉、腰骶部压痛点，起到止痛消炎作用。

七、预防

产褥感染应以预防为主，加强孕期保健，治疗各种孕期并发症，临产前 2 个月避免盆浴及性生活，产时注意无菌操作，对滞产及胎膜早破超过12小时者，应给予抗生素治疗。Madero 报道在分娩期给予氨苄西林 500 mg，每 6 小时静脉注射，能降低产褥感染及新生儿脓毒血症的发生率。Kristense 等报道，用单剂量 Cefuroxime 预防用药，对非选择性剖宫产病人能减少产后子宫内膜炎及切口感染的发生率，且无副作用。Gree 报道对高危妊娠剖宫产者在手术前 30 分钟术后 4~8 小时静脉注射氨苄西林 1 g，可使产褥病率下降到 15%。剖宫产术中用 0.5% 甲硝唑 100 mL 冲洗宫腔可以减少产褥感染发病率。

第二节　产褥期抑郁症

产褥期抑郁症（postpartum depression）是指产妇在分娩后出现抑郁症状。国内资料较少。本病预后良好，约 70% 患者于 1 年内治愈，但再次妊娠有复发倾向。

一、病因和发病机制

1. 内分泌的变化

产时内分泌系统发生一系列急剧变化（主要是从胎盘向垂体移行）；已发现产后胎盘的类固醇分泌突然消减，易致抑郁；有人认为可的松减退是导致产后精神疾患的可能因素；或产后的雌激素及孕酮水平的迅速下降，对产后精神疾患的发生起着一定作用；也有人认为产后垂体、甲状腺功能低下亦与之有关。

2. 遗传因素

有精神病家族史者易患本病。

3. 躯体并发症

特别是感染对产后精神病的促发有一定影响。

4. 既往病史

曾患精神病者，产后易复发；有经前抑郁或经前紧张综合征的患者亦易患产后抑郁。

5. 心理因素

本病多见于以自我为中心、情绪不稳定、好强求全、固执、认真、保守、严守纪律、与人相处不融洽等个性特点的人。心理分析学者认为，妇女在孕期及产后均有心理倒退，她们做母亲后，每事都要从头学起，这种压力易造成抑郁和焦虑。

6. 社会因素

孕期遇应激性生活事件，如夫妻分离、亲人丧亡、家庭不协调以及缺少社会支持等，均可与本病发生有关。

二、临床表现

产褥期抑郁症的主要表现是抑郁，多在产后 2 周内发病，产后 4~6 周症状明显。产妇多表现为：心情压抑、沮丧、感情淡漠、不愿与人交流，甚至与丈夫也会产生隔阂。有的产妇还可表现为对生活、对家庭缺乏信心，主动性下降，流露出对生活的厌倦，平时对事物反应迟钝、注意力不易集中，食欲、性欲均明显减退。产褥期抑郁症患者亦可伴有头晕、头痛、胃部不适、心率加快、呼吸增加、便秘等症状，有的产妇有思维障碍、迫害妄想，甚至出现伤婴或自杀行为。

三、诊断

按照美国精神病学会（1994）制定的诊断标准进行诊断：在产后 2 周内出现下列 5 条或 5 条以上症状，必须具备（1）、（2）两条。

（1）情绪抑郁；

（2）几乎对所有事物失去兴趣；

（3）食欲改变致体重显著增加或下降；

（4）睡眠不佳或严重失眠；
（5）精神焦虑不安或呆滞；
（6）疲劳或虚弱；
（7）不恰当的自责或自卑感，缺乏自信心；
（8）思想不集中，综合能力差；
（9）反复自杀企图；
（10）在产后4周内发病。

四、治疗

1. 心理治疗

针对产妇内心的焦虑和不安，耐心解释和疏导，消除不良刺激，增强信心。

2. 药物治疗

包括抗抑郁、抗焦虑和电休克治疗等。

（1）抗抑郁剂：包括三环类抗抑郁剂和非三环类抗抑郁剂。常用为三环类抗抑郁剂，如丙咪嗪、阿米替林等。

（2）抗焦虑药物：如多塞平。

（3）电休克：妊娠期不宜进行。除非有强烈的自杀企图患者，其他应列为绝对禁忌证。

五、预后

产后抑郁症预后良好，约70%患者在1年内治愈，仅极少数持续1年以上；但再次妊娠，约有20%复发率；其第二代的认知能力可能受到一定的影响。

第三节 产褥中暑

产褥中暑（puerperal heat strocke）是指产褥期间产妇在高温、高湿和通风不良的环境中体内余热不能及时散发，引起以中枢性体温调节功能障碍为特征的急性热病。

一、病因

产褥中暑常见易感因素有：①环境气温 > 35℃、相对湿度 > 70%时，机体靠汗液蒸发散热受到影响；②居住条件差，室内通风不良且无降温设备；③产妇分娩过程中体力消耗大且失血多致产后体质虚弱，产后出汗过多又摄盐不足；④产褥感染患者发热时，更容易中暑。

二、病理生理

人体体温的恒定，需要保持产热和散热间的平衡。人体热量主要来自机体代谢和周围环境，而热量散发主要靠皮肤与环境之间的辐射、传导或对流完成。如通过这些方式尚不足以散热，机体开始出汗，由汗液蒸发带走热量，使体温保持恒定。维持产热和散热的体温调节中枢位于下丘脑。下丘脑根据来自皮肤的和体内的冷热感受器传来的信息，来调节产热和散热过程。其中皮肤的血流量对体温调节起重要作用。当体表血管接受下丘脑的传出信息而收缩时，送往皮肤的血流量减少，皮肤与周围环境之间的热交换减少，散热也减少。相反，当体表血管扩张，血流量增加，皮肤和周围环境的热交换增加，散热也增加。

当人体处于超过散热机制能力的极度热负荷时，可因体内热积蓄过度而引起体温升高，即发生所谓中暑。当体温持续超过40~41℃时，会发生极严重的并发症，常迅速引起脑水肿和神经元破坏。脑损伤引起的体温调节中枢的机能障碍，特别是汗液分泌停止，又可引起体温进一步升高，导致或加速死亡。

三、临床表现

1. 症状

早期出现心悸、恶心或呕吐、四肢无力、头晕眼花、汗出，继而体温上升，出现汗疹、无汗、胸闷气促、面色潮红、烦躁口渴、尿少、腹泻。重度中暑者出现高热、神昏、谵妄、抽搐、昏迷、皮下及胃肠出血、呼吸急促，甚至呼吸、循环衰竭死亡。

2. 体征

体温39～42℃，脉搏加快，血压下降，严重时瞳孔缩小，对光反射消失，膝腱反射减弱或消失，皮肤灼热干燥，可见出血斑点，脉微弱。

四、实验室及其他检查

1. 血液检查

红细胞压积增高，红细胞、血红蛋白、白细胞增高，血钠、氯化物含量降低。

2. 尿液检查

重者可出现蛋白尿、管型和红细胞。

五、诊断和鉴别诊断

根据发病季节、患者家居环境、产妇衣着以及临床表现，诊断并不困难，但需与产后子痫、产褥感染败血症相鉴别。产褥感染产妇可以继发产褥中暑，产褥中暑患者又可并发产褥感染。

六、治疗

治疗原则是迅速改变高热不通风环境。脱去过多衣着，有效地降温、纠正酸中度、抗休克及补充水和盐。

1. 降温

可凉爽通风，冰水或酒精擦洗全身，在头、腋窝、腹股沟等血管浅表处放置冰袋，冷水灌肠，争取在短时间内将体温降至38℃左右。对高热、抽搐、昏迷者，用冬眠Ⅰ号合剂（氯丙嗪、异丙嗪各50 mg，哌替啶100 mg）置于5%葡萄糖液250 mL中，或氯丙嗪25 mg溶于500 mL生理盐水，并严密观察生命体征，亦可加用氢化可的松或地塞米松静滴。

2. 其他处理

出现循环衰竭、血压降低者，给予输液、输血浆。酸中毒者给碱性液，如5%碳酸氢钠250 mL静滴。对频繁抽搐、瞳孔不等大，有脑水肿现象者，可用20%甘露醇250 mL静滴，在半小时内滴完。对心力衰竭者可用毛花苷C 0.2 mg静注，必要时重复给药。呼吸衰竭者，用尼可刹米、洛贝林等对症治疗。当患者体温降至36℃左右，应立即停止一切物理及药物降温。

3. 中医治疗

（1）辨证论治。

①中暑发热：症见高热，汗多，口渴引饮，神疲乏力，时有头晕，纳食不多，胸闷心悸，下腹有阵痛（宫缩痛），恶露尚可，小溲甚少，腑行艰结。舌暗红，苔光少津，脉虚大。治宜清热生津，益气和胃。方药：竹叶石膏汤。竹叶、麦冬、党参、制半夏、知母、荷叶、碧玉散（包煎）各9 g，生石膏（先入）15 g，甘草3 g。如大便数日不通，加生大黄（后下）5 g；出现头昏神志不清，防其热入营分，加犀角粉1 g（冲服），或牛黄清心丸1粒，化服。

②暑热夹湿：症见身热缠绵不退，热势不扬，汗出不畅，胸闷纳少，头晕泛恶，口渴而粘，不欲多饮，小溲短赤，恶露尚可，下腹痛阵作（宫缩痛）。苔薄黄根腻质红，脉濡带数。治宜清热渗湿，化湿畅中。方药：三仁汤加减。苡米仁12 g，杏仁、竹叶、苍术、黄芩、赤苓、猪苓、鸡苏散（包煎）各9 g，砂仁（后下）、川朴、木通各6 g。如冷恶甚者加鲜藿佩各30 g；如恶露不畅者，加益母草30 g，川芎9 g。

（2）中成药：高热神昏者可选用安宫牛黄丸、紫雪丹、至宝丹等。

（3）单方、验方。

①生石膏、粳米各60 g，知母15 g，甘草12 g，人参6 g（可用西洋参代替）。热甚加卷心竹叶、青蒿梗各12 g，西瓜翠衣15 g，鲜茅根30 g，鲜芦根1支。有清热解暑、益气生津之功。

②元参心、连心麦冬各9 g，莲心1.5 g，竹叶卷心、连翘心各6 g，犀角（冲）0.6 g。若热深厥深、面色苍白、四肢厥冷者，先予独参汤（人参12 g）或参附汤（人参12 g，炮附子9 g）急救。有清心开窍之功。适于高热、神昏谵语，甚则昏迷、面色苍白、四肢厥冷、舌红绛、脉微而数之患者。

③生石膏、粳米各60 g，知母15 g，甘草12 g，人参6 g。水煎服，每日1剂。可配合人丹3～5粒，每日3次；西瓜随病人意，多吃无妨。可用治产褥中暑热盛津伤者。

④元参、麦冬、金银花、连翘各12 g，竹叶心9 g，丹参6 g，黄连4.5 g，犀角（冲服）0.6 g。用治产褥中暑热入营血者。

七、预防

对夏季分娩的孕产妇加强防暑知识宣传，告诫产妇破除旧风俗、旧习惯，强调产妇居室应定时通风换气，保持室内适宜的温度和湿度，衣被不宜过厚，以免影响散热。多饮水，积极治疗和预防产褥感染、急性乳腺炎等发热疾病。

八、预后

本病积极治疗，轻度中暑的产妇，容易康复，预后良好。中重度中暑的产妇，死亡率高，预后差。有抽搐、昏迷的脑水肿产妇，抢救脱险后，中枢神经系统多有后遗症。

第四节 产后缺乳

分娩后乳腺泌乳量少，不能满足新生儿需要，或无乳汁分泌称为产后缺乳。人乳是新生儿理想的食物，内含多种物质及抗体，对新生儿的生长发育的作用是任何食品不可完整替代的，故应提倡母乳喂养，积极防治本病的发生。

一、病因和发病机制

正常情况下，妊娠晚期即可分泌少量的"初乳"，产后1～2天增多，3～4天为移行乳，4天以后即为成熟乳。影响泌乳的主要因素有：

（1）分娩结束后，胎盘源的甾体激素和HPL迅速下降，解除了对乳腺泌乳细胞的抑制作用，在PRL与肾上腺皮质激素共同作用下，使乳腺泌乳。

（2）产后1周至2个月内，泌乳主要依靠婴儿吸吮刺激，使垂体泌乳素抑制因子（PIN）分泌减少，神经垂体PRL释放增加，致使乳腺泡泌乳，同时刺激神经垂体分泌缩宫素，促使乳汁排出并使子宫收缩。

（3）腺管排空，可作为一种机械刺激，通过下丘脑-垂体促使PRL分泌。

哺乳期间，若发生贫血、营养不良、恐惧、抑郁、焦虑、劳累或疼痛、年龄过大等，均可直接影响丘脑下部，使儿茶酚胺量增多，导致PIF分泌增加，PRL减少，因而缺乳或乳汁过少。此外，若产后婴儿对乳头刺激不够，或因婴儿含接乳头姿势不正确造成乳头皲裂，由于乳头的疼痛，产妇减少泌乳次数亦可引起缺乳。

二、临床表现

1. 症状

产妇哺乳时，无乳汁分泌或泌乳甚少，不足以喂养婴儿。乳汁是否不足，应通过观察婴儿喂养和排尿、排便情况来确定。通过观察如不能达到以下5点，可考虑为产后缺乳。

（1）哺乳次数：出生后 1～2 个月婴儿 24 小时哺乳 8 次以上，哺乳时可听见吞咽声。
（2）排泄情况：每天换湿尿布 6 块以上，有少量多次大便。
（3）睡眠：两次哺乳之间，婴儿满足并安静，3 个月婴儿常在吸吮中入睡，自发放弃乳头。
（4）体重：每周平均增加 150 g 左右，2～3 个月内婴儿每周增加 200 g 左右。
（5）神情：婴儿双眼明亮，反应灵敏。母亲在哺乳前有乳房胀感，哺乳时有射乳反射，哺乳后乳房变软。

2. 体征检查时

乳房柔软，不胀不痛，或稍有胀痛，加压乳房，不见有乳汁排出或排出甚少。

三、诊断

首先应通过临床观察婴儿喂养和排尿排便情况，来确定母亲的乳汁是否真正充足，以下各项指标可提示母亲乳汁是否充足：①哺乳次数：出生头 1～2 个月婴儿 24 小时哺乳 8 次以上，哺乳时可听见吞咽声；②排泄情况：每天更换湿尿布 6 块以上，有少量多次大便；③睡眠：两次哺乳之间，婴儿满足并安静，常见 3 个月内婴儿在吸吮中入睡，自动放弃乳头；④体重：每周平均增加体重 150 g 左右，2～3 个月内婴儿每周增加 200 g 左右；⑤神情：婴儿双眼亮，反应灵敏，另外，母亲在哺乳前有乳房胀感；哺乳时有射乳反射，哺乳后乳房变软。

如不能达到上述情况，应诊断产后缺乳或奶水不足。

四、治疗

1. 一般治疗

（1）产妇应有充分的休息和睡眠。
（2）提倡早期哺乳。产后 6～8 小时即可哺乳，初乳内含有大量抗体，对新生儿发育十分重要，且可直接刺激乳头，反射性促进泌乳。
（3）正确哺乳。加强乳房护理，学会正确的哺乳方法，每次哺乳应将乳汁排空。
（4）加强产妇营养，给高蛋白、高热量、易消化食物，并注意体液的补充。少食生冷、收敛性食物。
（5）加强心理疏导，避免紧张因素，保持心情舒畅。

2. 药物治疗

对已出现缺乳的产妇，除上述治疗外，应给予维生素、甲状腺素片或催乳灵等药。催产素有诱导乳汁排出的作用，可在授乳前 2～3 分钟，自鼻黏膜给药。

3. 中医治疗

中医治疗产后缺乳主要以调治气血、通络下乳为治疗原则，并注意药物治疗与食疗、精神调护相结合，另外配合针灸、按摩等亦有明显疗效。

1）辨证论治

（1）气血虚弱型：症见身体虚弱，产后乳汁量少、清稀，甚至全无，乳房柔软，无胀感，头晕眼花，面色无华，气短乏力，精神萎靡，纳呆便溏。舌质淡，少苔，脉虚弱。治宜补益气血，佐以通乳。方药：当归、党参、路路通各 18 g，川芎、王不留行各 15 g，黄芪、大枣各 30 g。水煎，黄酒 1 杯冲服，每日 1 剂。四肢不温、口淡泛涎者，加熟附子 9 g，干姜 6 g；手足麻痹、心悸头晕、失眠惊惕者，加熟地 30 g，龙眼肉 12 g。

（2）肝郁气滞型：症见产生乳汁量少，甚或全无，胸胁满闷，乳房胀痛，情绪抑郁不乐，夜寐不安，发热。舌质正常，脉弦细。治宜疏肝解郁，通络下乳。方药：香附、郁金、王不留行、白芍、穿山甲各 15 g，益母草 30 g，当归、木通各 12 g。水煎服，每日 1 剂。乳房焮热肿痛、伴发热者，宜去当归，加蒲公英 30 g，野菊花 15 g，栝蒌仁 18 g；脘腹胀满、食欲不振、大便溏泄者，加白术 18 g、法夏 12 g。

2）中成药

（1）催乳丸：具有补气活血、通经下乳之功效。用治气血亏损、经络不通所致的缺乳症。口服，每次1丸，日2次。

（2）涌泉散：具有活血通经下乳之功效，用治产后气血壅滞型乳汁不行。每次6 g，日2次。

（3）生乳糖浆：具有通经活络下乳之功效。用治乳络不通、气血不调所致的缺乳症。每次40 mL，日3次。

（4）七厘散：文献报道医治产后乳汁不下，用豆油煎鸡蛋，使鸡蛋稍凝固即将成人一次量（1 g）撒在蛋黄上，待药变色后起锅，连鸡蛋一起服下，每日1次，连服3～7天，可收到良好的通乳效果。

（5）通乳冲剂：具有补气养血、通络行乳之功效。用治产后气血亏损、气机不畅型缺乳症。每次1袋，日3次。

3）验方

①全当归、制香附、佛手片、王不留行各15 g，通草10 g，黄芪18 g。气虚较甚者加潞党参、小红参；肝气郁结较甚者加春柴胡、广郁金、青皮；肝郁火旺者加丹皮、焦山栀；乳房灼热者加蒲公英、栝蒌仁皮、夏枯草、赤芍；血虚甚者加熟地黄、杭芍。

②潞党参、炒白术、当归身、炮山甲、王不留行各10 g，炙黄芪12 g，通草、陈皮、川芎各6 g。肝郁气滞者加柴胡6 g，青皮4.5 g。水煎服，每日1剂，早晚分服。一般服用4～6剂，乳汁即可通畅。

③三棱30 g。煎汁洗乳房，以乳汁出为度。

④王不留行18 g。水煎服，每日1次。

⑤黄芪30 g，白术24 g，升麻、柴胡各9 g。水煎分2次服，每日1剂。

⑥黑芝麻60 g。炒焦研末，每次20 g，如用猪蹄汤冲服更好。

⑦黑芝麻25 g，粳米适量。将黑芝麻捣碎，粳米淘净，加水适量煮成粥，经常食用。

⑧猪蹄1只，通草10 g。加水适量共炖，熟后食用，每日1剂。

⑨猪蹄2只，黄豆、花生米各60 g。加水清炖，炖熟后食用，每日一剂。

⑩赤小豆、小米各30 g。淘洗干净后加水适量煮粥食用，每日2次。

⑪鲫鱼1条。杀后去鳞及内脏并洗净，与绿豆芽250 g共炖，每日食用1次。

⑫将芝麻250 g炒熟研末备用。每次取芝麻5 g，红糖25 g，绿茶1 g，以沸水冲泡片刻，搅匀后分3次温服。

⑬丹参10 g，水煎，去渣取汁，打入鸡蛋2只，蛋熟后食用，1次吃下，1日1剂。

⑭猪肝100 g。洗净切成小块，放入锅内，与洗净的粳米150 g拌匀，加水1 000 mL，用文火熬粥，每日1剂，分次食用。吃时加细盐少许调味，7天为一疗程。

⑮生大麦芽60～120 g。加水适量煎汤饮用，每日1剂。

⑯鸡血藤15 g，红枣7枚，桑寄生24 g。煎水代茶。

⑰当归30 g，王不留行12 g。水煎服，日3次。蒲公英、夏枯草各15 g，白酒10 mL。前两味共捣烂，用酒炒热，敷于乳房上，用纱布固定，每日1换。

⑱赤小豆25 g，加水煎煮成浓汤，去豆饮汤，每日1次，连用3～5天。

⑲白鳝鱼1条（约500 g），去内脏，切段放油锅内炸香，取出，加水1 500 mL煎取500 mL加盐少许调味吃。每日1剂，连服2～3天。

⑳王不留行子10 g，通草5 g，猪蹄1只。猪蹄砍成块或药加水2 000 mL，煎取1 000 mL，加盐少许调味，饮汤食用。每日1剂，连服2～3天（哺乳期间忌食消食药物，如麦芽、杨桃等）。

㉑取蜂房1个（约10 g，以枣树上的为佳）。将蜂房洗净后，入豆腐250 g，丝瓜络10 g，兑水适量煎煮，煮后食豆腐喝汤，每日2次，3天为一疗程。文献报道，总有效率达94%。

㉒红薯（俗称地瓜）250 g，新鲜狗脊髓骨500 g（狗自死者切不可用），以黄狗为宜。使用时先将地瓜用清水洗，勿破红皮，与鲜狗骨同煮至烂熟，盛盆内任意服饮。一般1料乳水即下。

㉓炒王不留行50 g，与豆腐500 g共煮，喝汤吃豆腐，1～2天用完。也可配合运用捏、摩、摇、揉等不同按摩手法，对双乳进行全面按摩。每日按摩4～5次，每次10分钟左右。有较好疗效。

㉔猪蹄 2 只，花生仁 50 g。炖煨，分 2 次服。
㉕生南瓜子 18 g。去壳捣泥，温开水冲服，每日 2 次。
㉖活虾 60 g。微炒，用黄酒适量煮熟食之，每日 1 次，连服 3 天。
㉗活鲫鱼 150 g，猪蹄 1 只。炖煨，分 2 次服。
㉘猪肝 250 g，黄花菜、花生仁各 50 g，炖煨食之，每日 1 次。
㉙豆腐 120 g，红糖 30 g。并煮熟后加黄酒 30 mL，食之，每日 3 次。

4. 针灸治疗

①针刺膻中、外关、少泽穴，用强刺激手法。②针刺涌泉穴效果更佳。方法：取卧位，针双侧涌泉穴，进针要迅速，得气后强刺激（鸡啄法）3 分钟，留针 10 分钟，乳汁不通者，针刺后立即用双手挤乳乳汁即可涌出，并让婴儿吸吮，乳房红肿硬结可明显消退，一般为 2 天内恢复正常。伴发热者可给予中药配合治疗。泌乳不足者，绝大部分在针刺得气后有针感，由股内侧直到胞宫，同时有子宫收缩感，半小时后乳房发胀，乳汁滴出，一般针 1 ~ 3 次显效。

五、预防

（1）孕期做好乳头护理，若乳头凹陷，嘱孕妇经常把乳头向外拉，并常用肥皂擦洗乳头，防止乳头皲裂，造成喂养困难。

（2）纠正孕期贫血，预防产后大出血。

（3）提倡早吸吮，按需哺乳，掌握正确的哺乳方法，积极刺激乳头，加快乳腺排空，促进乳汁分泌。

（4）饮食宜清淡而富有营养，忌辛辣酸咸，以防耗血敛涩。

（5）产后注意充分的睡眠，加强产妇在分娩前后的心理护理，心情舒畅，保持气血调和，避免紧张、焦虑甚至悲伤情绪。

第五节　晚期产后出血

分娩 24 小时后，在产褥期内发生的子宫大量出血，称晚期产后出血（late puerperal hemorrhage）。以产后 1 ~ 2 周发病最常见。产妇多伴有寒战、低热，且常因失血过多导致严重贫血或失血性休克。

一、病因和发病机制

1. 胎盘附着面缩复不全

分娩后，胎盘附着部位在胎盘娩出后随子宫体积的缩小而迅速缩小，子宫肌纤维的收缩及缩复作用，使该部位的血管收缩，内皮细胞增生，血管壁玻璃样变和血栓形成，使管腔变窄并闭塞。胎盘附着部边缘的子宫内膜向内生长，底蜕膜深层残存的腺体及腺体间结缔组织和子宫内膜重新生长，使子宫内膜得以修复，完成全过程约需 6 周。若胎盘附着面发生感染，局部不能如期复原，血栓溶解脱落，血窦重新开放发生大出血，多在产后 2 周左右发生。

2. 胎盘胎膜残留

残留胎盘组织，经过一段时间坏死脱落，使附着处的血管裸露而致大出血，残留的胎膜影响子宫如期复旧而致晚期产后出血。多发生在产后 10 d 左右。

3. 蜕膜残留

正常情况下，蜕膜于产后一周内脱落，并随恶露排出，若产妇为双子宫、双角子宫等畸形，常使宫腔内蜕膜长时间残留，影响子宫复旧，若继发子宫内膜炎，可引起晚期产后出血。

4. 会阴切口缝合感染或愈合不良

可见于会阴切口缝合或会阴破裂缝合部位。因阴道壁伤口感染，局部坏死，肠线脱落后血管开放引起出血；也可因缝合时止血不严，基底部或切口顶端血管开放而引起出血，或先形成阴道血肿，然后血肿压力增高，通过缝合口出血。

5. 剖宫产术后子宫伤口裂开

多见于子宫下段剖宫产横切口两侧端。近年子宫下段横切口剖宫产广泛开展，有关横切口裂开引起大出血的报道屡见不鲜，应引起重视。引起切口愈合不良造成出血的原因主要有：

（1）子宫下段横切口两端切断子宫动脉向下斜行分支，造成局部供血不足。术中止血不良，形成局部水肿。

（2）横切口选择过低：宫颈侧以结缔组织为主，血供较差，组织愈合能力差，且靠近阴道，增加感染机会。

（3）缝合技术不当：组织对位不佳；手术操作粗暴；出血血管缝扎不紧；切口两侧角部未将回缩血管缝扎形成血肿；缝扎组织过多过密，切口血循环供应不良等，均影响切口愈合。

以上各种因素均可致在肠线溶解脱落后，血窦重新开放。多发生在术后 2~3 周，出现大量阴道流血，甚至引起休克。

6. 其他

产后子宫滋养细胞肿瘤、子宫黏膜下肌瘤等均可引起晚期产后出血。

本病发病机制为分娩后，胎盘附着面缩小一半，导致开放的底蜕膜血管缩窄和血栓形成，流血因而减少。而后创面表层坏死脱落，由其下方的基底内膜和周围的新生内膜缓慢修复。一般于 3 周后血栓逐渐纤维化而完全阻塞管腔，流血停止。如发生感染，局部不能如期复原，血栓脱落，血管重新开放，即发生大量出血。如有部分胎盘有胎膜残留在宫腔内，经一定时间发生坏死脱落，可使附着处的血管裸露而大出血。

二、临床表现

常有第三产程或产后 2 小时内阴道流血量较多及胎盘残留病史。剖宫产术后产妇常有子宫切口缝扎异常情况，或有感染因素等。

1. 症状

（1）阴道出血：反复发作，或阴道少量持续流血，亦可突然大量流血。胎盘组织残留引起的出血，多发生于产后 10 天左右，流血量常大，突然发生；子宫胎盘附着部位复旧不全者，多于产后 2~3 周内突然出血，出血量一般较少；子宫切口裂开的阴道出血常发生于术后 2~4 周。

（2）发热及腹痛：反复出血并发感染者，可出现发热及下腹痛。

2. 体征

出血多而急者，常可使患者呈贫血貌，血容量严重不足时可出现血压下降、冷汗淋漓、脉搏细弱不清，甚至意识丧失等休克征。妇科检查：子宫口松弛，或夹有胎盘组织，双合诊时子宫大而软，可有触痛；剖宫产术后者，有时可触及子宫下段明显变软；滋养细胞肿瘤者，有时可于产道内发现转移结节。

三、实验室及其他检查

1. 血常规检查

血色素低于正常，继发感染白细胞增多。

2. 血或尿 HCG 检查

可疑滋养细胞肿瘤做此项检查，协助诊断。

3. 肝、肾功能检查

有助于与肝、肾功能损伤引起的出血鉴别。

4. 诊断性刮宫

诊断性刮宫，为必须采取的辅助诊断措施，具有治疗作用。刮出物应全部送病理学检查。如剖宫产后子宫切口裂开，更需谨慎经宫颈进行探查，如触及裂口或取得肠线，可以确诊，否则应考虑剖腹探查以免贻误。

四、诊断和鉴别诊断

晚期产后出血诊断的关键是明确出血原因，以便及时正常处理。因此，应注意询问病史，了解出血时间、特征及出血量，结合必要的辅助检查以助诊断。

1. 诊断标准

（1）反复发生阴道流血，胎盘胎膜残留，胎盘附着部复1日不全者，多在产后10～21天突然出血，出血量呈中量或少量；剖宫产子宫切口愈合不良或裂开者，多于术后2～6周出血，出血量较多。

（2）腹部微痛，并发感染可出现下腹痛、发热。

（3）子宫复旧不良或触痛。

（4）阴道检查子宫口松弛，有时可触及残留的组织。

（5）急性大量出血，可有休克体征。

（6）产道血肿，阴道检查可触及增大的血肿或见到活动性出血点。

2. 鉴别诊断

（1）绒毛膜癌：患者除有阴道出血外，有时可出现转移症状，如咯血等。妇科检查时，子宫增大、柔软、形状多不规则，下腹两侧可扪及囊性肿块（黄素囊肿）。如有阴道转移，可见蓝紫色结节。HCG测定有助鉴别。诊断性刮宫刮出物行病理学检查即可确诊。

（2）性交损伤：产后阴道黏膜菲薄，过早性交，易发生阴道裂伤引起出血，追询患者有性交史，妇科检查可见阴道裂伤。

五、治疗

晚期产后出血属产科危重症，治疗应以急救为先，出血量多势急时，中医应以独参汤或参附汤益气固冲、回阳救逆，西医应立即使用宫缩剂及抗生素，并积极纠正贫血，补充血容量，同时查明病因，短时间内控制出血。对于有胎物残留者，必要时行清宫术；子宫切口裂开者，当以手术抢救治疗。血得到有效控制后，除继续促宫缩、抗感染、纠正贫血治疗外，也可通过中医辨证施治，以治其本，巩固疗效。

1. 一般处理

纠正贫血、补充血容量及抗感染的同时，给予子宫收缩剂。

2. 怀疑为胎盘、胎膜或蜕膜残留或子宫

胎盘附着部位复1日不全者清除宫腔内容物多能奏效。操作应轻柔，有可能引起大量子宫出血，应备血并做好开腹手术的术前准备。术中静脉滴注缩宫素（催产素）协助子宫收缩。刮出物应送病理检查，以明确病因。术前、后应用广谱抗生素如：哌拉西林2.0 g，静滴，3次/d，或头孢唑啉钠2.0 g，静滴，3次/d，并加用甲硝唑0.5 g静滴，2次/d等。并用子宫收缩剂如缩宫素静滴或卡孕栓1 mg纳肛。术后如病理提示为子宫内膜炎，而抗炎和用宫缩剂效果仍不好时，也可考虑用雌激素促使子宫内膜修复，如给予口服结合雌激素0.625 mg，1次/d，连用22 d，或己烯雌酚1 mg，1次/d，连用22 d。

3. 剖宫产术后切口感染愈合不良

对于出血量不多，一般状况尚好者，可嘱卧床休息，给予宫缩剂、抗生素及止血药物。若切口裂开不大或非全层裂开，有可能通过保守治疗，有效地控制感染，使切口重新愈合。在出血停止后一般应继续治疗观察4周。

对于出血量较多或已伴休克者，或在保守治疗过程中突然大出血者，应在积极抢救休克的同时，立即剖腹探查，必要时子宫切除。切口宜在原切口下1.5～2.0 cm处。手术后应加强抗感染。

4. 中医中药

本病属中医"产后血晕""产后血崩"范畴，认为系因产妇平素气虚，产时伤血耗气或产后劳伤过度，致阳气虚衰，不能摄血而发病；或因产后血瘀内阻，蓄于胞宫及产后受寒，寒与血搏，结而成淤所致；或因平时阴血不足，产时出血，阴营更亏，阴虚生内热，热扰冲任二脉，迫血下行而成。

1）辨证用药

（1）气虚：产后血崩，色鲜红或淡红，头晕眼花，面色㿠白或虚浮，神疲乏力，心悸气短，时出冷汗，四肢不温。舌淡苔薄，脉细。治宜益气摄血。方药：固本止崩汤。熟地黄、白术、当归各12 g，黄芪15 g，黑姜6 g，人参9 g。血多减当归，加仙鹤草30 g，炒山药、炒荆芥各12 g，三七粉（吞服）2 g。血崩致虚脱，急煎独参汤：高丽参或吉林参9 g。出现四肢厥逆，脉微欲绝者，先予参附汤：人参30 g，炮附子15 g。

（2）血瘀：症见产后恶露淋漓，涩滞不爽，量时多时少，色紫黯，有块，小腹疼痛拒按。舌暗红或边尖有瘀点，脉沉涩或沉细数。治宜祛瘀止血。方药：加参生化汤加味。人参、川芎、炮姜各6 g，当归、焦楂炭、炒蒲黄（包）各12 g，炙草3 g，桃仁10粒，大枣5枚，参三七末（吞）2 g。

（3）血热：产后恶露过期不止，量较多，色红，质黏稠或有臭秽气，面色潮红，口燥咽干。舌红少苔，脉细数。治宜养阴清热，凉血止血。方药：两地汤合二至丸。生地15 g，玄参、白芍、麦冬、地骨皮、女贞子、旱莲草各12 g，阿胶9 g。出血多，加大小蓟、椿根皮各12 g，仙鹤草30 g；若感染，血色紫暗，臭秽，发热，下腹刺痛，减阿胶、麦冬，加银花藤、败酱草、蒲公英各15 g，炒地榆12 g。

2）中成药

（1）益母草膏（冲剂）：用治妇女月经不调，经期腹痛，产后恶露不绝等病证。膏滋1次10 g，每日2～3次，温开水送服；冲剂1次1块，每日2次，温开水冲服。忌食生冷。

（2）加味益母草膏：用治月经不调，产后淤血腹痛或恶露不尽等病证。每次10～15 g，每日2次。

（3）失笑散：用治血瘀内阻之月经不调，产后恶露不绝等病证，布包煎服，1次6～9 g，每日1～2次，孕妇忌用，忌食生冷。

（4）生化汤丸：用治产后恶露不绝，少腹疼痛拒按等病证。1次1～2丸，每日2次，黄酒或温开水送服。血热而有瘀滞者不宜用，忌食生冷。

3）单方、验方

（1）炒云台子、当归、桂心、赤芍等份研末，每次6 g，酒调服。可治血冲心痛及恶露不尽。

（2）桃仁、归尾、川芎、赤芍、生地黄各9 g，红花3 g。水煎服。水蛭2.4 g，研末吞服。治疗恶露不绝效好。

（3）当归15 g，川芎、桃仁、丹皮、丹参、血余炭、熟地黄、蒲黄各10 g，炮姜、炙甘草各6 g，益母草12 g。治产后恶露不绝效好。

（4）鸡蛋2只，益母草30～60 g，加水同煮蛋熟去壳再煮片刻。吃蛋喝汤。用治恶露不净，产后出血。

（5）山楂50 g，茶叶，红糖100 g，共煮汁服。

六、预防

（1）搞好预防，防止胎盘、胎膜残留及增加全身抵抗力，避免产褥感染以免影响子宫复原不全。剖宫产术时应认真仔细缝合止血，做好产褥保健，必要时用宫缩剂及抗生素预防感染。

（2）产后1周左右仍要密切观察阴道流血情况，若发现阴道出血较多，应仔细检查阴道有无裂伤、血肿，切口缝合处有无活动性出血及宫颈有无裂伤。发现异常，及时处理。

（3）严格掌握剖宫产指征，降低剖宫产率。

第十一章 胎儿生长发育异常

第一节 胎儿生长受限

一、概述

(一) 定义

胎儿生长受限(fetal growth restriction,FGR)是指孕37周后,胎儿出生体重 < 2 500 g,或低于同孕龄平均体重的两个标准差,或低于同孕龄正常体重的第10百分位数,是围生期主要并发症之一。

中医对胎儿生长受限的论述,最早见于《诸病源候论》,称为"妊娠胎萎燥",《妇人规》则称"胎萎不长"。

(二) 本病特点

(1) 妊娠期腹形与相应月份不符。

(2) 胎儿存活。

(3) 影响胎儿发育,围生儿死亡率为正常儿的4～6倍。

(三) 分类

根据胎儿的生长特征,一般将胎儿生长受限分3型。

1. 内因性均称型

属于原发性胎儿生长受限,抑制生长的因素在受孕时或在妊娠早期,致胎儿内部异常,或由遗传因素引起。

特点:体重、身长、头径均相称,但小于该孕龄正常值。外观无营养不良表现,器官分化或成熟度与孕龄相符,但各器官的细胞数均减少,脑重量轻;胎盘小,细胞数少;胎儿无缺氧表现;半数胎儿有先天畸形,预后不良。产后新生儿脑神经发育障碍,伴小儿智力障碍。

2. 外因性不均称型

属于继发性生长发育不良。孕早期胚胎发育正常,至孕晚期才受到有害因素的影响,如妊高征、高血压、糖尿病,致使胎盘功能不全。

特点:新生儿发育不均称,身长、头径与孕龄相符而体重偏低,外表呈营养不良或过熟儿状态。各器官细胞数正常,但细胞体积缩小;胎盘体积正常,常有梗死、钙化等。出生时新生儿常伴有低血糖。

3. 外因性均称型

为上述两型之混合型,多由母儿双方的影响和缺乏叶酸、氨基酸、微量元素或有害药物所致。致病因素虽是外因,但在整个妊娠期间均发生影响。

特点:身长、体重、头径相称,但均较小,外表有营养不良表现。各器官体积均缩小。胎盘小,外表正常。宫内缺氧不常见,存在代谢不良。约60%病例脑细胞数减少。新生儿常有明显的生长与智力障碍。

二、病因病理

（一）中医病因病机

主要病机：先天禀赋虚弱，或孕后将养失宜，胎失所养而胎萎不长。

（1）气血虚弱：素体虚弱，气血不足；恶阻重，化源不足；胎漏下血，耗伤气血；致使气血虚弱，胎失所养，胎萎不长。

（2）肾气亏损：素体肾虚，两精不实；孕后房事不节；致使肾精（气）不足，胎失所养，胎萎不长。

（3）阴虚血热：素体阴虚，久病伤阴，孕后过食辛辣之品，致使邪热灼伤阴血，胎失濡养，胎萎不长。

（二）西医病因病理

（1）孕妇因素：①遗传因素：胎儿遗传性疾病。②营养因素：孕妇偏食、妊娠剧吐、摄入蛋白质及维生素不足。③妊娠病理：如妊娠高血压疾病、胎盘早剥、前置胎盘、过期妊娠等。④妊娠合并症：如心脏病、慢性高血压、肾炎、贫血等使胎盘血流量减少。⑤其他：孕妇吸烟、酗酒、缺乏微量元素、接触放射线等。

（2）胎儿因素：胎儿本身发育缺陷、胎儿代谢功能紊乱、胎儿宫内感染等。

（3）胎盘、脐带因素：胎盘异常，脐带过长、过细、扭转、打结等，影响胎儿营养物质供应。

三、诊断

（一）病史

（1）有孕期子宫增长较慢病史。

（2）有引起FGR的高危因素。

（3）有FGR、先天畸形、死胎的不良分娩史。

（4）生活不良嗜好。

（5）工作中接触有害物理、化学物质。

（二）症状

妊娠腹形或子宫、胎儿小于相应妊月。

（三）体征

核清实际孕龄，测量宫高、腹围、体重，推测胎儿大小，胎儿发育指数＝宫高（cm）－3×（月份＋1），指数在－3和＋3之间为正常。小于－3提示有FGR的可能。妊娠晚期孕妇每周体重增加0.5 kg，若停滞或增长缓慢时有FGR的可能。

（四）辅助检查

（1）B超检查：①孕36周前，胎儿头双顶径（BPD）每两周增长＜2 mm。若增长4 mm可排除胎儿生长受限。②孕32周后，腹径小于双顶径，高度怀疑为不均称型胎儿生长受限。若头围、腹围均小于正常，为均称型胎儿生长受限。③羊水量过少时，半数以上为胎儿生长受限。④脐动脉及子宫胎盘血流速度波型异常时，应高度怀疑胎儿生长受限。

（2）实验室检查：①测定尿雌三醇，可以诊断胎盘代谢功能不良。②取羊水做胎儿成熟度检查。③做羊水培养，染色体核型分析。④甲胎蛋白测定，了解胎儿是否畸形。

综上所述，初步诊断FGR应在1～2周后复查，不可以一次性测量数值而确诊。

四、鉴别诊断

死胎：除有宫体小于妊娠月份的特点外，检查无胎心胎动。

五、治疗

（一）中医辨证治疗

1. 辨证要点

妊娠期间，腹形明显小于正常妊娠月份，胎儿存活。①虚证：大多由气血不足，胎失所养渐至胎萎不长。②实证：大多由邪毒入侵，伤及胞宫、胞脉、胎元而致胎萎不长。

2. 论治原则

胎萎不长的病因虽有气血虚弱、肾气亏损，阴虚血热等几方面，但气血虚弱是其最根本、最常见的病因。因此本病治疗重在助其母气，补脾益肾，滋其化源，而胎自长。①虚证：虚者补之。②实证：实者泄之。

3. 分型论治

（1）气血虚弱：①主证：妊娠中晚期，腹部增大或子宫底高度明显小于正常孕月，胎儿存活。②兼证：身体虚弱，面色萎黄或（㿠）白，头晕气短，疲乏懒言。③舌脉：舌质淡，苔薄白，脉细弱无力。④治则与方药治则：益气养血，滋养胎元。方药：胎元饮。

（2）肾气亏损：①主证：妊娠中晚期，腹形小于正常妊娠月份，胎儿存活。②兼证：腰膝酸软，或形寒怕冷，四肢不温，头晕耳鸣，倦怠乏力。③舌脉：舌淡，苔白润，脉沉细。④治则与方药治则：补肾益气，填精养胎。⑤方药：寿胎丸加党参、覆盆子、桑葚子。

（3）阴虚血热：①主证：妊娠中晚期，腹形小于正常月份，胎儿存活。②兼证：手足心热，烦躁不安，颧赤唇红，口干喜饮。③舌脉：舌质红，苔薄少津，脉细数。④治则：滋阴清热，养血安胎。⑤方药：保阴煎加枸杞子、桑葚子。

上述各证型若出现有血瘀兼证，酌选当归、丹参以活血化瘀，增强胎盘灌注量。

（二）西医治疗

对已确诊的FGR，怀疑均称型胎儿生长受限，要排除染色体异常所致，并终止妊娠。对不均称型胎儿生长受限，则应进行促胎儿生长治疗。

（1）左侧卧位休息，以改善子宫胎盘循环。

（2）注意营养，高热量、高蛋白饮食。

（3）间断给氧，每次15～30 min，每日2次。

（4）10%葡萄糖液1 000 mL加入维生素C 2 g，静滴，每日1次，7～10 d为1个疗程。

（5）10%葡萄糖液500 mL、低分子右旋糖酐500 mL、复方丹参液20 mL、复方氨基酸液250 mL，静脉滴注，每日1次。7～10 d为1个疗程，可以疏通微循环，降低血液黏稠度，改善胎盘绒毛间隙供血。一般用2个疗程后观察宫高、腹围增长情况，B超监测胎儿双顶径增长情况，决定是否继续治疗。

（6）积极治疗慢性疾病，防止疾病的加重和并发症发生。

（7）监测胎儿宫内安危状态。

（8）适时分娩：①胎儿生长受限治疗后，无内科及产科合并症，各项检测示胎儿继续增长，胎动活跃，胎盘功能良好者可继续妊娠，但不宜超过预产期。②如有内科及产科合并症，而经过治疗后胎盘功能继续减低，估计胎儿在宫内有危险时，应考虑剖宫产终止妊娠。③如在孕36周前终止妊娠，应运用地塞米松10 mg，肌注，每日1次，连用3 d，以促胎肺成熟。④决定阴道分娩者，应密切观察产程的进展及母儿的情况，如发现产程停滞或胎儿宫内窘迫，应立即行剖宫产术。⑤新生儿的处理：分娩前做好抢救准备，补液，预防感染。

第二节　胎儿畸形

胎儿畸形泛指出生前胎儿期形成的各种异常，包括形态结构和功能方面的异常。形态结构的异常主要有3种：①先天畸形：指由于胚胎内部有异常而不能正常发育所致的结构缺陷。②先天变形：指胚胎内部无异常，本来可以发育成正常的胎儿，由于外界有不正常压力的压迫胎儿造成的结构改变。③先天阻断症：指原来已经正常发育好的组织又受到了宫内的损坏。本节主要介绍的是胎儿先天畸形，其发生的原因很多，主要与遗传、环境、食物、药物、微生物感染、母儿血型不合等有关。在围生儿死亡中胎儿畸形占第一位。

一、染色体异常综合征

（一）21-三体综合征（21 trisomy syndrome）

即先天愚型（mongolism），是人类最常见的一种染色体病，也是人类第 1 个被确诊的染色体病。自 1866 年由英国医师 Langdom Down 首次对此病做过临床描述，故称唐氏综合征（Down syndrome）。1959 年法国 Lejeune 首先发现此病是由于多了一条 21 号染色体，故称 21-三体综合征。1965 年 Yunis 用放射自显影及染色体显带技术确定，此额外的染色体根据大小应是第 22 号染色体，但考虑到临床上将 21-三体这一名称已习为所用，因此在 1971 年的巴黎会议决定仍沿用 21-三体这一名称，但在 Denver 体制的排号配对中，将第 21、22 号排序颠倒一下，即将较小的一对算作第 21 号排在 22 号前面，而较大的 22 号排在后面。该病发生的主要原因是由于父母的生殖细胞减数分裂时染色体不分离。其发生也与母亲的年龄、射线接触、病毒感染、服用致畸药物以及遗传因素等有关（表 11-1、11-2）。

表 11-1　21-三体综合征的主要特征

发病部位	症状	出现频率
发病率		1/600 ~ 1/800 新生儿
一般情况	男女均可发病，寿命长短不一。如无严重的心脏畸形，可活至成年。成活者有患白血病的倾向	
精神、神经	严重智力低下，IQ 最低 < 25	100%
	肌张力低下	100%
头部	小头畸形	50%
	枕骨扁平	53% ~ 82%
	秃发	非常常见
	发际低	80%
颈部	皮肤赘生褶	80%
面部	戏剧性表情（无意识地做鬼脸）	90%
眼	眼距宽、外眼角上斜	80%
内眦赘皮	眼裂小	50%
鼻	鼻根地平	90%
口	伸舌（有时流涎，特别是婴幼儿）	100%
	上颌发育差，腭弓高、短而窄	95%
心脏	各种先天性心脏病（常见室间隔缺损）	50%
手	手短而宽	60%
脚	第 1 和第 2 趾间距宽	65%

表 11-2　母亲年龄与 21-三体综合征发生率的关系

母亲年龄（岁）	21-三体综合征发生率
< 25	1：1 800
25 ~ 29	1：1 500
30 ~ 34	1：1 800
35 ~ 39	1：250
40 ~ 44	1：100
> 45	1：50
平均	1：650

此病男性患者无生育能力，50% 为隐睾。女性患者偶有生育能力，所生子女 1/2 将发病，故须注意

加强优生指导。另外，该病患者 IgE 较低，易发生呼吸道感染等，死亡率高。已经证明超氧化物歧化酶 1（SOD-1）基因位于第 21 号染色体上，而此病患者的 SOD-1 要比正常人高（1.45∶1）。故认为此酶的增高与 21-三体患者的痴呆症状有关。

目前，该病的诊断必须依靠产前胎儿细胞或产后新生儿染色体核型分析才能够确定诊断。由于该病仍无法治疗，所以应依靠及时、准确的产前筛查以尽早终止妊娠而减少该病患儿的出生。

近 10 年来，对唐氏综合征的产前筛查一直受到学者的重视，使得该领域的进展很快。从最初的孕妇年龄筛查发展到母体血清标志物筛查和超声筛查；从羊膜腔穿刺检查发展到早期绒毛膜活检和非创伤性母血中直接分离胎儿细胞；从胎儿细胞的染色体型分析发展到现在可用荧光原位杂交技术来诊断胎儿细胞的染色体异常。

妊娠早期，唐氏综合征与胎儿颈部透明度（NT）增高（B 超测定）和孕妇血清 FreeB hCG 升高以及妊娠相关蛋白（PAPP-A）有关。NT 已被单独结合另两项血清标志物（结合试验）应用于其他筛查报告中。尽管这两项的血清标志物筛查试验的可靠性很高，但 NT 检查的可靠性是不确定的，这种不确定性导致妊娠早、中期筛查试验是否完善的争论。

妊娠中期筛查唐氏综合征，在过去的 10 年当中已被广泛采用，即根据就诊孕妇的不同血清标志物，再结合孕妇年龄得出该孕妇妊娠唐氏综合征胎儿的危险度。怀有患病胎儿时，孕妇血清中 AFP 和游离雌三醇降低，而 hCG 升高。测定该三种标志物的浓度，再结合年龄，组成了被广泛使用的三项试验。在通常的试验情况下，大约 5% 或更多已接受筛查试验的孕妇，需作羊水穿刺以保证 60%~80% 患病的胎儿被查出。大部分筛查试验阴性的孕妇的胎儿是正常的，但假阳性结果仍然引起相当的恐慌。但通过联合筛查试验，这样的孕妇人数大为降低了，应该是较为可行的一种方法。

唐氏综合征的产前筛查是一种造福社会与家庭的事情，与肿瘤等疾病的早期筛查相比，明显经济与高效。虽然目前广泛使用着妊娠中期的筛查，但随着联合筛查试验不断被认识，相信在不久的将来，它将会从现在的研究阶段进入到临床的常规应用中。

（二）18-三体综合征（Edward 综合征）

该病于 1960 年首先报告，发生率占新生儿的 0.3%，女∶男为 3∶1，多数在胚胎期流产。该病的发生一般认为是由母亲卵子减数分裂发生不分离所致，与母亲年龄、遗传、射线及病毒感染等有关。

1. 诊断要点

（1）临床表现：生长发育迟缓、眼裂狭小、耳畸形低位、小颌、胸骨短小、骨盆小、船形足，手呈特殊指交叉握拳状，即拇指紧贴掌心，3、4 指紧贴手掌，2、5 指压于其上，肌张力高，90% 有先天性心脏病，以室间隔缺损及动脉导管未闭多见。25% 患者表现有通贯手。

（2）染色体诊断同上。

（3）超声检查。

2. 治疗

90% 以上在胚胎早期自然流产而淘汰，除极少数患儿存活较长时间外，一般患儿于出生后仅存活 2 个月左右。肺炎、心脏畸形及多种其他畸形是导致患儿死亡的主要原因。产前诊断一旦确立，应征求孕妇及家属的意见进行引产。

二、单基因异常综合征

即单基因畸形综合征，临床可根据染色体结构改变并结合家系分析进行诊断，这里对可能造成分娩困难的 X 连锁脑积水综合征（家族性脑积水）做一介绍，该病为 X 连锁隐性遗传病，因大脑导水管狭窄造成脑室内外有大量脑脊液（500~3 000 mL）蓄积于颅腔内，致颅腔体积增大，颅缝明显变宽，囟门显著增大。

（一）诊断要点

（1）若为头先露，在耻骨联合上方触到宽大、骨质薄软、有弹性的头。胎头大于胎体并高浮，胎头跨耻征阳性。阴道检查可见盆腔空虚，胎先露部过高，颅缝宽，囟门大且紧张，颅骨软而薄，触之有如乒乓球的感觉。

（2）辅助检查：B型超声在孕20周后，若脑室率（中线至侧脑室侧壁距离/中线至颅骨内缘距离）＞0.5，应考虑脑积水的存在。胎头周径明显大于腹周径，颅内大部分被液性暗区占据，中线漂动。

（二）处理

应主要考虑母亲安全，若为头先露，确诊后应引产。宫口开大3 cm行穿颅术，放出脑脊液。

三、多基因异常

神经管缺陷（neural tube defects，NTDs）。NTDs系在胚胎发育早期（妊娠21～28 d），由于受到某些致畸因子的作用，使神经管不闭合所出现的一系列先天畸形。主要包括无脑儿、脑膜或脑膨出、脊柱裂。无脑儿生下后即死亡，而脊柱裂根据病变的部位及程度可存活而残废。NTDs是国内最高发的先天畸形，全国发生率为2.7‰，许多发达国家NTDs发生率均在1‰左右。NTDs主要为多基因遗传病，发病与环境关系密切，在我国北方七省NTDs发生率为7‰，最高发生地为山西省。本病女胎多见，有人认为与绒毛膜促性腺激素（HCG）不足或胚胎受体细胞对HCG不敏感有关。现研究认为妊娠早期多种维生素及叶酸或维生素B_{12}的缺乏以及高热或接触高温、桑拿浴等都与本病发生有关。本病可以在妊娠中期做母血清AFP测定，并辅以B型超声诊断，必要时进行羊水穿刺做AFP及乙酰胆碱酯酶的测定。AFP是糖蛋白，由胎儿肝脏及卵黄囊合成，其产生在胎儿具有时间规律，在母体中也有相似的规律。一般妊娠16周就可以从母血中检测到，32周达高峰，以后逐渐降低。胚胎发育到23～25 d前、后神经孔相继封闭，形成一个不与外周相通的神经管，如未能正常闭合则形成开放性神经管畸形如无脑儿、脊柱裂等。当胎儿存在这类畸形时，脑脊液中的AFP可直接进入羊水，造成羊水AFP水平显著升高。胎儿期神经尚未分化成熟，可溶性胆碱酯酶进入脑脊液较成人多，故通过检测此酶也可诊断神经管缺陷，并且其准确性较AFP更高。

（一）无脑儿（anencephalus）

无脑儿是先天畸形胎儿中最常见的一种，女胎比男胎多4倍。

1. 诊断要点

（1）临床表现：特殊外观为无颅盖骨，双眼突出，颈短，若伴羊水过多常早产，否则为过期产。分两种类型，一种是脑组织变性坏死突出颅外，另一种类型是脑组织未发育。

（2）体征：腹部检查时，感觉胎头较小。肛门检查和阴道检查时，可扪及凹凸不平的颅底部。

（3）辅助检查：如上所述，孕母血清标志物AFP、HCG等结合B型超声多可确诊。超声可在孕10周对无脑儿做出诊断。

（4）鉴别诊断：应与面先露、小头畸形、脑脊膜膨出相区别。大的脑脊膜膨出常伴有大面积颅骨缺损。孕14周后B型超声探查见不到圆形颅骨光环，头端有不规则瘤结，也可行X线摄片，无颅盖骨即可确诊。

2. 处理

无脑儿无存活可能，一经确诊应引产，分娩多无困难，偶尔因头小不能充分扩张软产道而致胎肩娩出困难，需耐心等待。如伴有脑脊膜膨出造成分娩困难，可行毁胎术或穿颅。

（二）脊柱裂（spina bifida）

属脊椎管部分未完全闭合的状态。胎儿脊柱在孕8～9周开始骨化，骨化过程若椎体两半不融合则形成脊椎裂，多发生在胸腰段，孕18周是发现的最好时机，20周后表现明显，B型超声可见脊柱间距变宽或形成角度呈V或W形，脊柱短小，不规则弯曲，不完整。严重者应终止妊娠。

四、其他

如环境、药物、微生物感染等所致的畸形，本节不做介绍。

第三节 巨大儿

一、发病特点

胎儿出生体重超过 4 000 g 者称巨大儿，或者不考虑孕周或性别，出生体重超过同孕龄正常体重的第 90 百分位数。前者应用较后者更广泛。巨大儿手术产率及死亡率均较正常胎儿明显增高。尤其因胎儿过大导致肩难产，更易造成围生儿损伤。

二、发生率

关于巨大儿的发生率，因种族和诊断标准不同，各国报道相差悬殊。国内研究结果显示，巨大儿的发生率为 5.62% ~ 6.49%，国外发生率为 7.9% ~ 12.2%，近年来，巨大儿的发生有上升的趋势，国内从 1994 年 6.64% 上升到 1999 年的 8.71%，总发生率为 7.50%。

三、高危因素

（1）遗传因素。
（2）胎儿性别。
（3）先天性胰岛素升高综合征。
（4）过期妊娠：过期妊娠巨大儿的发生率较足月妊娠发生率增加 3 ~ 7 倍，肩难产发生率增加 2 倍。
（5）母亲身高与孕前母亲体重指数：母亲身高不低于 170 cm，或孕前体重指数不低于 30 kg/m^2，巨大儿的发生率明显增加。
（6）孕期营养状况和运动：孕妇孕期营养摄入过剩、饮食结构不合理、孕期运动较少，易造成脂肪积累，巨大儿发生率增加；摄入高脂肪、高糖、高能量食品。
（7）母亲血糖水平：糖尿病孕妇巨大儿的发生率为 12.8% ~ 36%，而无糖尿病孕妇的发生率仅为 5% ~ 8%。
（8）产次：巨大儿多见经产妇，有资料报道胎儿体重随分娩次数增加而增加。

四、对母儿的影响

（一）对母体的影响

（1）胎儿较大，难产、肩难产机会增大，增加剖宫产率、助产率。
（2）经阴道分娩时可造成母体软产道严重裂伤。
（3）因产程过长、子宫过于膨大、子宫收缩乏力，可造成产后出血。
（4）造成盆底肌肉松弛、盆腔脏器脱垂或尿失禁。

（二）对胎儿的影响

（1）助产机会增加，可造成产伤，如臂丛神经损伤、锁骨骨折、肩难产、颅内出血等。
（2）新生儿窒息发生率增加，死亡率增加。

五、处理

（一）妊娠期

对既往有巨大儿分娩史或产前发现胎儿大者，需检查有无糖尿病及糖耐量异常，如有应积极控制血糖。于孕 36 周后根据胎盘功能、胎儿成熟度及血糖控制情况，择期终止妊娠。由于妊娠期糖尿病胎儿的头周径明显小于孕龄相应的非妊娠期糖尿病胎儿，而前者的腹周径、肩周径均大于后者，更易发生肩难产。

（二）分娩期

应根据宫高、腹围、B 超检查，尽可能准确地推算出胎儿体重，并结合骨盆测量决定分娩方式。

1. 剖宫产

估计非糖尿病孕妇胎儿体重 > 4 500 g，或糖尿病孕妇 > 4 000 g，即使骨盐正常，但为预防母儿产时损伤应剖宫产终止妊娠。

2. 经阴道分娩

巨大儿因胎头大，不易入盆，易出现原发性或继发性宫缩乏力，导致产程延长、停滞。若有头盆不称，应及时剖宫产。若胎头已下降，胎头双顶径在坐骨棘下 3 cm、宫口已开全者，应作较大的会阴后一侧斜切行胎头吸引或产钳助产术，同时需警惕肩难产的发生。分娩后应行宫颈及阴道检查，了解有无软产道损伤，并预防产后出血及产褥感染。

3. 肩难产的预防和处理

凡胎头娩出后，胎儿前肩被嵌顿于耻骨联合上方，用常规助产手法不能娩出胎儿双肩，称为肩难产。巨大儿产时并发症主要来自肩难产。肩难产可造成新生儿臂丛神经麻痹、新生儿窒息、新生儿骨折、颅内出血以及产后出血、软产道裂伤等。肩难产发生突然，情况紧急，若处理不当，将导致母婴严重并发症。可通过一些助产手法娩出胎肩，如屈大腿法、压前肩法、旋肩法、牵后臂娩后肩法和断锁骨法等。胎儿娩出前要做好新生儿复苏准备。

4. 新生儿处理

预防低血糖，于生后 1～2 h 开始喂糖水，及时开奶；注意新生儿高胆红素血症、低钙血症的发生。

第四节　死胎

一、概述

（一）定义

妊娠 20 周后胎儿在子宫内死亡者称死胎（fetal death），胎儿在分娩过程中死亡，称死产（stillbirth），亦是死胎的一种。本病相当于中医学"胎死不下"，亦称"胎死不能出""胎死腹中"。

（二）本病特点

胎死腹中，日久不下，容易发生凝血机制障碍，可危及孕母生命。

二、病因病机

（一）中医病因病机

主要病机：虚者气血虚弱，无力运胎外出；实者瘀血、湿浊阻滞碍胎排出。

1. 气血虚弱

素体虚弱；孕后失养；致使气血亏虚，胎失所养，胎死腹中，气虚失运，血虚不润，不能促胎外出。

2. 瘀血阻滞

孕期跌仆外伤；寒凝血瘀，致使瘀阻冲任，损及胎元，胎死腹中，复因瘀血内阻，产道不利，碍胎排出。

3. 湿阻气机

素体脾虚，孕后劳倦伤脾；脾虚失运，湿浊内停；困阻气机，胎失所养；气机不畅，胎死腹中。

（二）西医病因病理

引起死胎的原因主要有两大类。

1. 遗传基因突变和染色体畸变

如双亲患有遗传病可引起胚胎的基因及染色体畸变，导致胎儿畸形、流产或死亡；在妊娠早期宫内感染者，可使胎儿死亡；妊娠期应用对胎儿有致畸作用的药物可使遗传基因发生突变，致染色体畸变，最终导致胎儿死亡。

2. 胎儿缺氧

胎儿缺氧是造成死胎最常见的原因，约 50% 死胎是胎儿宫内缺氧所致，引起缺氧的因素如下。

（1）母体因素：妊娠期合并慢性肾炎、慢性高血压及妊娠期高血压疾病；妊娠合并重度贫血、心力衰竭、肺心病者；各种产前出血疾病如前置胎盘、胎盘早剥、子宫破裂、创伤等常导致胎死宫内；子宫的张力过大或收缩过强，子宫旋转过度、子宫肌瘤、子宫畸形等；妊娠合并糖尿病、胆汁淤积症、溶血性疾病等。

（2）胎儿因素：严重的胎儿心血管系统功能障碍、胎儿畸形易发生流产和死胎。

（3）胎盘因素：是引起胎儿宫内缺氧、死胎的重要因素。过期妊娠、胎盘结构异常如轮状胎盘、膜状胎盘、胎盘早剥、前置胎盘、胎儿宫内发育迟缓、胎盘感染等。

（4）脐带异常：脐带先露、脐带脱垂、脐带缠绕及脐带打结等是引起死胎最常见的原因。

三、结局

（一）浸软胎（macerated fetus）

胎儿的皮肤很软，触之脱皮，皮肤色素沉淀而呈暗红色，内脏器官亦变软而脆，头盖骨的结缔组织失去弹性而重叠。

（二）压扁胎（fetus compressus）

胎儿死亡后，羊水被吸收，同时胎盘循环消失而发生退化，身体构造互相压迫，形成枯干现象。

（三）纸样胎（fetus papyraceus）

少见。双胎妊娠一个胎儿死亡，另一个继续妊娠，已死亡的胎儿枯干类似纸质。纸样胎是压扁胎的进一步变化。

（四）凝血功能障碍

胎儿死亡 3 周以上仍未排出，由于退行性变的胎盘组织释放促凝物质进入母体血肉，激活母体凝血系统而引起弥散性血管内凝血（DIC），致血中的纤维蛋白原和血小板降低，最终导致难以控制的大出血。

四、诊断

（一）临床表现

孕妇自觉胎动消失，子宫不再继续增大，乳房松软变小，全身乏力，食欲不振。胎儿在宫内死亡时间愈长，发生 DIC 的机会愈高。

（二）检查

（1）腹部检查发现宫高与停经月份不相符，无胎动及胎心音。

（2）B 型超声检查是诊断死胎最常用、最方便、最准确的方法，可显示胎动和胎心搏动是否消失。若胎儿死亡过久，可显示颅骨重叠、颅板塌陷、颅内结构不清，胎儿轮廓不清，胎盘肿胀。

五、鉴别诊断

需与胎萎不长相鉴别：两者均发生在妊娠中晚期，腹形增大与宫底高度较孕月小，有相似之处。但胎萎不长者，胎儿仍存活，有胎心胎动；而胎死腹中者，胎儿已死在宫内，无胎心胎动。B 超可鉴别。

六、治疗

（一）中医辨证治疗

1. 辨证要点

根据腹痛性质、出血特点、兼证及舌脉辨其虚实。

2. 论治原则

治疗大法以下胎为主。但须根据母体的强弱，证之虚实，酌情用药，不宜概行峻攻猛伐之品，避免导致不良后果。胎死日久，易发生凝血机制障碍，有出血倾向，应予注意。

3. 分型论治

（1）气血虚弱。①主证：孕期胎死胞中不下，小腹隐痛，或有冷感，或阴道流淡红色血水。②兼证：头晕眼花，心悸气短，精神倦怠，面色苍白。③舌脉：舌淡，苔白，脉细弱。④治则：益气养血，活血下胎。⑤方药：救母丹。

（2）瘀血阻滞。①主证：孕期胎死胞中不下，小腹疼痛，或阴道流血，紫黯有块。②兼证：面色青黯，口出恶臭。③舌脉：舌紫黯，脉弦涩。④治则：健脾除湿，行气下胎。⑤方药：脱花煎。

（3）湿阻气机。①主证：孕期胎死胞中不下，下腹冷痛，阴中流出黏腻黄汁。②兼证：胸腹满闷，口出秽气，神疲嗜睡。③舌脉：苔白厚腻，脉濡缓。④治则：健脾除湿，行气下胎。⑤方药：平胃散。若药物治疗无效，可以手术治疗。

（二）西医治疗

凡确诊死胎尚未排出者，无论胎儿死亡时间长短均应积极处理。

（1）胎儿死亡不久者，可直接采用羊膜腔内注射药物引产或前列腺素引产，术前详细询问病史，判断是否合并有引起产后出血及产褥感染的疾病，如肝炎、血液系统疾病等，并及时给予治疗。

（2）若死胎超过3周仍未排出，应常规检查凝血功能，包括纤维蛋白原、血小板计数、凝血酶原时间等，若纤维蛋白原 < 1.5 g/L，血小板 < 100×10^9/L，应给予肝素治疗，剂量为 0.5 mg/kg，每 6 h 给药 1 次。一般用药 24 ~ 48 h 后即可使纤维蛋白原和血小板恢复到有效止血水平，然后再行引产，术前应备新鲜血，以防产后出血和感染。

（3）引产方法有：①羊膜腔内注射药物引产。②缩宫素引产。③米非司酮配伍前列腺素引产。④前列腺素 PGE_2 阴道栓剂引产。

参 考 文 献

[1] 杨慧霞,狄文妇.产科学[M].北京:人民卫生出版社,2016.
[2] 廖秦平.妇产科学学习指导[M].北京:北京大学医学出版社,2015.
[3] 沈铿,马丁妇.产科学[M].北京:人民卫生出版社,2015.
[4] 李雷,郎景和.协和妇科肿瘤笔记[M].北京:人民卫生出版社,2016.
[5] 赵凤菊.妇科恶性肿瘤临床治疗策略[M].兰州:甘肃科学技术出版社,2015.
[6] 吴素慧.新编妇产科住院医师问答[M].武汉:华中科技大学出版社,2015.
[7] 单鸿丽,刘红.妇产科疾病防治[M].西安:第四军医大学出版社,2015.
[8] 张秀芬.妇产科常用诊疗技能指导[M].北京:人民卫生出版社,2014.
[9] 李卫民.妇产科学课间实习指导[M].西安:西安交通大学出版社,2014.
[10] 牟宗梅.妇产科急危重症的现代诊断和处理[M].北京:科学技术文献出版社,2014.
[11] 马安莉,孙菊玲.妇产科急危重症护理常规[M].兰州:甘肃科学技术出版社,2014.
[12] 杨惠茹,朱晓明,董兆笋,等.临床妇产科疾病诊疗常规[M].长春:吉林科学技术出版社,2014.
[13] 李新.妇产科疾病专家经典处方[M].北京:人民军医出版社,2014.
[14] 王文君.妇产科临床心理障碍辨识与治疗[M].上海:上海科学技术出版社,2014.
[15] 辛崇敏,刘彦俊,张静,等.妇产科诊疗学[M].北京:北京科学技术出版社,2014.
[16] 王双双.临床妇产科疾病诊断治疗学精要[M].北京:科学技术文献出版社,2014.
[17] 田庚,王德莹.妇产科疾病治疗规程[M].哈尔滨:黑龙江科学技术出版社,2014.
[18] 马丁.常见妇科恶性肿瘤诊治指南[M].北京:人民卫生出版社,2016.
[19] 石一夏.实用老年妇科学[M].北京:人民卫生出版社,2017.
[20] 柳韦华,刘晓英,王爱华,等.妇产科护理学[M].武汉:华中科技大学出版社,2017.
[21] 刘洋,刘铁英,陈惠军,等.临床疾病概要[M].武汉:华中科技大学出版社,2015.
[22] 杨茂有,王德山.解剖生理学[M].上海:上海科学技术出版社,2015.
[23] 李旭,徐丛剑.女性生殖系统疾病[M].北京:人民卫生出版社,2015.
[24] 郑勤田,刘慧姝.妇产科手册[M].北京:人民卫生出版社,2015.
[25] 徐丛剑,郭孙伟.子宫内膜异位症[M].北京:人民卫生出版社,2015.
[26] 黎梅,周惠珍.妇产科疾病防治[M].北京:人民卫生出版社,2015.
[27] 邓姗,郎景和.协和妇产科临床思辨录[M].北京:人民军医出版社,2015.